W0227063

HEILWISSEN VERSUNKENER KULTUREN

Herausgegeben von

GISELA GRAICHEN

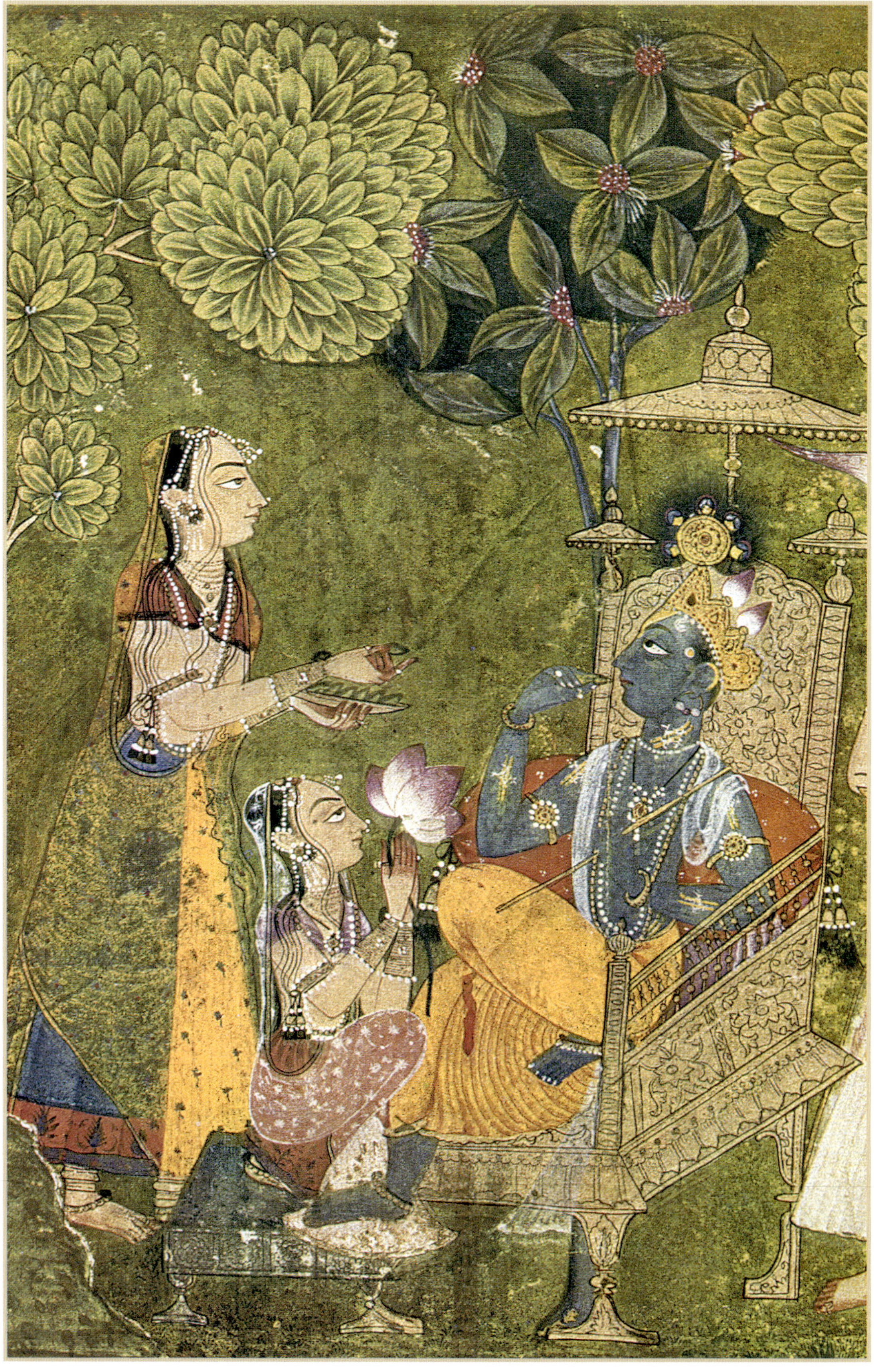

HEILWISSEN VERSUNKENER KULTUREN

Im Bann der grünen Götter

◇◇◇◇

Herausgegeben von

GISELA GRAICHEN

Econ

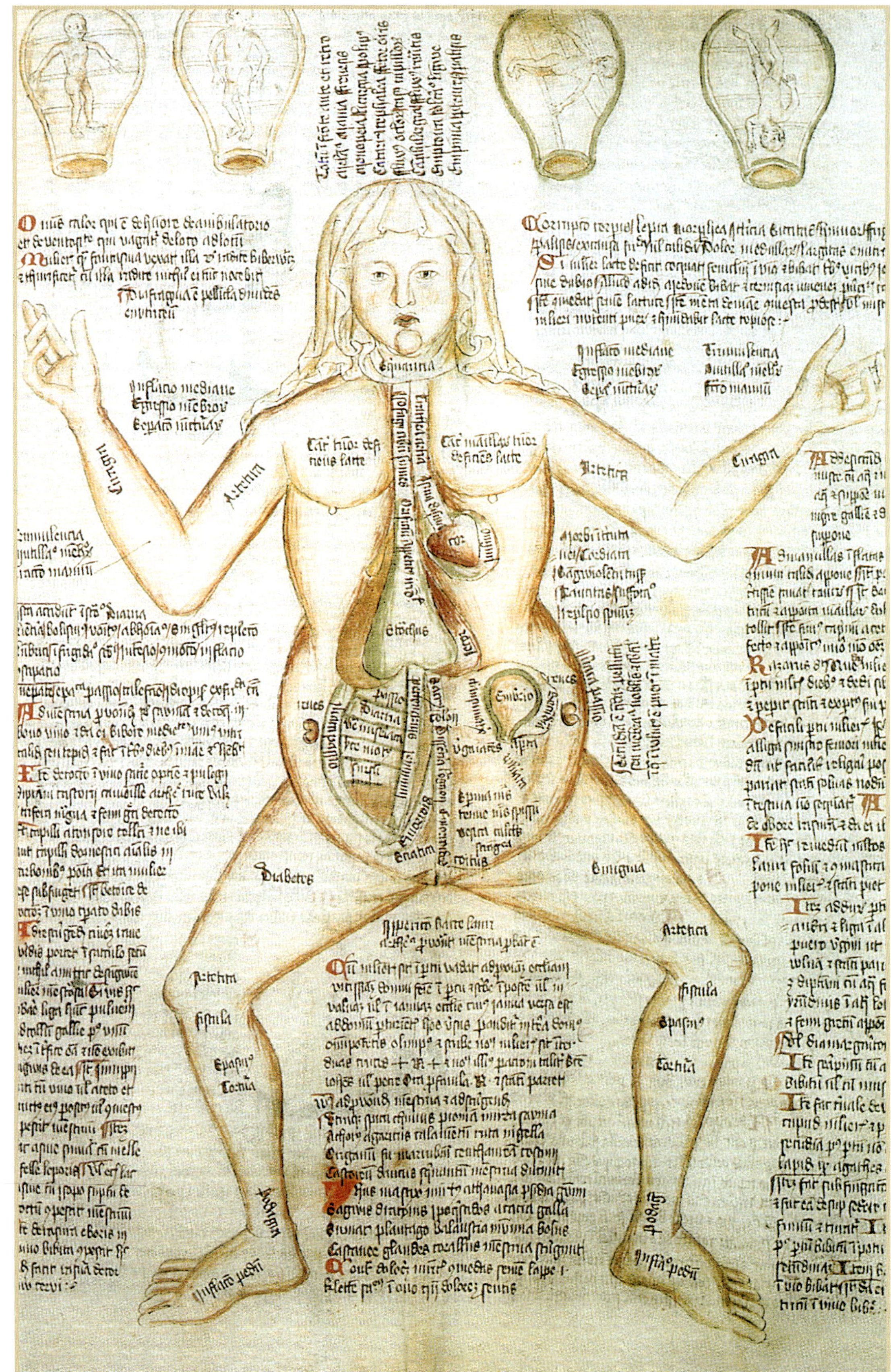

Embrio
Diabetes
Arteria

INHALT

◂ Frühe Anatomie – die »Krankheitsfrau« aus einer illustrierten medizinischen Handschrift des 15. Jahrhunderts

◂◂ Im Einklang mit sich und der Natur – in der traditionellen indischen Heilkunst hat diese Harmonie einen hohen Stellenwert

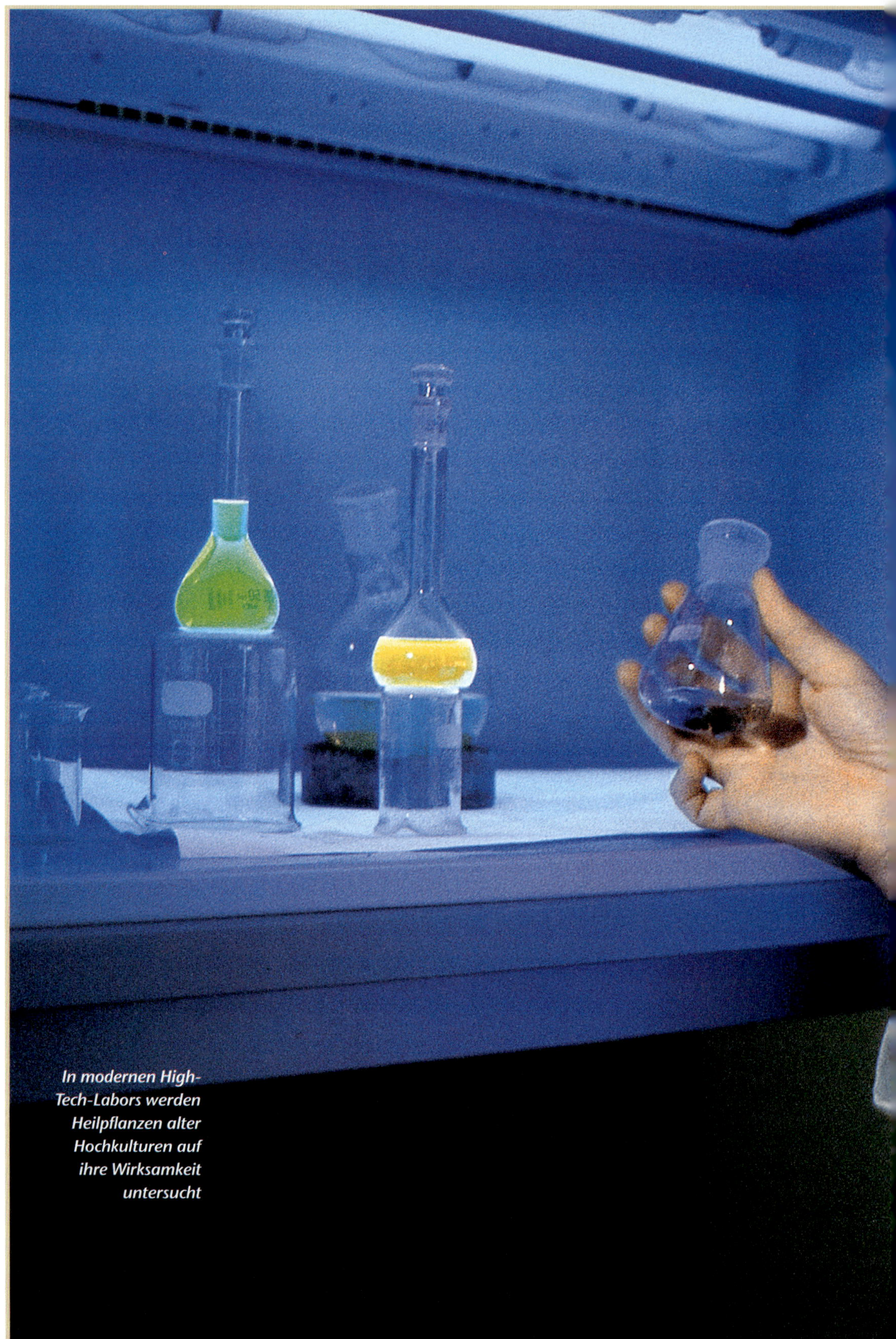

In modernen High-Tech-Labors werden Heilpflanzen alter Hochkulturen auf ihre Wirksamkeit untersucht

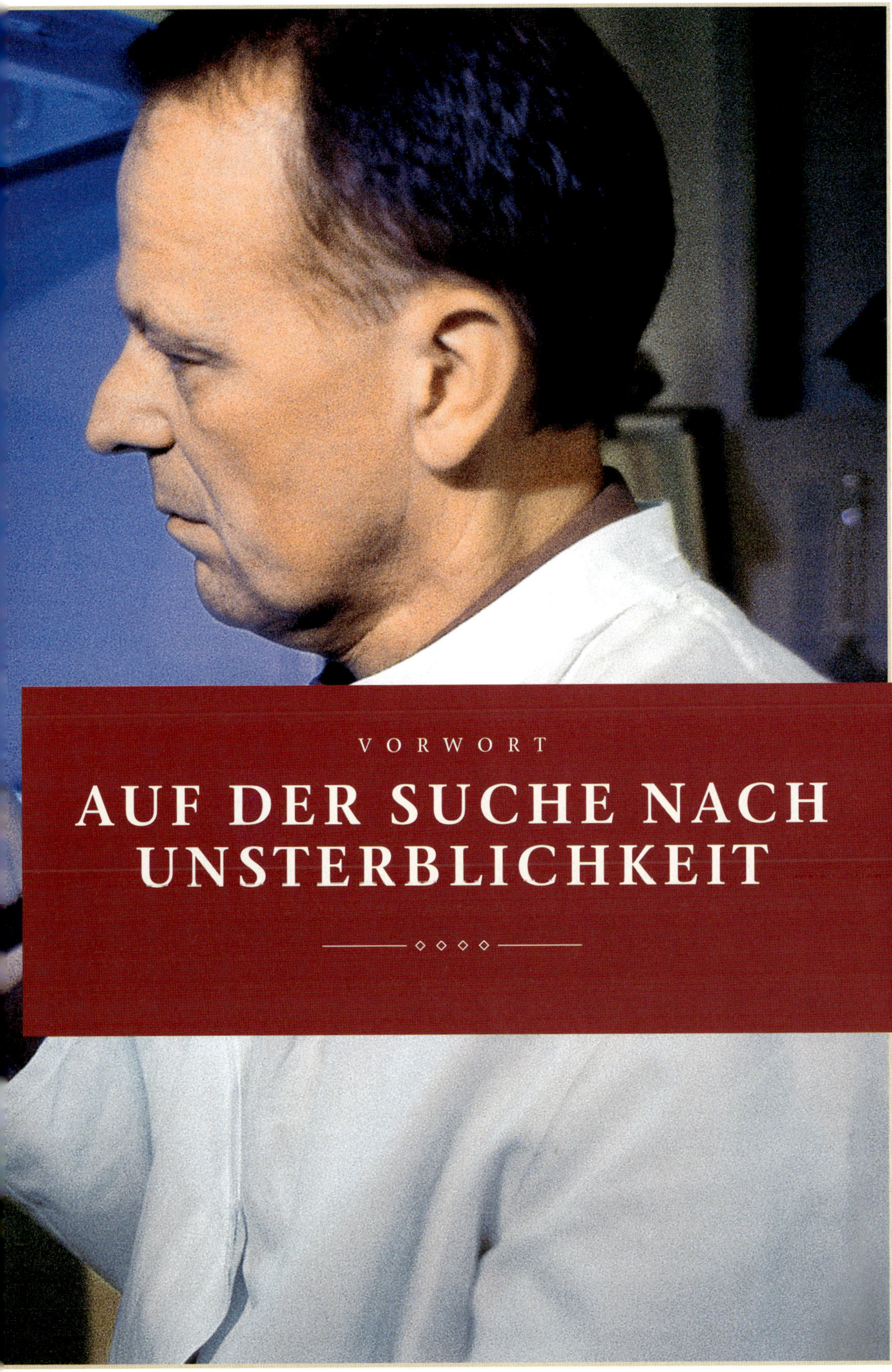

VORWORT

AUF DER SUCHE NACH UNSTERBLICHKEIT

*Gegen alles ist ein Kraut gewachsen,
wollen uns Volksmund und Werbung weismachen.
Blättert man in den einschlägigen Zeitschriften
und Magazinen, beschleicht einen das Gefühl,
wer krank ist, sei nur nicht in der Lage,
das richtige Kräutlein zu benutzen.*

◇ ◇ ◇ ◇

Denn besser als Antibiotika, so erfährt der erstaunte Leser, hilft bei Atemwegserkrankungen die Wurzel der Kapland-Pelargonie, weil sie sowohl Viren als auch Bakterien erfolgreich bekämpft. Der Samen des Argan-Baums, der nur in einer bestimmten Region Marokkos wächst, kann angeblich sogar gegen so vielfältige Krankheiten wie Herzprobleme, Rheuma, Alzheimer und Krebs eingesetzt werden.

Die Artischocke wurde zur Arzneipflanze des Jahres 2003 gewählt, gefolgt von der Pfefferminze im Jahr 2004 – das ist auch gut so, weist diese Auszeichnung doch auf oft in Vergessenheit geratene Heilwirkungen hin. Gar zur Kaiserin der Heilpflanzen wurde dagegen von pfiffigen Arzneiherstellern die Aloe ernannt. Da möchte man doch fast die Phantasie des Anzeigentexters bewundern, der die moderne Medizin eingeteilt sieht in die Zeit vor und nach der Wiederentdeckung der Aloe. Im Zusammenhang mit pflanzlichen Wundermitteln wird auch gerne auf den Papst verwiesen. Denn schließlich brachte den an der Parkinson-Krankheit leidenden Kirchenvater ein geheimnisvoller Papaya-Extrakt zumindest zeitweise wieder auf die Beine. In Apotheken fanden Papaya-Präparate fortan als »Papst-Pillen« reißenden Absatz – Gesundheit für die Wissenden dieser Welt.

▸ Schon die Alten schrieben den an Johanni gesammelten Kräutern eine besondere Heilkraft zu

Auch dem »älter werdenden Mann« helfen gänzlich ohne Viagra edle Natursubstanzen wie das Potenzholz. »Natur ist das beste Rezept«, verspricht uns die Marke Klosterfrau, und Johannis-

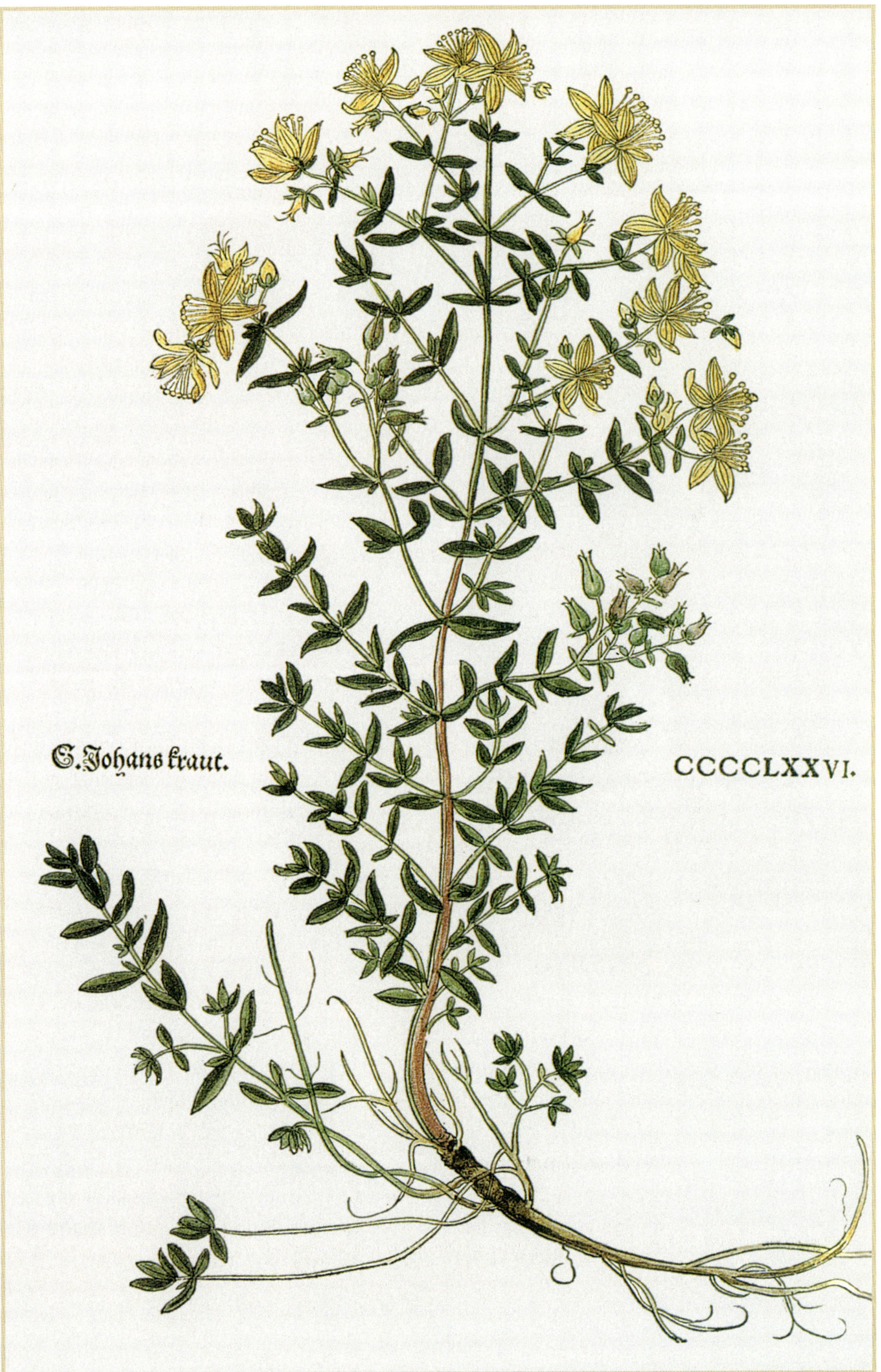
S. Johans kraut.
CCCCLXXVI.

kraut – das wussten schon die Alten – beschert uns Sonne in der Seele. Ingwer heilt Migräne und Blähungen, Kakao hilft besser gegen Husten als Kodein, Kaffee wirkt gegen Gallensteine, und Tabak, gentechnisch verändert, gegen Krebs. Jesus heilte mit Haschisch, teilt uns das US- Drogenmagazin »High Times« mit – ein von den frühen Christen benutztes Öl enthielt angeblich Cannabis. Der in Haschisch enthaltene Wirkstoff THC helfe nicht nur bei Augenleiden, sondern auch Querschnittgelähmten. Wenn es nicht so traurig und unverantwortlich wäre, wie kranken Menschen vielfach Hoffnungen gemacht werden, könnte man sagen: Und die Bibel hat doch Recht.

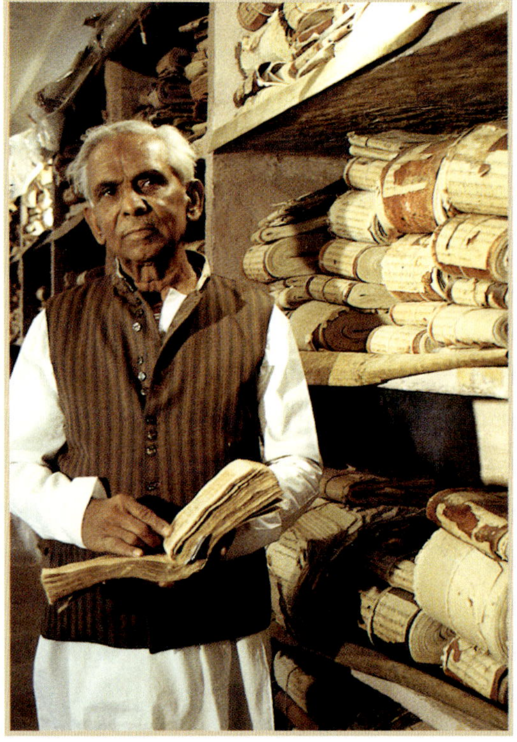

▲ *In alten Sanskrittexten forschen indische Gelehrte nach dem verloren gegangenen Wissen ayurvedischer Heilkundiger*

Und wenn Sie sich gar nicht krank fühlen? Kein Problem, auch gegen die heimlichen Krankmacher, die Ihnen bis jetzt noch gar nicht bewusst waren, hält die Natur ein – wohlfeiles – Mittel bereit. Sollte die grüne Biofabrik doch nicht das passende Kräutlein parat haben? Keine Sorge, es gibt schließlich noch andere Dinge, um die Wellness zu fördern. Das Millionengeschäft mit dem Wohlbefinden boomt: Die Kraft fernöstlicher Heilkunst soll uns genesen lassen, denn schließlich – so die Werbung – »wussten die Gelehrten des Fernen Ostens schon vor Jahrtausenden den unterschiedlichsten Leiden mit den Mitteln der Natur wirkungsvoll zu begegnen«. Beliebt sind auch Formulierungen wie: »Schon die alten Römer und Ägypter kannten ...« Wahlweise auch die alten Chinesen und Japaner. Wir würden dies ja alles gerne glauben, allein, es fehlt das – verifizierte – Wissen. Luxuriöse Wellness-Tempel versprechen nicht nur dem gestressten modernen Menschen Entspannung – auch auf unsere Vierbeiner rollt die geballte Welle der Wohlfühlprodukte unaufhaltsam zu. Sanftes Ayurveda und Reiki sind Begriffe, die heute kennen muss, wer etwas auf sich hält. Die Werbung hat die Vermarktung von Methodik und Heilpflanzen alter Kulturen fest im Griff. Doch woher soll der Verbraucher wissen, was Wellness ist und was Wellnepp? Denn man hat manchmal den Eindruck, dass eher der Betreiber gesundet als der Hilfe Suchende, der Unsummen fürs Barfußlaufen, Atmen und Fußbäder bezahlen muss. Man möchte dann den englischen Arzt und Schriftsteller Arthur Conan Doyle zitieren, der seinen Meisterdetektiv Sherlock Holmes erklären lässt: »Nur ein Narr nimmt allen Plunder auf, über den er stolpert, sodass das Wissen, das ihm nützen könnte, von der übrigen Menge verdrängt wird.« Das Problem des Megatrends ist, dass es kaum Qualitätsprüfungen für all die alten, neuen selig machenden Anwendungen gibt. Kein Wunder also, dass kürzlich »Die Zeit« in einem Artikel über Wellness forderte: »Manche halten es für Volksverdummung – schafft diesen Begriff schnell wieder ab!«

Kritiker und Befürworter dieses »Gesundheitstrends« liefern sich mittlerweile heftige Gefechte – denn es ist auf der anderen Seite auch nicht von der Hand zu weisen, dass eine Vielzahl von Menschen an den Nebenwirkungen chemisch hergestellter Arzneien stirbt. Die Zahlen schwanken allein in Deutschland zwischen 20 000, wie bisher angenommen, und neuerdings 58 000 Todesfällen jährlich. In den Zeitungen lesen wir von der wachsenden Gefahr, dass Krankheitserreger eine Resistenz gegen bewährte Pharmaka entwickeln und diese somit wertlos werden. Auch gibt es neue Seuchen, von denen die Menschen hingerafft werden – man denke nur an Aids oder SARS –, denen die Medizin vielfach hilflos gegenübersteht. Doch trotz dieser beunruhigenden Tendenzen scheint die Pharmaforschung auf der Stelle zu treten. Der Aufwand für Neuentwicklungen steigt, die Zulassungsbehörden legen die Latte immer höher, die Kosten sind enorm. Der Bundesverband der Arzneimittelhersteller beziffert die durchschnittlichen Aufwendungen für die Entwicklung eines neuen Medikaments auf 500 bis 800 Millionen Euro. Hinzu kommt, dass viele Länder, und zwar nicht nur in Entwicklungsregionen, heute gar nicht mehr in der Lage sind, die teuren patentierten industriellen Pharmaka für ihre Bevölkerung auf dem Weltmarkt zu kaufen. Es scheint, als sei unsere Medizin in eine Sackgasse geraten – und der fast verzweifelte Hilferuf nach einer Möglichkeit, neue, wirksame und preiswerte Heilmittel aus natürlichen Wirkstoffen zu entwickeln, klingt plötzlich nach einer großen Chance.

Es ist keine Frage, dass ein ungeheurer Bedarf an Alternativen besteht, denn das Vertrauen in die Allmacht der modernen Medizin ist in den vergangenen Jahren stark angekratzt worden. Doch die große Gefahr ist, dass sich viele verzweifelte Menschen, deren Hoffnungen durch die High-Tech-Medizin enttäuscht wurden, im Dschungel der bunten Werbeversprechen verlieren. Wer weiß denn schon, dass das klassische Ayurveda nicht nur im sanften Gewand daherkommt? Dass das, was uns heute in vielen Wellness-Programmen als Weisheit versunkener Kulturen verkauft wird, in vielen Fällen alles andere als traditionelle Naturmedizin ist?

Nur wenn wir ernsthaft versuchen, zu den Ursprüngen alter Heilkunst vorzudringen, werden wir wirklich die Frage beantworten können, ob im Wissen der Vergangenheit Chancen für die Zukunft unserer Medizin liegen. Denn in den Dschungeln, Wüsten und Seen unserer Welt wachsen tatsächlich ungezählte unentdeckte oder vergessene Arzneipflanzen, ein grüner Schatz, der allerdings seriös geprüft werden muss. Und das gilt ebenso für das Vermächtnis alter Kulturen, die durch den engen Kontakt zu ihrer Umwelt ein »natürliches« Heilwissen hatten, das wir längst verloren haben.

Das grüne Gold der Götter

◇ ◇ ◇ ◇

Doch wie es wieder entdecken? Wie können wir in Erfahrung bringen, welche Pflanzen die Ärzte der Pharaonen oder der Kalifen gegen welche Krankheit anwendeten? Und wenn ja, mit welchem Erfolg? Können wir diese Pflanzen heute noch identifizieren und auf ihre Wirkung untersuchen? Oder sind die Kenntnisse der altägyptischen Ärzte und der Heiler der Maya unwiederbringlich mit ihrer Kultur untergegangen? Das Wissen des alten Indien, das ursprüngliche Ayurveda, und die Heilkunde der mittelalterlichen arabischen Mediziner längst aufgesogen von der modernen Medizin? Es ist eine schwierige Detektivarbeit, sich zu den ursprünglichen Quellen durchzuarbeiten; langwierige Forschungsarbeit auf vielen verschiedenen Gebieten ist nötig, um zum goldenen Kern, dem alten Wissen um die Anwendung von Arzneipflanzen, durchzudringen. Und das ist längst nicht so einfach, wie das manch märchenhafte Geschichte erzählen mag: Ein Gelehrter sitzt über alten, verstaubten Papyrusrollen, Handschriften und Büchern und entdeckt dort die Zeichnung einer heute unbekannten Pflanze. Unter großen Gefahren findet er sie endlich im Urwald, in einem dramatischen Versuch an einer kranken, meist geliebten Person probiert er die Wirkung aus, gottlob, sie hilft, und die Medizin ist um eine neue Wunderheilpflanze reicher.

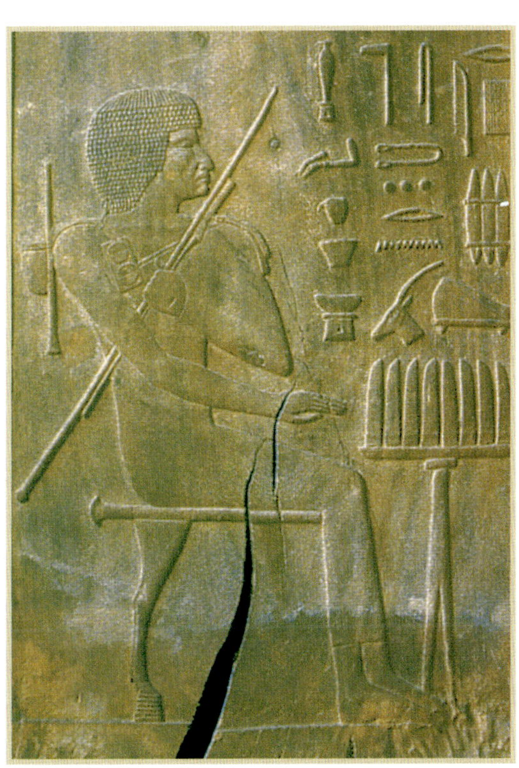

▲ *Hesire, »Oberster der Zahnärzte« von Sakkara, um 2650 v. Chr.*

Die Realität sieht leider anders aus. Weltweit befassen sich zahlreiche Wissenschaftler an verschiedenen Instituten mit der Erforschung der Heilkunde vergangener Kulturen: als Historiker an den Lehrstühlen für Medizingeschichte, als Botaniker, Chemiker und Mediziner, als Archäologen und Ethnologen. Denn dieses Forschungsgebiet ist sowohl geographisch als auch geschichtlich ungeheuer weit gefasst; es reicht von den medizinischen Praktiken der vorgeschichtlichen Menschen über die alten, vergangenen Hochkulturen zum Mittelalter bis hin zur beginnenden Neuzeit.

Auch das Quellenmaterial, an dem die einzelnen Wissenschaftler arbeiten, ist ganz unterschiedlich. Die frühesten Kulturen waren noch schriftlos, hier können über mögliche medizinische Praktiken nur archäologische Objekte Auskunft geben. Dies sind vor allem die Skelette, also quasi die Patienten selbst. An ihren Knochen lassen sich in der Computertomographie einige Krankheiten erkennen, die es zu der damaligen Zeit und in den entsprechenden Lebensräumen schon gegeben hat. Deutlich werden auch Verletzungen, aus deren genauer Untersuchung des Verheilungsprozesses sich Rückschlüsse auf eventuell durchgeführte medizinische Behandlungen ziehen lassen. Ein Sonderfall eines bereits in vorgeschichtlicher Zeit durchgeführten chirurgischen Eingriffes ist zum Beispiel die Trepanation, also die Öffnung der Schädeldecke am lebenden Menschen. Hier ist heute meist nicht mehr festzustellen, ob es sich um die medizinische Behandlung eines speziellen Krankheitsfalls gehandelt hat oder um einen religiös bedingten Eingriff, etwa aus der Vorstellung heraus, man würde Dämonen, die den Menschen befallen hatten, durch diese Öffnung im Schädel heraustreiben können.

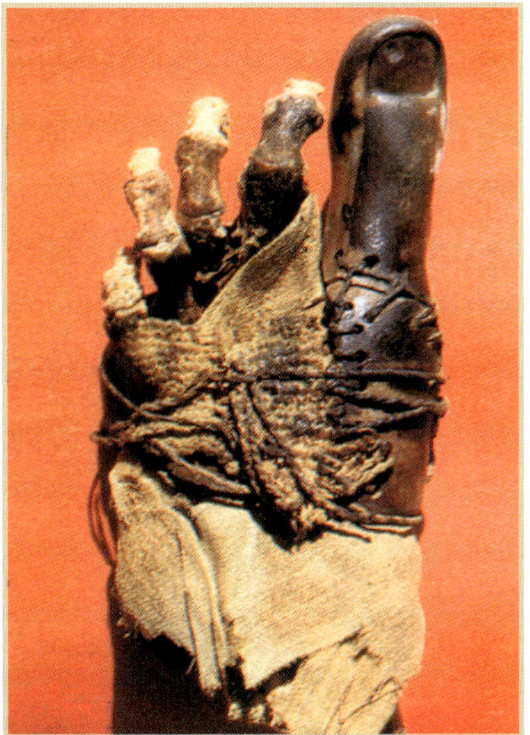

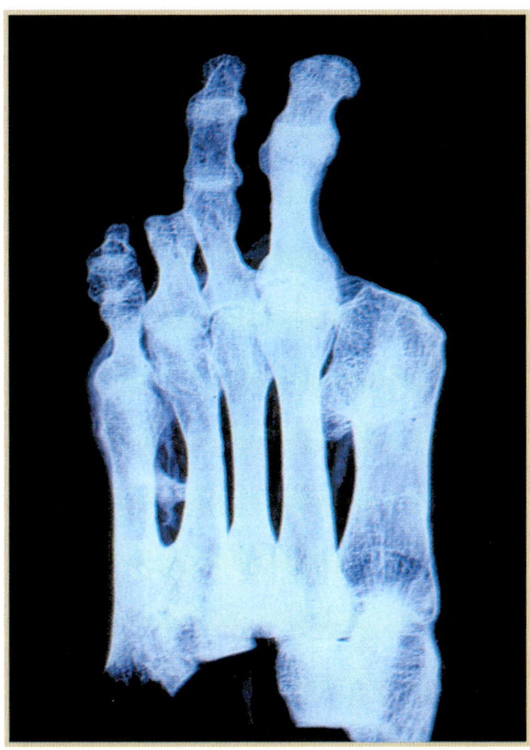

▲ *Prothesen im Alten Ägypten: Das Röntgenbild zeigt, wie's »drunter« aussieht*

Doch wie kann man – vor allem bei der Beschäftigung mit schriftlosen Kulturen – erfahren, ob die damaligen Medizinmänner ihren Patienten vielleicht schon Heilkräuter oder sogar Betäubungsmittel verabreicht haben? In der Gerichtsmedizin hat man heute Analyseverfahren entwickelt, mit denen in Knochen- oder Geweberesten auch kleinste chemische Fremdsubstanzen nachgewiesen werden können. Die besten Bedingungen finden die Forscher natürlich vor, wenn eine Mumie perfekt erhalten ist. Hierbei unterscheidet man einmal die natürlichen Mumien, die ohne menschliche Einwirkung, etwa durch besonders günstige Klimabedingungen, entstanden sind. Dazu gehören vor allem die südamerikanischen Mumien aus den Höhen der Anden, aber auch in den asiatischen Trockengebieten wurden die Wissenschaftler in den letzten Jahren fündig. Bei künstlichen Mumien beruht dagegen die Erhaltung des Körpers auf besonders ausgeklügelten Balsamierungsverfahren, wie sie vor allem die alten Ägypter praktizierten – ideale Arbeitsbedingungen für die Forscher.

Mit Hilfe der DNA-Analyse lassen sich im Mumiengewebe selbst Krankheiten nachweisen, die keinerlei Veränderungen am Skelett bewirkt haben. Hier ist vor allem die bereits vor Jahrtausenden weit verbreitete Krankheit Malaria zu nennen sowie Tuberkulose im Anfangsstadium. Bilharziose, eine in Asien und Afrika bis heute gefährliche parasitäre Wurmerkrankung, kann beispielsweise durch die Feststellung von Antikörpern in Mumienmaterial erkannt werden. Durch diese Untersuchungen gelingt es dem Medizinhistoriker heute, sich ein Bild davon zu machen, welche Krankheiten der Arzt vergangener Zeiten überhaupt behandeln musste. An Mumien sind aber auch die Spuren der ärztlichen Tätigkeit selbst zu sehen, wie etwa das Richten von Knochenbrüchen, die Geburtshilfe oder chirurgische Eingriffe wie Amputationen. Archäologisches Finderglück führte dazu, dass man für die Zeit des Alten Ägypten sogar schon die Herstellung einer Prothese, die des großen Zehs, nachweisen kann.

Das Geheimwissen des Medicus

◇ ◇ ◇ ◇

Zur medizingeschichtlichen Forschung gehört es aber nicht nur, den Patienten zu durchleuchten, sondern auch, die Stellung des Arztes in der Gesellschaft zu untersuchen. War er ein Schamane, ein Priester, oder haben wir es mit einem mehr weltlich-naturwissenschaftlich ausgebildeten Heiler zu tun? Um diese Fragen zu beantworten, muss man sich in die Geisteswelt der entsprechenden Kultur einarbeiten. Dies ist besonders wichtig, wenn man auch die mögliche Heilkraft der einzelnen Pflanzen beurteilen will, die damals von den Medizinern bei ihrer Behandlung von Kranken eingesetzt wurden. Beruhte ihre Auswahl vor allem auf der Beobachtung ihrer tatsächlichen pharmazeutischen Wirkung auf den menschlichen Körper, oder waren religiöse Aspekte ausschlaggebend? In der christlichen Medizin wurde zum Beispiel einigen Pflanzen, die mit dem Leiden Christi in Verbindung standen, besondere Heilwirkung zugeschrieben. In Ägypten gab es Pflanzen, die als Symbol für die Regeneration nach dem Tod und die Wiederauferstehung zum jenseitigen Leben galten. Dies war vor allem der Lotus, dessen Blüte sich jeden Abend schließt, aber am nächsten Morgen wieder öffnet.

Entscheidend für das Verständnis und die anschließende Beurteilung der Wirksamkeit einer heute nicht mehr praktizierten Medizinform ist auch die Frage, wie sich der Arzt die Entstehung von Krankheiten überhaupt vorstellte, was seiner Meinung nach im menschlichen Körper ablief, wenn dieser plötzlich von Fieber oder Ausschlag befallen wurde. Hatte er die Möglichkeit, direkt in den Körper hineinzuschauen, oder machten es religiöse Tabus für den Arzt unmöglich, genauere anatomische Kenntnisse der inneren Organe zu erwerben? Erst, wenn all diese einzelnen Fragen berücksichtigt werden, kann aus den zahlreichen Facetten ein klares Bild vom Krankheitsverständnis und den Möglichkeiten eines wirksamen Einsatzes von Arzneipflanzen einer längst vergangenen Kultur gezeichnet werden.

▸ Schrift und viele Reliefs der Hochkultur der Maya gaben der Forschung jahrelang Rätsel auf

Als wichtige Hilfestellung dient den Forschern natürlich das Schriftwerk der versunkenen Hochkulturen. Doch es ist noch gar nicht so lange her, dass etwa der Code der Keilschrift des Zweistromlandes, der Hieroglyphen der Ägypter, der Schrift der Maya geknackt werden konnte. Erst langsam baut sich ein Verständnis der Sprachen, besonders der medizinischen Texte, auf, und zum Teil steckt die Wissenschaft noch immer in den Anfängen. Es ist die Aufgabe der Philologen, eine sprachlich exakte Übersetzung der alten Texte zu liefern und dem Medizinhistoriker aufzuzeigen, wo diese Tradierung auch wirklich abgesichert ist und an welchen Stellen nur eine vage Vermutung darüber besteht, was der Schreiber damals tatsächlich ausdrücken wollte. Und gerade hier werden erste Probleme offensichtlich – denn die alten Texte sind nur in ganz seltenen Fällen mit

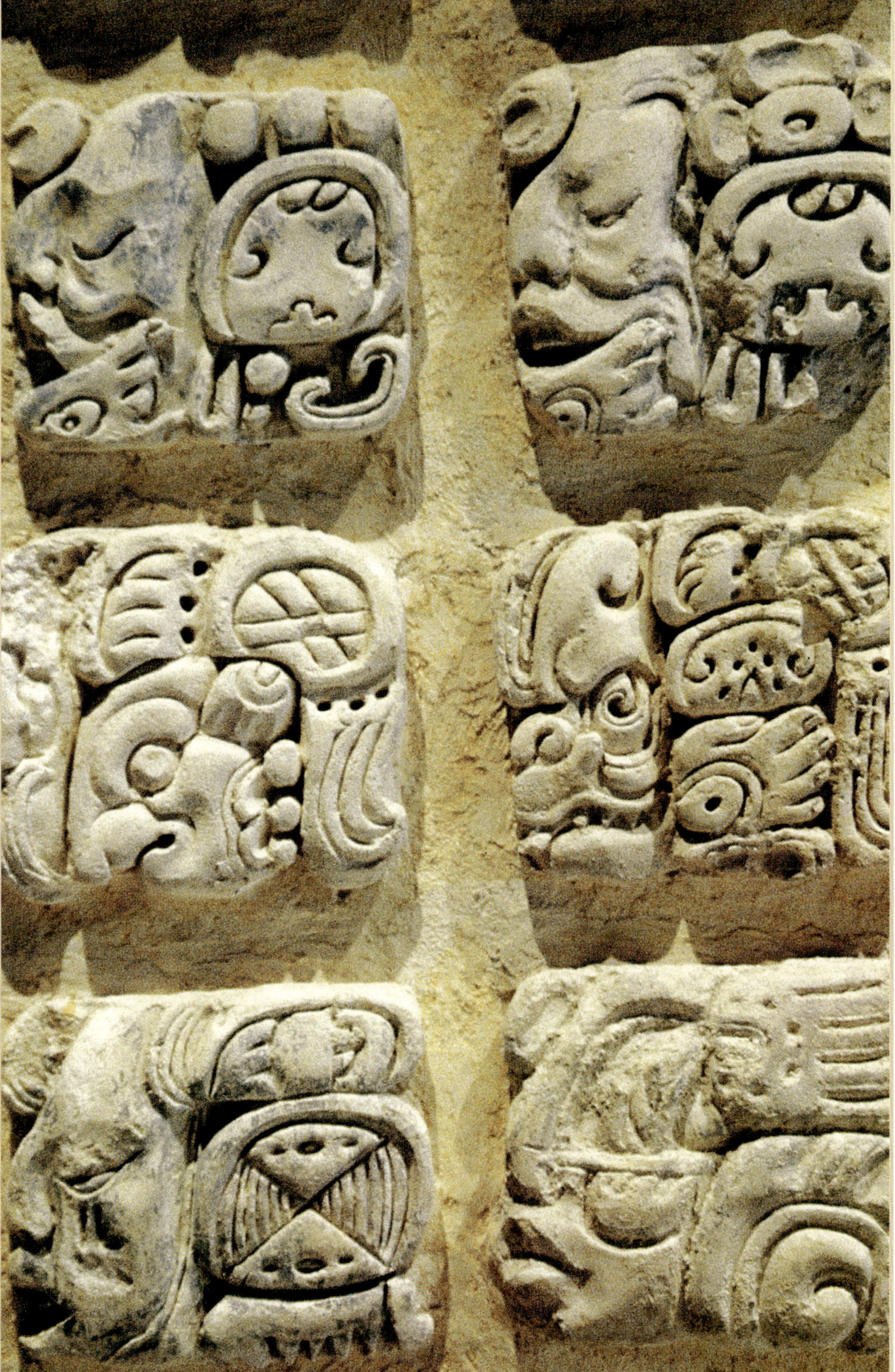

Zeichnungen versehen: Welche Pflanze bezeichnet das altägyptische Wort oder auch das griechische und arabische? Wurde zum Beispiel der altägyptische Pflanzenname Matet für Sellerie schon zur Zeit der Pyramidenbauten verwendet, als die ersten medizinischen Texte verfasst wurden, oder erst mehr als 2000 Jahre später, als die ersten griechischen Ärzte nach Ägypten kamen und ihre Beobachtungen aufschrieben? Schwierigkeiten, die auch bei den Quellenanalysen späterer Zeit Kopfzerbrechen bereiten. So waren die Bücher des griechischen Arztes Dioskurides (1. Jahrhundert n. Chr.) für den großen arabischen Medicus Avicenna (980–1037 n. Chr.) eine der wichtigsten Quellen für die Nutzung von Heilpflanzen. Aber wusste Avicenna tatsächlich nach fast 1000 Jahren noch genau, welche Pflanze Dioskurides einst gemeint hatte? Im Fall des bekannten Arztes der Kalifen kommt der geographische Faktor erschwerend hinzu. Das arabische Reich des Mittelalters reichte von Persien bis Spanien – doch dort wuchsen nicht überall die gleichen Pflanzen. Hielten sich die arabischen Ärzte hinsichtlich der Heilpflanzen ganz genau an die Vorschriften der Texte, die einst im östlichen Mittelmeerraum entstanden waren, oder verwendeten sie kurzerhand ähnlich aussehende Pflanzen ihrer Heimat?

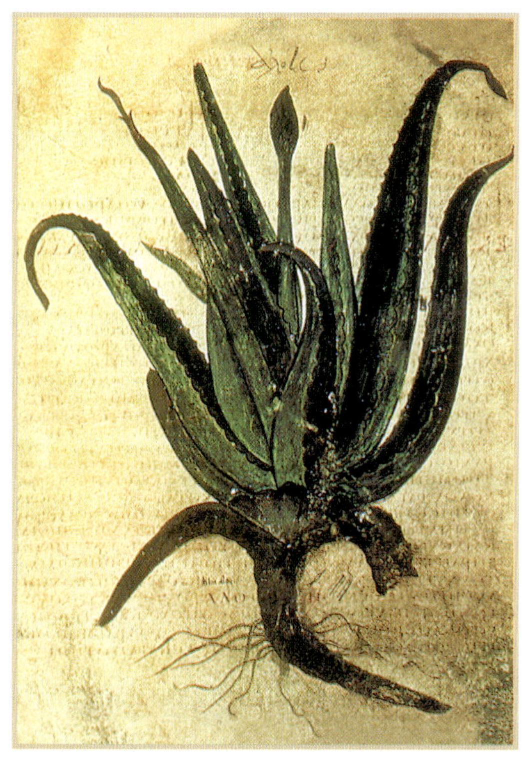

▲ *Die Pflanzenbücher des Dioskurides waren eine wichtige Quelle für die nachfolgenden Ärztegenerationen*

Gelingt es nun, trotz aller Probleme, einen medizinischen Text sprachlich korrekt zu übersetzen, ist es für die Beurteilung der Wirksamkeit einer Heilpflanze ausschlaggebend, aus welchen medizintheoretischen Überlegungen heraus ihre Anwendung geschildert wurde. Arbeitete der Arzt zum Beispiel nach dem Prinzip »Gleiches heilt Gleiches«? Nahm er eine gelbe Blume wegen ihres Aussehens bei Gelbsucht, obwohl keinerlei pharmazeutische Wirksamkeit bestand? Basierte die Behandlungsmethode der Ärzte einer entsprechenden Kultur »nur« auf Erfahrungen, die auf der Beobachtung der Wirkung der einzelnen Pflanzen beruhten, oder hatten sie auch Theorien darüber entwickelt, wie Krankheiten im Menschen entstanden? So sahen die altägyptischen Ärzte beispielsweise den menschlichen Körper – ganz entsprechend der Nillandschaft – von Kanälen, den Gefäßen, durchzogen. Verstopften diese, bildeten sich Krankheitserreger, die durch eine der Körperöffnungen entfernt werden mussten. In der arabischen Medizin, in Weiterentwicklung der griechischen, sollten sich die verschiedenen Säfte des Körpers in einem ausgewogenen Gleichgewicht befinden, ebenso Kühle und Hitze. War dies nicht der Fall, verordnete man entweder wärmende oder kühlende Heilpflanzen, um die Schwankung auszugleichen.

Die Elixiere der Götter

◇ ◇ ◇ ◇

Das sind längst nicht alle Schwierigkeiten, mit denen die Forscher konfrontiert sind. Da der Mensch im Laufe der Jahrtausende tief in die Natur, die Pflanzenwelt eingegriffen hat – sei es durch die Ausbreitung von Kulturpflanzen oder die Verdrängung der natürlichen Flora –, ist es die Aufgabe des Archäobotanikers, durch die Identifizierung überkommener Pflanzenreste festzustellen, welche Heilpflanzen dem damaligen Arzt überhaupt zur Verfügung standen. Da in den meisten Fällen kein »Arzneimittelkoffer« von Ärzten erhalten ist, bestehen diese Pflanzenreste vor allem aus Hausmüll oder Schichten natürlicher Vegetation, die in archäologischen Grabungen freigelegt werden konnten.

Wenn auf diese Weise die Gruppe der möglichen Arzneimittelpflanzen der jeweiligen Kulturen eingegrenzt ist, folgt die chemische Analyse der in den Pflanzen vorhandenen Verbindungen. Mit großem technischen Aufwand wird gegenwärtig etwa der Frage nachgegangen, welche Inhaltsstoffe im Rizinusblatt enthalten sind, das in der alten Medizin einen hohen Stellenwert hatte, während wir heute nur noch die drastische Abführwirkung des Öls kennen. Die Computer der Labore spucken zwar lange chemische Formeln von vorhandenen Inhaltsstoffen aus, doch welche nun die pharmazeutisch wirksamen sind, lässt sich so einfach nicht bestimmen.

Hier kommt nun ein Faktor zum Tragen, der für die Forschung der Archäobotaniker von enormer Wichtigkeit ist: die lokale Volksmedizin. Über Jahrhunderte, teilweise Jahrtausende hat sich in manchen Ländern altes Heilwissen erhalten, das jedoch mit beängstigender Geschwindigkeit, gerade in Entwicklungsländern, verloren geht. Selbst wenn der Pflanzenschatz noch erhalten sein

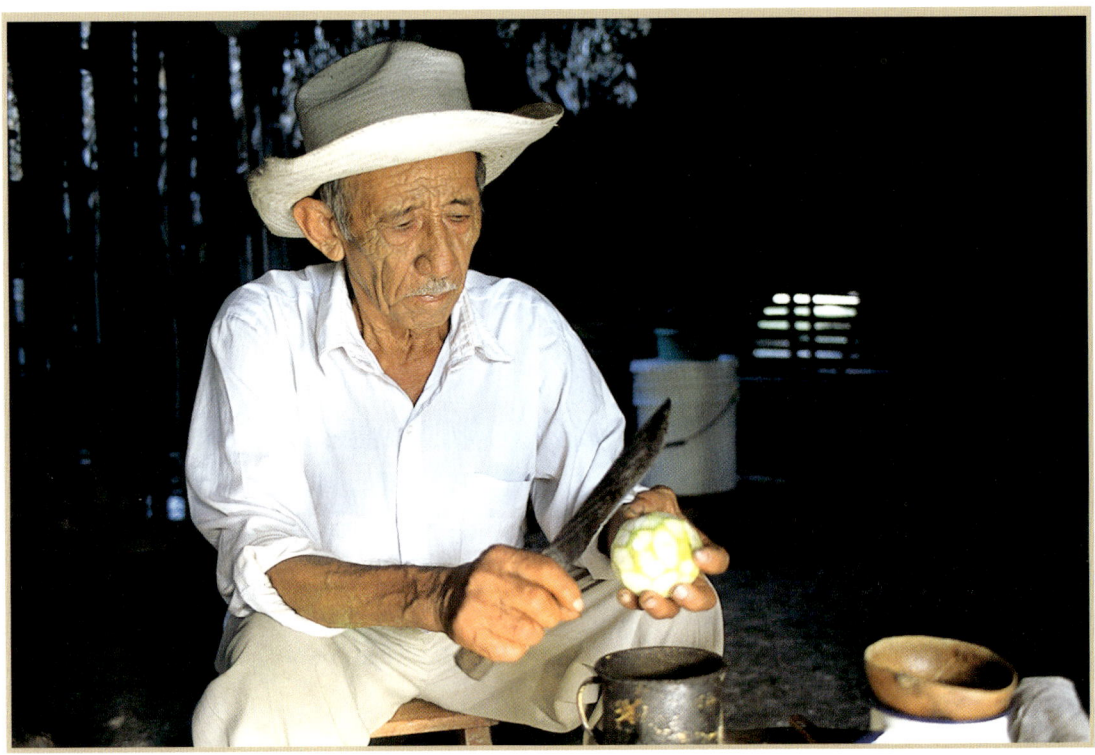

▲ *Die alten Heilkundigen spielen in der mexikanischen Volksmedizin noch heute eine große Rolle*

sollte – was nicht die Regel ist – verschwindet das Wissen um die Heilkraft, um die medizinische Wirksamkeit. Für die Forscher ist es bereits fünf vor zwölf, wollen sie die Tradition der Volksmedizin für ihre Zwecke nutzen. Eine langwierige Arbeit, die nicht sofort Nutzen zeigt. Das Geld, das dafür nötig ist, wird vor allem von der westlichen Pharmaindustrie aufgebracht. Das führte dazu, dass in einigen Ländern Mittelamerikas der Staat seine Heilpflanzen zum weltweiten Patent anmeldete, kein Blättchen darf mehr ausgeführt werden, um unabhängige Forschungen durchzuführen. Aber gehört eine Pflanze wirklich einem Staat, der das Patent daran dann einer Pharmafirma verkaufen kann? Ist das der richtige Weg, die Heilpflanzen zu schützen und sie dem Kranken zugänglich zu machen? Eine Antwort darauf ist nicht leicht, denn viele ärmere Länder, die einen reichen Pflanzenschatz haben, werfen der Pharmaindustrie modernen Kolonialismus vor.

Für die Wissenschaftler, die sich nicht an diesem System beteiligen möchten, bleiben nur mühsame Expeditionen, um vom Urwald bis in die Wüste Heilpflanzen zu suchen, einzelne Heiler vor Ort zu befragen und so den mühevollen Bogen zum Wissen der versunkenen Kulturen zu schlagen. Die Arbeit dieser Forscher garantiert die Wiederentdeckung beziehungsweise den Erhalt jahrtausendealten Heilwissens und legt die Basis für weitere Forschungen, die vielleicht uns und den nachfolgenden Generationen von Nutzen sein werden. Denn wohl jeder von uns hat schon einmal erfahren, wie wohltuend seriöse Naturheilmittel sein können. Wir müssen nur versuchen, den grünen Schatz zu heben, und jenseits aller Trends lernen, zwischen den nutzlosen oder gar schädlichen Elixieren des Teufels und den größtenteils vermutlich noch unentdeckten oder längst vergessenen heilenden Elixieren der Götter zu unterscheiden. Denn vielleicht ist es tatsächlich so, dass alles in der grünen Apotheke der Götter wächst. Am Ende gar das Kraut der Unsterblichkeit, nach dem wir seit Menschengedenken suchen?

Auf unserer Reise zu vier versunkenen Kulturen am Nil und in den Oasen des Alten Ägypten, im Hochland Indiens, im Dschungel der Maya und in der mittelalterlichen arabischen Welt des Avicenna haben wir in Zusammenarbeit mit renommierten Wissenschaftlern aus verschiedenen Fachbereichen versucht, ebendiesen Schatz zu heben. Sie wurde sehr viel schwieriger, als wir ahnen konnten, unsere Expedition im Bann der grünen Götter.

Gisela Graichen

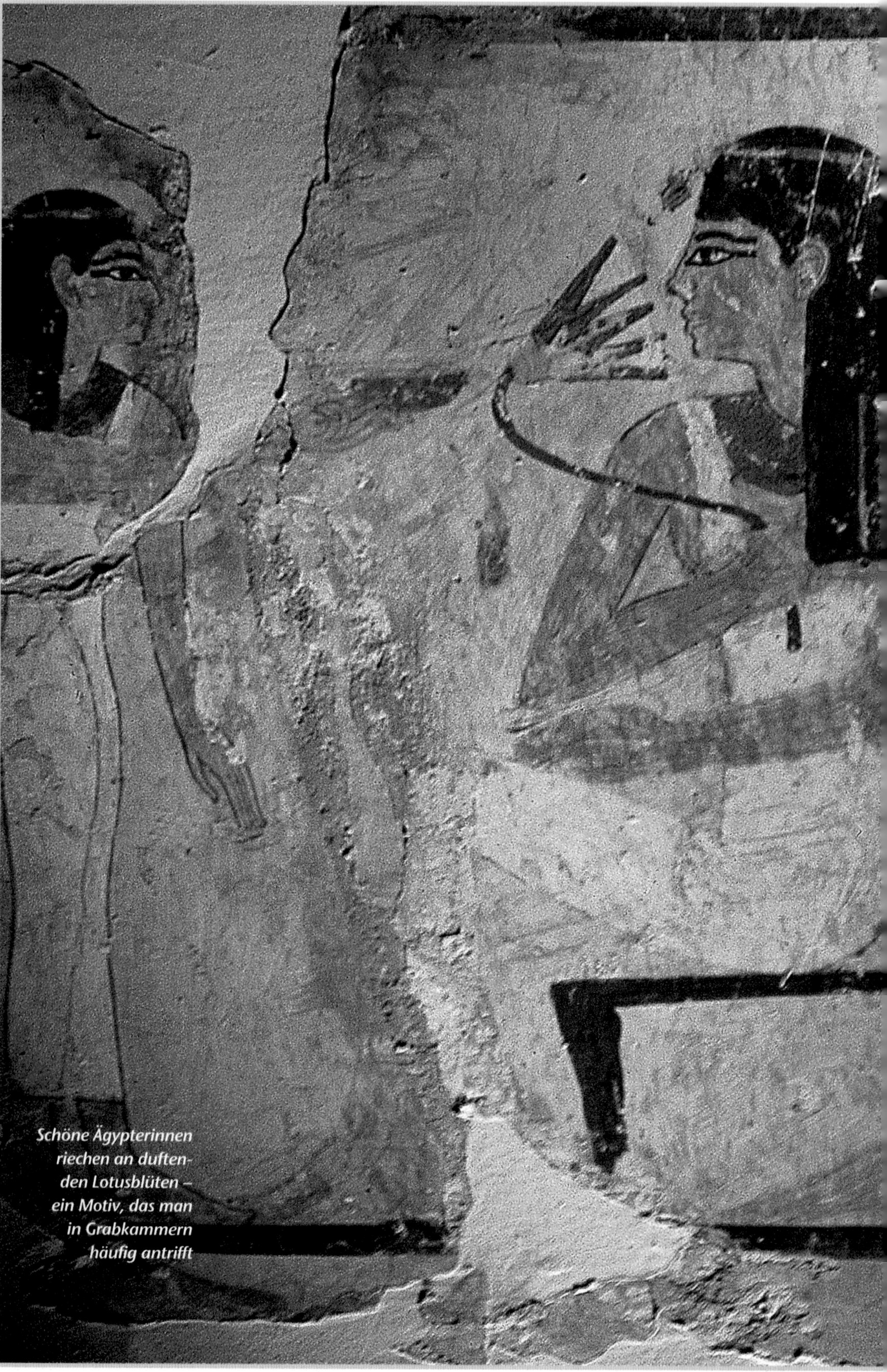

Schöne Ägypterinnen riechen an duftenden Lotusblüten – ein Motiv, das man in Grabkammern häufig antrifft

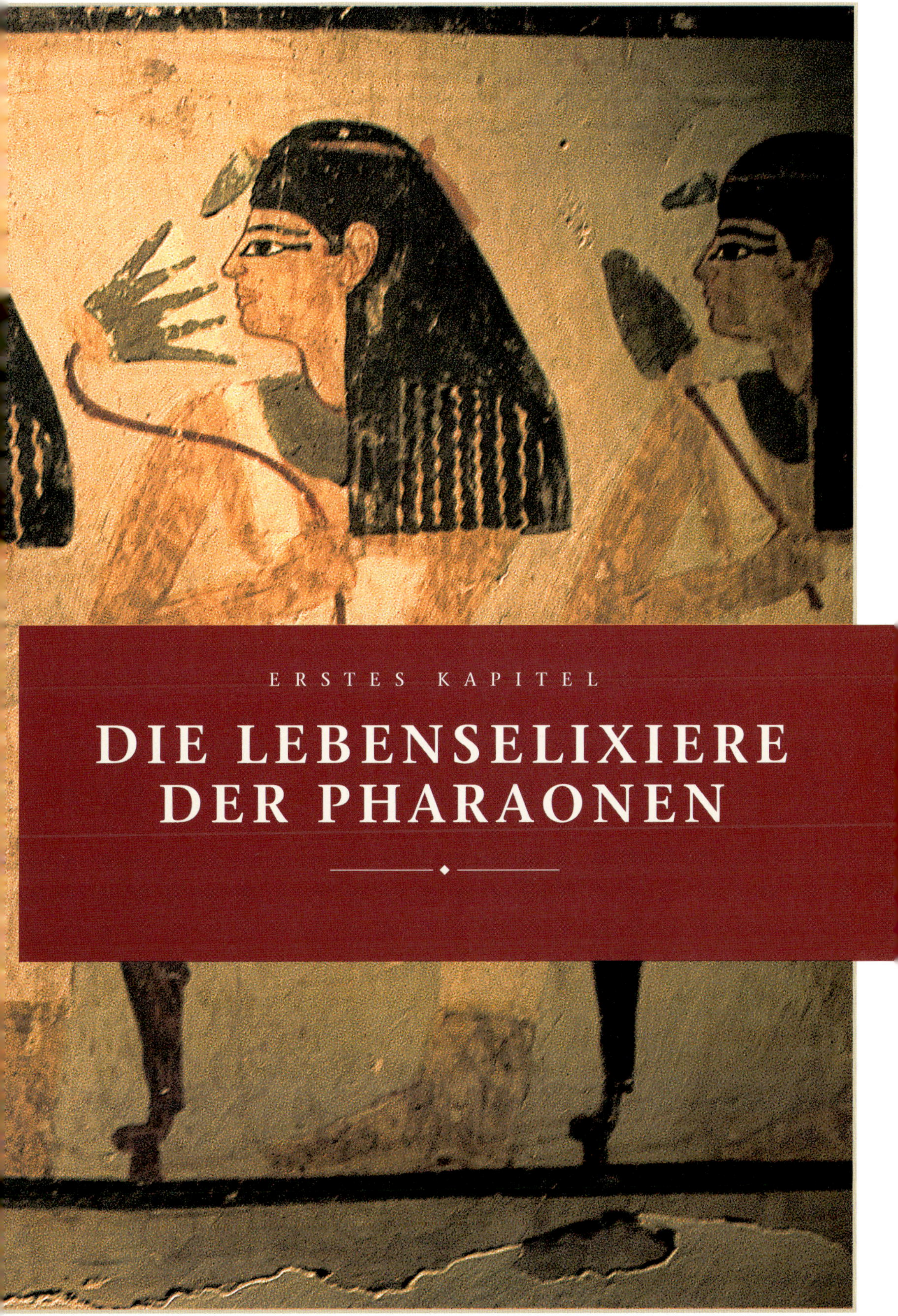

ERSTES KAPITEL

DIE LEBENSELIXIERE DER PHARAONEN

Im Jahr 1213 v. Chr. trat jenes Ereignis ein, das die Hofärzte seit langem erwartet hatten: Der große Pharao Ramses II. lag im Sterben. Mehr als achtzig Jahre weilte er nun schon auf dieser Erde, doch bald würde er seine Untertanen verlassen und vor Osiris, den Gott der Unterwelt, treten. Für Ramses, der zeit seines Lebens von Hofärzten betreut worden war, um deren Kunst ihn alle anderen Könige beneideten, gab es keine Hoffnung mehr.

Das Einzige, was die Heilkundigen nun noch für ihn tun konnten, war, ihrem Herrscher den letzten Gang zu erleichtern. Weil der Mensch seinen Lebenshauch durch die Nase einatmete, führten sie Ramses zur Belebung stark duftende Substanzen zu, verbrannten aromatische Pflanzenharze – Weihrauch, Myrrhe, Terebinthe – und rieben die Brust des Königs mit duftenden Salben ein, die unter anderem Kamillenblüten enthielten. Auch die neue Wunderpflanze Pfeffer aus dem fernen Indien hielten die Mediziner bereit.

▸ *Die Hofärzte verabreichten ihrem Pharao ausgewählte Mixturen aus dem reichhaltigen Kräuterschatz des Landes*

Vor nicht allzu langer Zeit hatten die besten Ärzte der damals bekannten Welt ihr Wissen an Ramses ganz anders erproben können. Auch wenn der Herrscher in den letzten Jahren über steifer gewordene Gelenke klagte, war seine immer noch erstaunliche Beweglichkeit ihr Verdienst. Immer wieder hatten sie Knie, Ellbogen und Hüfte mit fettigen Salben eingerieben, denen sie eine Reihe von Pflanzensamen zusetzten, die »Wärme« in den Gelenken erzeugten. Und auch, was die Potenz des großen Pharao anbelangte, waren ihre Behandlungsmethoden viel versprechend gewesen: Allein über dreißig Söhne zeugte der Herrscher mit den Damen seines Harems. Viagra hatte der gestresste Liebhaber damals noch nicht zur Hand,

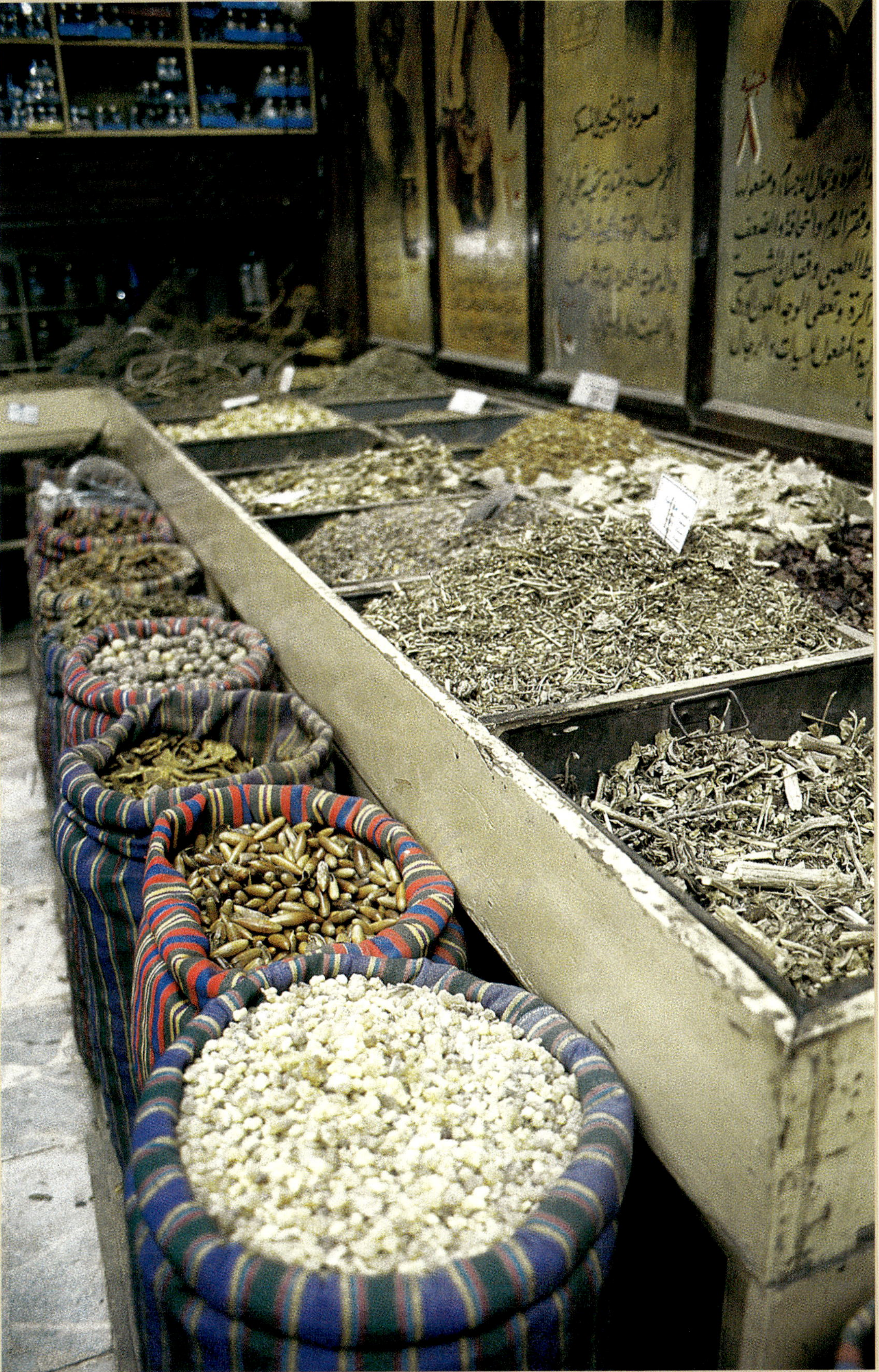

doch dafür kannten die Ärzte geheimnisvolle Kräuter und Wurzeln, die den Liebesdienst erleichterten. Noch heute kursiert an den Ufern des Nils das Gerücht, dass der Blaue Lotus ähnliche Wunder bewirke wie die blaue Superpille aus Amerika. Das Einzige, wogegen kein Kraut gewachsen schien, waren die in den letzten Jahren immer stärker werdenden Zahnschmerzen des Pharao. Die Ärzte hatten ihm zunächst Myrrhe zum Kauen gegeben, doch die eitrigen Abszesse hatten sich dadurch nur kurzzeitig etwas zurückgebildet. Parodontose, gelockerte und zum Teil bereits abgebrochene Zähne

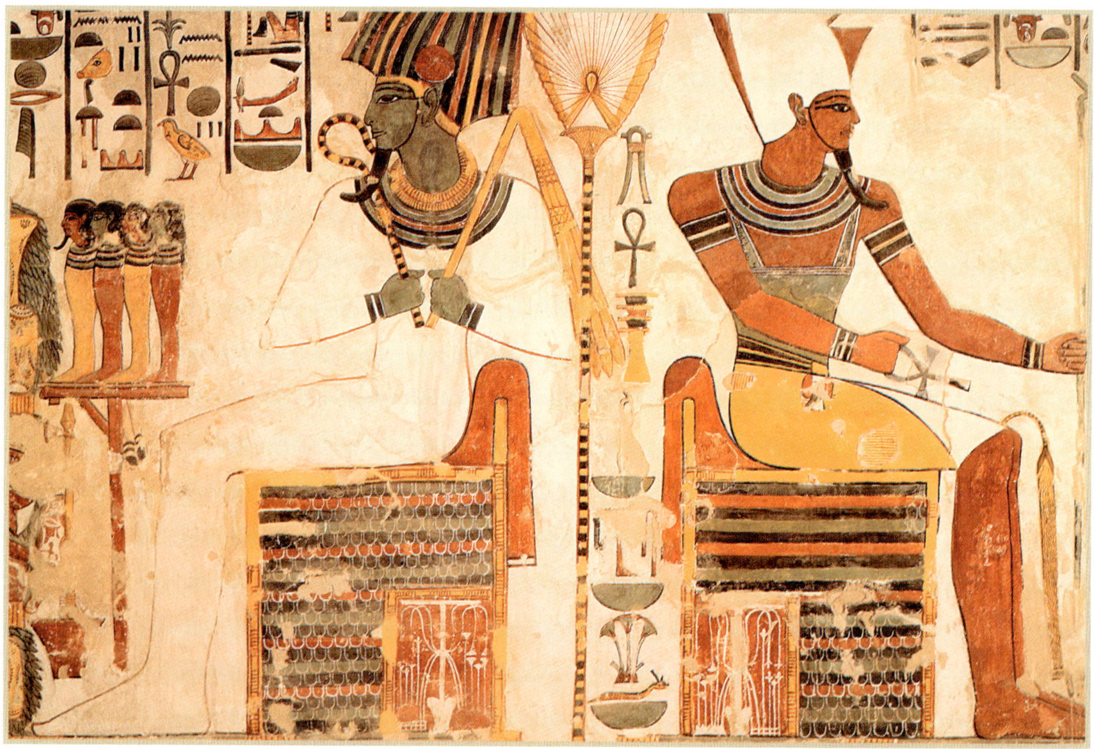

▲ *Ramses und Osiris, der Herr des Jenseits, vor dem sich jeder Tote zu verantworten hatte*

bereiteten dem Gottkönig zunehmend Probleme. Hier konnten die Ärzte nicht mehr helfen, sondern nur noch Schmerzen lindernde Tränke verordnen, die Bilsenkraut, Mandragora und Schlafbeere enthielten. Und nun neigte sich also das Leben eines der mächtigsten Männer seiner Zeit dem Ende entgegen. Bald würden die Ärzte den Balsamierern ihren Platz überlassen müssen – ein schwarzer

Tag für das Alte Ägypten, ein Segen für die Nachwelt. Denn dadurch, dass die Mumie Ramses II., der von 1278 bis 1212 v. Chr. herrschte, erhalten blieb, wurde der Pharao zum »gläsernen Patienten«. Zentimeterweise wurde der Korpus des Königs examiniert, durchleuchtet, analysiert. Seine Zahnschäden sind ebenso dokumentiert wie seine roten Haare und seine Beschwerden durch Arteriosklerose und Arthritis.

Bei der Untersuchung des mumifizierten Leichnams entdeckten die Wissenschaftler merkwürdigerweise Pfefferkörner in der königlichen Nase – ein Fund, der Renate Germer elektrisiert hat. Die Archäologin hat sich auf das Alte Ägypten spezialisiert, lehrt am Ägyptologischen Institut der Universität Hamburg und besitzt auch ein Diplom in Biologie. Diese seltene Kombination befähigt sie wie kaum jemand anderen in Deutschland, sich der Medizin und Heilpflanzenkunde im pharaonischen Ägypten zu widmen. Die Wissenschaftlerin hat sich das hoch gesteckte Ziel gesetzt, das verschollene Heilwissen der Ärzte der Pharaonen wiederzuentdecken. Und die Pfefferkörner könnten ein erster Hinweis auf die Behandlung eines der Leiden sein, die den Pharao zu seinem Lebensende plagten. Denn während die Krankenakte Ramses II. gut gefüllt ist, liegen die therapeutischen Maßnahmen noch weitgehend im Dunkeln.

▲ *Die Büste des großen Ramses. Er war einer der mächtigsten Herrscher in der langen Geschichte der Pharaonenreiche*

Datenbank Mumie

Für die Erforschung von Krankheiten, die in früheren Zeiten verbreitet waren, ist das Alte Ägypten eine Goldgrube. Durch die damals praktizierte Balsamierung der Toten, verbunden mit einem auch auf natürliche Weise konservierenden Klima, ist der Nachwelt eine große Anzahl menschlicher Körper erhalten geblieben. Mit Hilfe moderner naturwissenschaftlicher Methoden gelingt es heute, das Buch des Lebens dieser Menschen zu öffnen, den 3000 oder 4000 Jahre alten »Patienten« nochmals zu untersuchen. Während man früher die kunstvollen Leinenwicklungen aufreißen musste, um die Körper anschließend zu sezieren, sind die neuen Methoden zerstörungsfrei. Die Grundlagen dieser Analyseform sind über hundert Jahre alt – schon 1896 röntgte Walter König in Frankfurt die erste ägyptische Mumie. Doch erst die 1971 von Godfrey Hounsfield entwickelte Computertomographie bringt all die wertvollen Informationen ans Licht, die Forscher wie Renate Germer brauchen, um ein möglichst genaues Bild von Leben, Krankheit und Sterben im Alten Ägypten zu gewinnen.

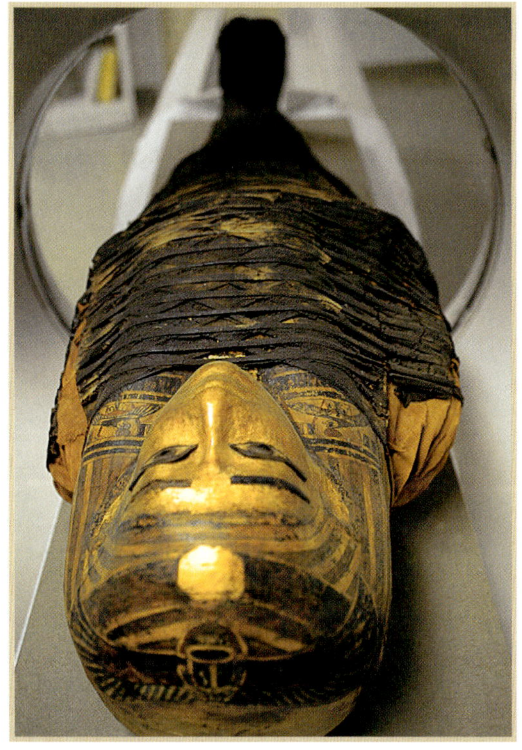

▲ *Im Kernspintomographen wird ein 4000 Jahre alter »konservierter Patient« auf Krankheiten untersucht. Stehen sie in Zusammenhang mit den Pflanzen, die seinen Sarkophag zieren?*

Auf der Museumsinsel in Berlin befinden sich die Depots des Ägyptischen Museums. In einem speziell geschützten, klimatisierten Raum wurde das »Wartezimmer« der jahrtausendealten Patienten eingerichtet – die Mumienkammer. Renate Germer möchte sich einige der balsamierten Körper genauer ansehen und erhält die Erlaubnis, die wertvollen Relikte zur Analyse in ein Krankenhaus zu transportieren. Als verlässlichster Spediteur erwies sich in der Vergangenheit ein Bestattungsunternehmen. »Die haben ja schließlich auch die meiste Erfahrung mit Toten«, meint die Forscherin pragmatisch.

Der Totenkult spielte bei den Ägyptern eine sehr wichtige Rolle. Die Macht der Magie und ein bestens konservierter Körper sollten das »Überleben« im Jenseits sichern. Die Balsamierer brachten deswegen den Verstorbenen in das »Schöne Haus«, wo sie die linke Körperseite öffneten und Lunge und Leber entfernten. Nur das Herz blieb beim Toten, damit es im Totenreich gewogen werden konnte. Das Gehirn wurde ebenfalls entfernt und die so entstandenen Hohlräume mit trockenen Blättern oder Sägemehl gefüllt.

Leinenbinden hielten das Ganze zusammen, eine dicke Schicht Salz verhinderte den Verwesungsprozess. Soweit also die »Grundversorgung«. Je höher gestellt der Verstorbene war, desto aufwändiger wurde balsamiert, der Leichnam anschließend mit Blattgold und Totenmasken verziert und in fein gearbeitete Sarkophage gebettet. Da die hohe Kunst der ägyptischen Totenbalsamierung eine Entfernung der inneren Organe vorsah, beschränken sich die pathologischen Aussagen der Computertomographie meist auf Veränderungen am Skelett und an den Zähnen. »Patienten«, bei denen außer degenerativen Knochenveränderungen noch andere Krankheiten diagnostiziert werden können, sind besondere Glücksfälle – wie etwa die Mumie des In-em-achet, die Renate Germer aus dem Depot des Ägyptischen Museums zu Professor Meinhard Lüning ins Oskar-Ziethen-Krankenhaus fahren lässt. Der Mann aus dem Mittleren Reich (2040–1650 v. Chr.), der vermutlich der Oberschicht angehörte, litt – das zeigt das Computerbild ganz deutlich – an einer schweren Arteriosklerose an beiden Unterschenkeln. Die Arterien sind zwar längst zerfallen, doch die Mediziner erkennen auf dem Bildschirm, dass ihre röhrenförmigen Verkalkungen noch an den Knochen abgelagert sind. Damit nicht genug: An den Zehenknochen diagnostizieren sie Knochenfraß (Gangrän) und am linken Schienbein eine im Knochen gelegene Fettgeschwulst mit zentraler Verkalkung. Ein Krankheitsbild, das auf einen fortgeschrittenen Diabetes hindeutet. Was eine schmerzhafte Angelegenheit für In-em-achet war, ist ein Segen für die Forscher. Viele der im pharaonischen Ägypten verbreiteten Krankheiten führten nämlich nicht zu Schädigungen des Skeletts und lassen sich deswegen durch die Computertomographie auch nicht erkennen. Hier müssen andere Methoden weiterhelfen.

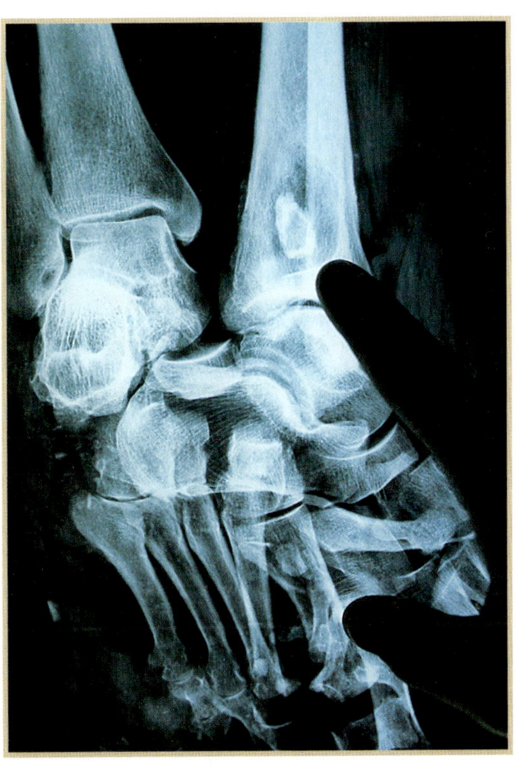

▲ *Auf dem Röntgenbild erkennt der Spezialist krankhafte Veränderungen der Knochenstruktur. Dieser alte Ägypter litt zum Beispiel an Diabetes*

Die DNA-Analyse von Mumiengewebe

Prof. Dr. Andreas Nerlich und Dr. Albert Zink
Institut für Pathologie,
Krankenhaus München-Bogenhausen

◆

Die molekulare Untersuchung von menschlichen Skeletten und Mumien bietet nicht nur einen einzigartigen Einblick in bestimmte Teilbereiche des Lebens und Leidens von historischen Bevölkerungen, sie ist in vielen Fällen auch die einzig verfügbare authentische Informationsquelle. War in der Vergangenheit die Identifikation von historischen Personen oder die Festlegung von Verwandtschaftsverhältnissen oft genug nur durch Zufall möglich, erhält man durch die modernen Möglichkeiten die Chance, auch unlösbar scheinende Fälle zu klären. Während die Analyse von Verwandtschaftsverhältnissen archäologisch betrachtet vor allem bei der Untersuchung von Bestattungsriten interessant ist, gewährt die molekulare Erfassung von Krankheitserregern auch tiefe Einblicke in die Bevölkerungsentwicklung. Über viele Jahrtausende stieg die Bevölkerungszahl weltweit nur sehr langsam an. Ein ganz wesentlicher Grund hierfür dürften chronische Infektionskrankheiten und Seuchen gewesen sein, die sich im Idealfall anhand einer DNA-Analyse nachweisen lassen. Dazu müssen zunächst kleine Gewebeproben entnommen werden. Im Rahmen archäologischer Forschung dienen dabei Knochenproben, in einigen besonderen Fällen auch Gewebeproben von Mumien – Haut- und Weichteilgewebe oder sogar spezifische innere Organe wie Leber, Lunge, Herz, Darm oder Nieren – als Ausgangsmaterial. Die künstliche Haltbarmachung von Leichen durch Austrocknung, zum Beispiel durch die Anwendung von Natronsalzen, wirkt sich günstig auf

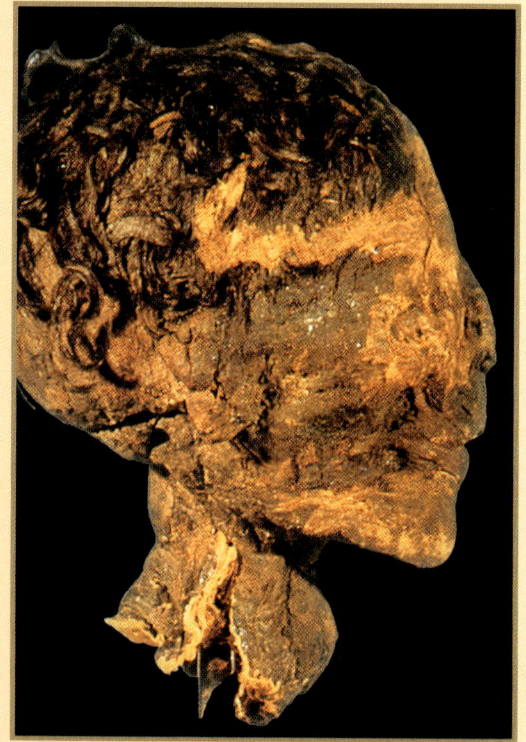

▾ Die Untersuchung von Mumiengewebe ermöglicht Rückschlüsse auf das Geschlecht und eventuelle Krankheiten des Toten

den Erhalt von Biomolekülen und damit für die Nachweisbarkeit spezifischer DNA-Abschnitte aus. Allerdings bereitet die zusätzliche Anwendung von Harzen und Ölen wie Bitumen bei ägyptischen Mumien technische Schwierigkeiten, da diese Stoffe die Freisetzung von DNA-Molekülen beeinflussen und die Vervielfältigungsreaktion durch die Polymerase hemmen können.

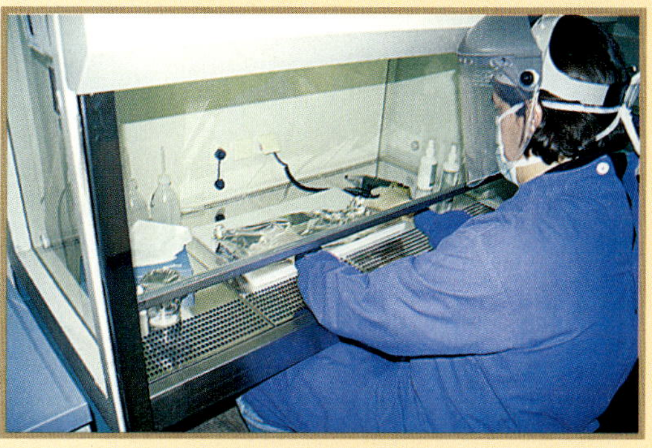

▲ *In steriler Umgebung wird die DNA gereinigt und mit Hilfe eines spezifischen Enzyms verfielfältigt*

Die Analyse von alter DNA (ancient DNA, aDNA) aus Knochen- oder Gewebeproben setzt eine ausreichende Menge an untersuchbarer DNA voraus. Da aDNA durch die zumeist jahrhunderte- bis jahrtausendelange Lagerung erheblichen Veränderungen durch schleichende Zersetzungsprozesse ausgesetzt ist, nimmt mit zunehmender Liegedauer und bei schlechten äußeren Bedingungen die Zahl an nachweisbaren aDNA-Molekülen stetig ab. Finden sich genügend intakte aDNA-Moleküle, werden diese zunächst in steriler Umgebung mechanisch und chemisch gereinigt, um eine Vermischung mit »moderner« DNA auszuschließen. Anschließend wird das Material mit Hilfe eines spezifischen Enzyms, einer Polymerase, und DNA-Sonden vervielfältigt. So lassen sich aus wenigen erhaltenen aDNA-Molekülen mehrere Millionen identischer Kopien herstellen, die dann nach Größe und richtiger Reihenfolge der Basenpaare untersucht werden können. Dabei lässt sich nicht nur nachweisen, ob eine spezifische DNA-Sequenz vorhanden ist, sondern auch prüfen, ob dieses Gen verändert ist – das untrügliche Zeichen für eine Krankheit.

Mit dieser Methode kann man auch das Geschlecht einer stark zerstörten Mumie eindeutig bestimmen und das Erbgut von Bakterien, Viren oder Pilzen untersuchen.

Neuere Ergebnisse der aDNA-Analyse von Krankheitserregern

◆

Ein besonderer Schwerpunkt liegt derzeit auf der Aufklärung von Tuberkulose-Infektionen, die bei mehreren Mumien verschiedener Herkunft festgestellt wurden. Bereits vor rund zwanzig Jahren ist es erstmals gelungen, bei einer südamerikanischen Mumie aus Peru eine spezifische aDNA-Sequenz des Tuberkulose-Erregers zu bestimmen. Mittlerweile haben auch gerade unsere eigenen Analysen an zahlreichen altägyptischen Mumien zeigen können, dass auch die Alten Ägypter an dieser Krankheit litten. Interessanterweise belegten Untersuchungen von Mumien aus verschiedenen Zeitepochen, dass die Durchseuchungsrate kaum variierte und bereits in der Zeit des Alten Reiches (2650–2160 v. Chr.) erstaunlich hoch war. Die Ausbreitung von chronischen Infektionskrankheiten wie Tuberkulose war von entscheidender Bedeutung für die eher niedrige Lebenserwartung im Alten Ägypten – die Mehrzahl der Bevölkerung starb zwischen dem zwanzigsten und vierzigsten Lebensjahr.

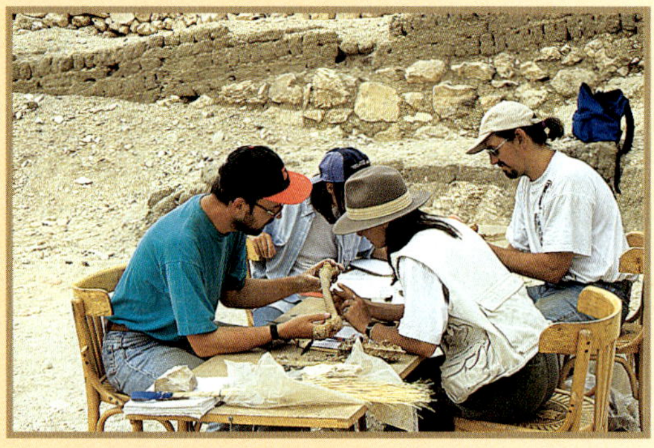

▲ *Die Analyse von Knochen- und Gewebeproben ermöglicht den Wissenschaftlern auch Einblicke in die Bevölkerungsstruktur*

Weitere Analysen konnten inzwischen auch etwas Licht in die Entwicklungsbiologie des Tuberkulose-Erregers bringen. Während man bislang davon ausging, dass die Tuberkulose im Zuge der Tierhaltung – und damit im Rahmen der Domestikation um 7000 v. Chr. – vom Tier (Rind/Schaf) auf den Menschen »übersprang«, deuten neuere Untersuchungen darauf hin, dass nicht der typische Erreger der Rindertuberkulose (Mycobacterium bovis), sondern Tuberkulose-Stämme aus der Gruppe der humanen Erreger (Mycobacterium tuberculosis und Mycobacterium africanum) vorherrschten.

Neben der Tuberkulose ließen sich auch Erreger von infektiösen Darmkrankheiten (Escherichia coli) und Diphtherie nachweisen; allerdings liegen hierzu noch keine Reihenuntersuchungen vor, die Rückschlüsse auf die Durchseuchungsrate in der Bevölkerung erlauben würden. Die Spurensuche nach anderen Infektionskrankheiten, die in biblischer Zeit vermutlich auch im Alten Ägypten grassierten – etwa der Nachweis des Lepra-Erregers (Mycobacterium leprae) –, blieb bislang dagegen erfolglos, das Vorkommen von Krankheiten wie Malaria oder Bilharziose wurde bisher überhaupt noch nicht analysiert. Das Feld für künftige Forschungsvorhaben ist in diesem Bereich also noch sehr weit.

Der Kriminalfall Tutanchamun

◆

Die pathologischen Untersuchungen von Mumien liefern Renate Germer wichtige Informationen. Doch bis sie, ausgehend von einem Krankheitsbild, einen wissenschaftlich verwertbaren Bezug zu pflanzlichen Grabbeigaben herstellen kann, ist es ein weiter Weg. Das Botanische Museum Berlin ist eine der bedeutendsten Anlaufstellen für ihre Spurensuche. Hier lagern die Nachlässe von be-

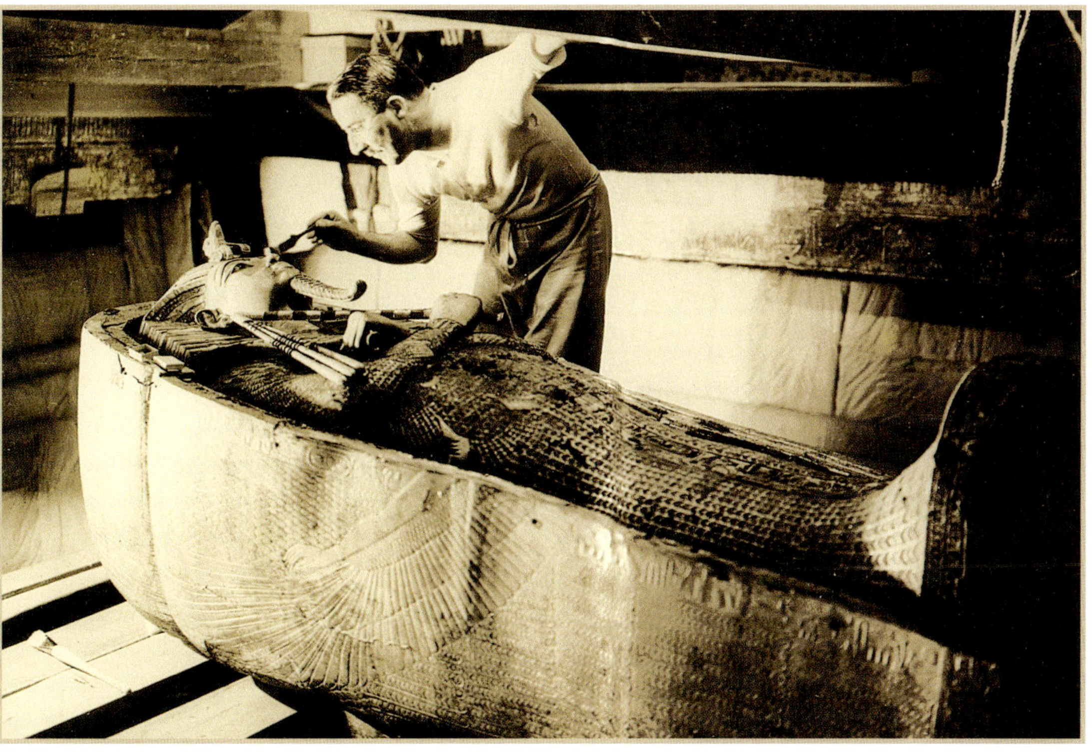

rühmten Botanikern, die im 19. Jahrhundert die ersten wissenschaftlichen Expeditionen zu den Gräbern der Pharaonen in Ägypten begleitet hatten. »Die pflanzlichen Grabbeigaben sind kostbare Schätze, die uns mehr über die Kultur und das Wissen der untergegangenen Hochkultur am Nil verraten als so manches Goldobjekt«, erklärt die Ägyptologin.

▲ *Howard Carter gelang 1922 eine der spektakulärsten Entdeckungen in der Geschichte der Archäologie: das unversehrte Grab des Tutanchamun*

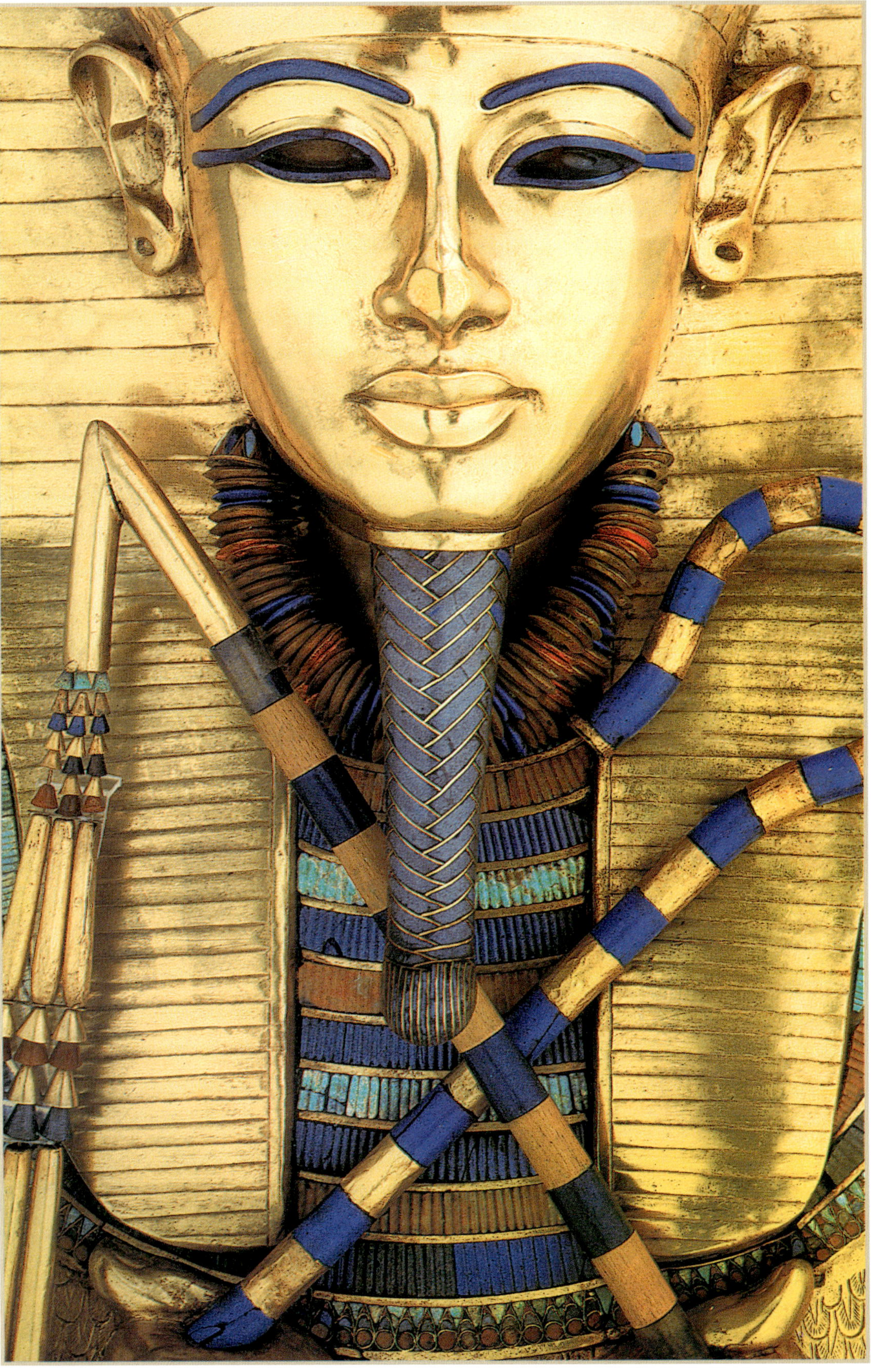

Beim Gang durch die von der Öffentlichkeit viel zu wenig beachtete Ausstellung des Botanischen Museums stutzt die Hamburgerin plötzlich. Dieses Exponat hatte sie hier noch nie gesehen: ein prächtiger bunter Pflanzenkranz aus saftigem Grün und leuchtendem Rot – die detailgenaue Rekonstruktion eines Blütenhalskragens, der einst im Grab von Tutanchamun gefunden wurde. Die Person des Gottkönigs, dessen goldene Totenmaske in Ausstellungen um die ganze Welt ging, steckt noch immer voller Rätsel. Die meisten Fragen kreisen um den frühen Tod dieses Herrschers der 18. Dynastie, der 1333 v. Chr. im Alter von nur neun Jahren den Thron Ägyptens bestieg, um die Nachfolge Echnatons und Nofretetes anzutreten, und 1325 v. Chr. noch vor seinem zwanzigsten Lebensjahr starb. 1922 wurde das nahezu unversehrte Grab des Tutanchamun im Tal der Könige entdeckt. Die Archäologen um Howard Carter präsentierten der erstaunten Öffentlichkeit mit Gold ausgelegte Sarkophage, wertvolle Grabbeigaben, die berühmte Goldmaske und die Mumie des Gottkönigs. Spätere Untersuchungen des Leichnams ließen keine pathologischen Rückschlüsse auf den rätselhaften Tod des Pharao zu – ein Nährboden für Spekulationen, die bis zu Mord reichen. Bis heute fehlen dafür allerdings stichhaltige Beweise. Renate Germer hofft, dass die Pflanzen, die bei der Mumie Tutanchamuns gefunden wurden, neue Erkenntnisse über das Leben und Sterben des Königs liefern können.

◂ Die goldene Totenmaske des jungen Pharao, dessen früher Tod noch heute viele Rätsel aufgibt

In zwei Fundkomplexen des königlichen Grabes stieß Carter auf verschiedene Blumengirlanden, darunter Blütenhalskragen, die auf Papyrusblätter aufgenäht waren. Diese Kragen wurden von den Gästen des Totenmahls getragen und anschließend in einer Grube vor der Grabstätte rituell begraben. Drei dieser Blütenkragen, die den Spezialisten des Botanischen Museums in Berlin als Vorlage für ihre farbenprächtige Rekonstruktion dienten, befinden sich heute im Metropolitan Museum von New York. Einen zweiten ähnlichen Halsschmuck sowie zahlreiche weitere Blumengirlanden fand Carter auf den Sarkophagen und der Mumie des Tutanchamun in der Grabkammer. Der britische Archäologe ließ sich vom sagenhaften Goldreichtum dieses Sensationsfundes nicht blenden und widmete der auf den ersten Blick unscheinbaren botanischen

Zusammensetzung der Pflanzengirlanden eine Publikation. Zum Leidwesen der Archäobotaniker ist dieser Halsschmuck aus der Grabkammer nicht mehr erhalten; doch Carters Aufzeichnungen decken sich mit den noch erhaltenen New Yorker Kränzen, die verwendeten Pflanzen sind im Großen und Ganzen die gleichen.

Renate Germer betrachtet fasziniert den ungewöhnlichen Totenkranz des Tutanchamun. Erfolgte die Auswahl der verwendeten Pflanzen wirklich nur nach dekorativen Gesichtspunkten, wie bisher angenommen wurde? Man weiß, dass Grabbeigaben den Toten den Übertritt ins Jenseits erleichtern und das dortige Leben angenehm gestalten sollten. Tutanchamun etwa bekam unter anderem einen Thron, ein Bett, einen Wagen – alles aus purem Gold – mit in sein Königsgrab. Da die Medizin der Alten Ägypter vor allem auf Pflanzenheilkunde basierte, könnten auch die rituell bestatteten Blüten und Blätter eine besondere Bedeutung über den Tod hinaus gehabt haben. Mit botanischer Akribie geht die Hamburger Forscherin an die Bestandsaufnahme der pharaonischen Totenkränze: Die grünen Grundelemente der Halskrause bilden die heute äußerst seltenen Mimusops- und Ölbaumblätter. Sie sind so angeordnet, dass in einer Reihe die dunkelgrün-glänzende Oberseite zu sehen ist, in der nächsten die silbrig-matte Unterseite. Die dazwischen eingearbeiteten Blüten und Blätter des Sellerie sind erste Spuren in diesem medizinischen Kriminalfall. »Kommisarin« Germer weiß, dass der in Ägypten wild wachsende Sellerie eine pharmazeutische Wirkung besitzt. Seine ätherischen Öle wirken harntreibend und uteruskontraktierend. Ein Aufguss seiner Samen hilft bei Rheuma und Arthritis. In der bedeutendsten erhaltenen medizinischen Schriftrolle des Alten Ägypten, dem über 3500 Jahre alten Papyrus Ebers, ist seine heilende Wirkung gleich in mehreren Rezepturen aufgeführt.

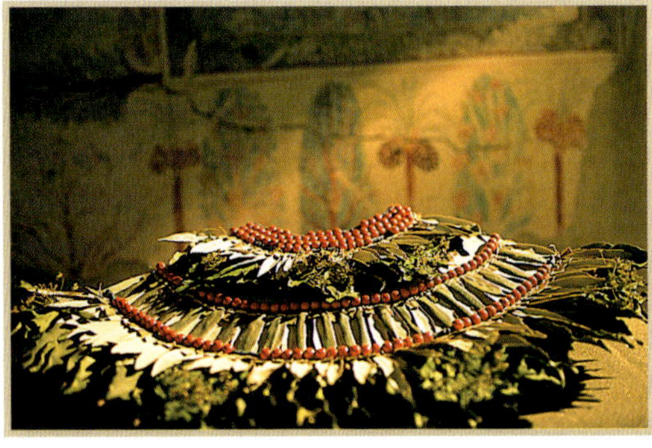

▲ *Der Totenkranz aus dem Grab Tutanchamuns wurde im Botanischen Museum Berlin detailgetreu rekonstruiert*

Doch lässt sich auch für das übrige »dekorative« Pflanzenwerk eine pharmazeutische Wirkung belegen? Die Kranzbinder verwendeten als farblichen Kontrast zu blauen Fayenceperlen die leuchtend roten Früchte der Schlafbeere, die in der ägyptischen Volksmedizin lange Zeit als leichtes Narkotikum genutzt wurde. Ein kriminologischer Hinweis auf die Mordtheorie, sozusagen durch die Blume? Wurde der junge Pharao zuerst betäubt und dann ohne Einwirkung äußerlicher Gewalt getötet? »Alles Spekulation«, winkt Renate Germer ab, »der Tod ist in diesem Medizinrätsel nur der Schlusspunkt. Zunächst müssen wir klären, welche Bedeutung die verwendeten Pflanzen des Kranzes hatten. Und das ist nicht unproblematisch. Denn der altägyptische Name der Schlafbeere, anhand dessen man ihre Verwendung in den medizinischen Papyri überprüfen könnte, ist bisher noch nicht identifiziert worden.« Ein weiterer Blick auf den rekonstruierten Blumenschmuck aus dem Grab des Tutanchamun zeigt, dass die Blütenblätter des weißen und blauen Lotus ebenso eingearbeitet sind wie die gelben Blüten eines Bitterkrauts *(Picris)* und die blauen der Orientalischen Kornblume. Viel Arbeit für Renate Germer, die das Botanische Museum mit einem prall gefüllten Notizbuch verlässt.

▲ Stilisierte Lotusblüten: Diese von den Ägyptern hochverehrte Pflanze schmückte die Grabkammer des jungen Pharao

Die Ärzte der Pharaonen

Bei der wissenschaftlichen Auswertung der Pflanzenfunde stößt Germer immer wieder auf das Problem, dass bis heute nur relativ wenig über die altägyptischen Ärzte bekannt ist. Sie galten einst als die besten ihrer Zunft, doch wie sie ausgebildet wurden und vor allem, welche Behandlungsmethoden sie anwandten, darüber gibt es bislang nur wenig gesicherte Erkenntnisse. Anscheinend gab es nicht, wie etwa im späteren Griechenland, ausgesprochene Ärztefamilien, in denen die Tradition des Berufes vom Vater auf den Sohn überging. Die Ägyptologen vermuten, dass die praktische Heilkunde eher eine Lehre war, der sich ein Studium im so genannten »Haus des Lebens« anschloss. Dieser Ort des Wissens, an dem auch die medizinischen Papyri aufbewahrt wurden, war eine Art multifunktionale Akademie, die dem Tempel angegliedert war. Die Mediziner, die gleichzeitig als Priester fungierten, spezialisierten sich während ihres Studiums auf einen Fachbereich: »Die Heilkunst ist aufgeteilt. Jeder Arzt behandelt nur eine bestimmte Krankheit ...

da sind Ärzte für Augen, für den Kopf, für die Zähne, für den Leib und für innere Krankheiten«, notierte der griechische Geschichtsschreiber Herodot (490 bis etwa 425/420 v. Chr.) in seinen »Historien«. Das System funktionierte ganz offensichtlich: Selbst ausländische Fürsten baten die Pharaonen um die Entsendung von Ärzten, besonders bei gesundheitlichen Problemen in ihrer eigenen Familie.

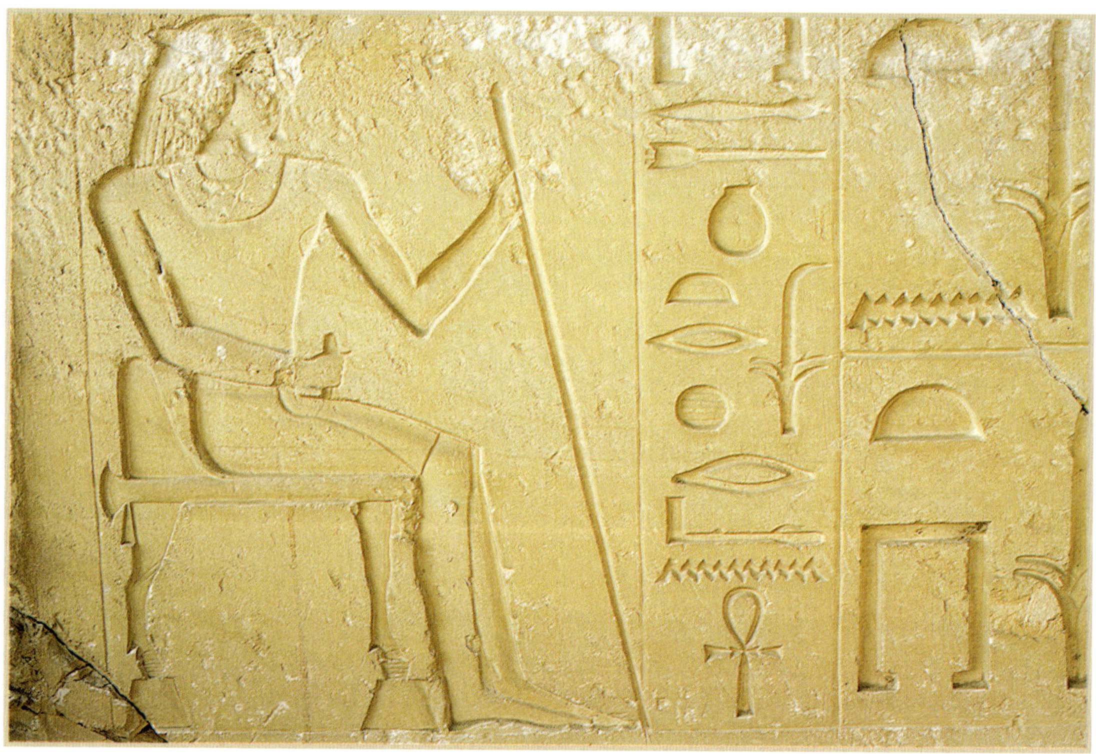

▲ *Dieses Bildnis eines Arztes schmückt die Scheintür einer Grabkammer. An den Hieroglyphen (Messer und Topf) lässt sich sein Berufsstand eindeutig identifizieren*

Ein solcher Fall ist aus der Keilschriftkorrespondenz Ramses II. mit dem Hethiterkönig Hatuschili bekannt. Der mächtige Feind aus dem kargen Hochland der heutigen Türkei bat in bester Keilschrift um medizinischen Beistand für seine unfruchtbare Schwester. Die Antwort des großen Ramses war knapp: »Deine Schwester ist mit sechzig Jahren zu alt für ein Kind, da kann mein bester Arzt nicht mehr helfen.« Und im thebanischen Grab des Arztes Nebamun aus der Zeit um 1400 v. Chr. ist der Besuch eines syrischen Fürsten dargestellt, der augenscheinlich um ärztliche Hilfe bittet.

Wie alle anderen Berufsgruppen – Verwaltungsbeamte, Priester und Schreiber – war auch die altägyptische Ärzteschaft hierarchisch geordnet. Auf der untersten Stufe stand der einfache Arzt, ägyptisch »sunu« genannt, dann folgte der Vorsteher der Ärzte, dem die Hofärzte übergeordnet waren. An der Spitze der Pyramide stand schließlich der Vorsteher der Hofärzte. Die Mediziner, die zum Teil aus bedeutenden Familien stammten, arbeiteten vor allem am Hof des Pharao, auf den Landgütern der Adligen und auf den staatlichen Großbaustellen. Namentlich bekannt sind der Wissenschaft heute rund 130 Ärzte, darunter auch Ptah-hotep, Spross einer der wenigen Ärztefamilien des Landes. Sein Vater Seschem-nefer, ein hoher Staatsbeamter der 6. Dynastie (2320–2160 v. Chr.), durfte sich wegen seiner herausragenden Stellung bei Hofe ein großes Grab auf dem Königsfriedhof von Gizeh anlegen lassen, direkt neben der Pyramide des Cheops. Der Sohn Ptah-hoteps ist schon auf einer Grabplatte in der Gruft seines Vaters als Hofarzt abgebildet, ein Rang, den er tatsächlich noch übertraf. Wie die Inschrift auf der leider stark zerstörten Scheintür seines Grabes berichtet, brachte er es sogar zum »Vorsteher der Hofärzte«.

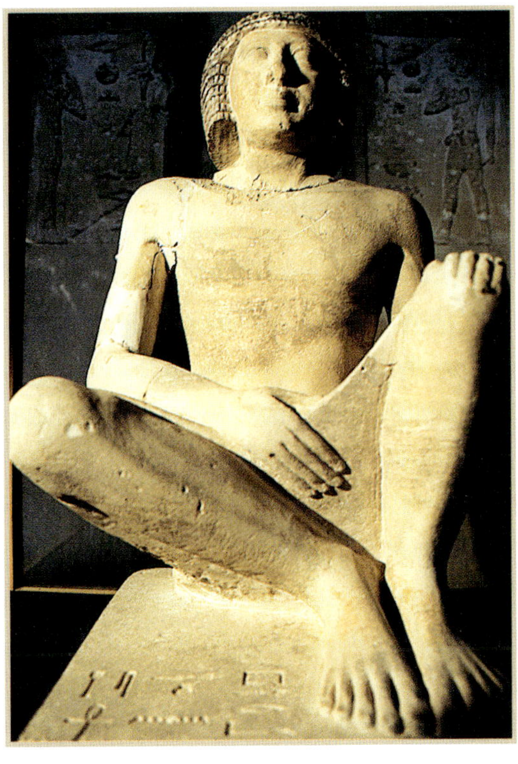

▲ *Die Statue Ni-anch-Res, des Vorstehers der Hofärzte, ist ein Meisterwerk der ägyptischen Kunst*

Es ist einem archäologischen Glücksfall zu verdanken, dass wir einem solchen »Chefarzt« ins Angesicht sehen können. Bei Ausgrabungen am Fuße der Pyramiden von Gizeh fanden Archäologen in einem Grab gleich hinter dem des Ptah-hotep eine wunderschöne Statue. Im Schutt des zerstörten, wahrscheinlich geplünderten Grabes war sie perfekt erhalten geblieben: In der sitzenden Position eines Schreibers ist der »Vorsteher der Hofärzte« Ni-anch-Re abgebildet. Auf dem Sockel der Statue finden sich weitere hohe Rangtitel wie Geheimrat sowie mehrere Priestertitel. Diese »Ämterhäufung« sicherte ihm nach Expertenmeinung eine angemessene Versorgung und eine hohe Stellung nicht nur bei Hofe, sondern auch im Jenseits.

Von anderen Arztgräbern sind oft nur noch die Scheintüren der Grabstätte erhalten; einige kann man im Ägyptischen Museum in Kairo studieren. Auf diesen steinernen, mit Hieroglyphen versehenen angedeuteten Türen sind stets die Titel der Verstorbenen aufgeführt. Für Archäologen wie Renate Germer neben Herodots Aufzeichnungen ein weiterer Beleg dafür, dass es bereits um 2400 v. Chr. in Ägypten heilkundige Spezialisten gab: Augenärzte, Zahnärzte, ja sogar ein »Hüter des Afters« wird genannt. Und ein bei einer Ausgrabung entdecktes chirurgisches Besteck belegt den relativ hohen Standard bei operativen Eingriffen – Röntgenbilder von Mumien bestätigen die gute Versorgung von Knochenbrüchen. Doch die brennende Frage, welche Kräutertränke die altägyptischen Ärzte ihren Patienten verabreichten, ist nach wie vor offen, da bislang noch kein »Apothekenkasten« eines Arztes gefunden wurde. Die Suche nach dem verschollenen Heilwissen gleicht also einem Puzzle, das aus unzähligen kleinen Teilen zusammengesetzt werden muss.

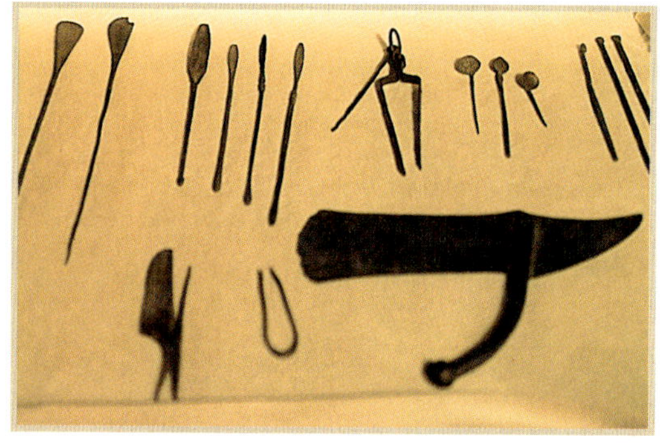

▲ Die Vielfältigkeit altägyptischer Operationsmethoden belegt der Fund dieses Bestecks eines Chirurgen

Das Geheimnis der grünen Grabbeigaben

Die wichtigsten dieser Puzzleteile sind für Renate Germer die in den Gräbern gefundenen Pflanzenmaterialien, die als Grabbeigaben für die Versorgung des Toten im Jenseits mitgegeben wurden, oder die zahlreichen Mumiengirlanden, mit denen die Ägypter die balsamierten Körper ihrer Angehörigen schmückten. Viele dieser Pflanzen haben bis heute ihren festen Platz in der ägyptischen Volksmedizin – ein wichtiges Indiz für eine pharmazeutische Wirkung und ein möglicher Hinweis auf eine ähnliche Nutzung zu pharaonischer Zeit. Unter diesen überlieferten Pflanzen sind auch die Früchte des Christdorn *(Zizyphus spina christi)* und des Balanites-

Baumes, deren Fruchtfleisch besonders gut schmeckt. Aus den Samen dieser Früchte wurde, genau wie aus den Samen des Rizinusstrauchs, Öl hergestellt. Während uns Rizinusöl heute in erster Linie als Abführmittel bekannt ist, nutzten die Ägypterinnen Rizinus vor allem zur Hautpflege.

Archäologische Funde belegen, dass zu den wichtigsten pflanzlichen Grabbeigaben die Früchte des Mimusops-Baums gehörten. Dessen Blätter waren für die ägyptischen Kranzbinder grüner Grundbestandteil fast aller Mumiengirlanden. In diese Blätterketten wurden anschließend bunte Blüten und Blütenblätter eingearbeitet, am häufigsten die des blauen und weißen Lotus, aber auch die des Granatapfels. Diese Kulturpflanze, die erst zur Zeit des Neuen Reiches (1552–1070 v. Chr.) von Palästina nach Ägypten kam, wird noch heute als Heilpflanze genutzt. Ein Trank aus der Rinde des Obstbaumes ist ein probates Mittel gegen Bandwürmer – ein Parasit, von dem auch die Alten Ägypter geplagt wurden. Doch warum arbeiteten die ägyptischen Leichenbestatter die Früchte der Schlafbeere *(Withania somnifera)* in die Girlanden und Halskragen ein? Nur wegen ihrer hübschen roten Farbe? Ein Rätsel, das die wenigen erhaltenen Überreste heute kaum noch lösen können – die Wirkstoffe, sofern vorhanden, lassen sich nach Jahrtausenden aus den vertrockneten Beeren nur schwer extrahieren. Deshalb setzt die Diplom-Botanikerin Renate Germer große Hoffnungen in eine Spurensuche vor Ort.

▾ Der Granatapfel wird in vielen Rezepturen aufgeführt. Extrakte seiner Wurzel wurden zum Beispiel gegen Parasiten im Darm eingesetzt

Der erste Forscher

Vor ihrer Abreise nach Ägypten studiert Germer den Nachlass eines der bedeutendsten deutschen Botaniker im Botanischen Museum Berlin. Georg Schweinfurth (1836–1925) war der Erste, der auf den besonderen Schatz der altägyptischen Pflanzen aufmerksam gemacht hatte. Neben seinen zahlreichen Expeditionen nilaufwärts bis ins Innere Afrikas und zum Roten Meer, um die dortige Flora zu erforschen, interessierte er sich besonders für die Archäologie des pharaonischen Ägypten. Schweinfurth besuchte Ende des vorigen Jahrhunderts zahlreiche große Ausgrabungsstätten, darunter 1898 die des Franzosen Victor Loret. Der Archäologe legte im Tal der Könige gerade das Grab Amenophis II. (1438–1412 v. Chr.) frei, in dessen unmittelbarer Nähe später neun weitere Pharaonen-Mumien entdeckt wurden. Schweinfurth sicherte den Blumenschmuck der Mumie Amenophis II., von dem sich ein Teil heute in Berlin befindet. In sorgfältig beschrifteten Schächtelchen des Botanikers findet Renate Germer Samen, Früchte und Blätter. Ein wissenschaftlicher Schatz, über die Jahrtausende zwar vertrocknet, doch er ermöglicht ihr einen unmittelbaren Zugang zu einer geheimnisvollen Pflanzenwelt, die den Mächtigsten Ägyptens den Weg ins Totenreich erleichtern sollte.

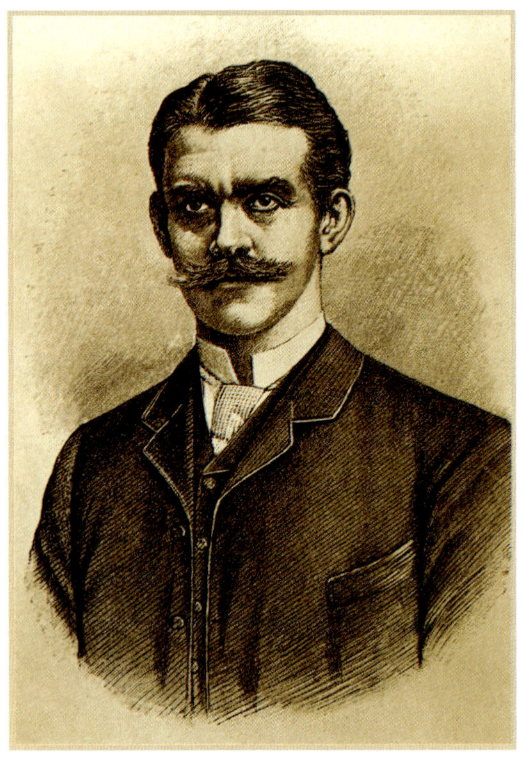

▲ *Wertvolle Spurensicherung: Der Afrikaforscher Georg Schweinfurth sammelte die pflanzlichen Überreste aus den Gräbern der Pharaonen*

Der seinerzeit in Ägypten hoch angesehene Schweinfurth erhielt vom Direktor der Antikenverwaltung, Gaston Maspero, den gesamten Blumenschmuck aus der 1881 entdeckten so genannten Royal Cachette von Deir el Bahari, in der sich ebenjene neun Königsmumien aus dem Tal der Könige sowie die konservierten Leichname der Hohen Priester des Amun und ihrer Familien befanden. Priester hatten dort um 1000 v. Chr. die durch Grabräubereien besonders gefährdeten Mumien so bedeutender Pharaonen wie Thutmosis III., Sethos I. und Ramses II. versteckt. Georg Schweinfurth präparierte und katalogisierte diesen beeindruckenden, mehr als 3000 Jahre alten Blumenschmuck, der zum Teil in Berlin, zum Teil in den Archiven des Deutschen Archäologischen Institutes in Kairo aufbewahrt wird. Neben diesen originalen Pflanzenresten hat Schweinfurth der Nachwelt auch eine umfangreiche Sammlung an Schriften und kunstvollen Zeichnungen hinterlassen.

Renate Germer, die monatelang den Nachlass ihres großen Vorgängers in den Räumen der beiden Institute studiert hat, interessiert sich besonders für Schweinfurths Notizen über den Mimusops-Baum. Die grünen Blätter der Mumiengirlanden schienen zu keinem damals in Ägypten wachsenden Baum zu passen. Ein Schicksal, das der Mimusops mit vielen anderen einst weit verbreiteten Pflanzen teilte. So war bereits Ende des 19. Jahrhunderts der entlang des Nils wuchernde Papyrus bis auf einen ganz kleinen Rest ausgestorben, und die schönen Lotusblüten, auf unzähligen Wandgemälden verewigt, waren äußerst selten geworden. Erst bei seinen Expeditionen in den Süden der Arabischen Halbinsel konnte Schweinfurth den »Girlanden-Baum« botanisch identifizieren: der *Mimusops laurifolia*. Der Botaniker brachte Samen und Stecklinge nach Kairo und ließ sie im Garten des Ägyptischen Museums einpflanzen. Noch immer steht dort ein prächtiges Exemplar am Grab des Museumsgründers Auguste Mariette. Heute versuchen Ägyptologen und Botaniker gemeinsam, diesen einst wegen seiner Früchte und seines schönen Holzes im ganzen Land hoch geschätzten Baums wieder anzupflanzen.

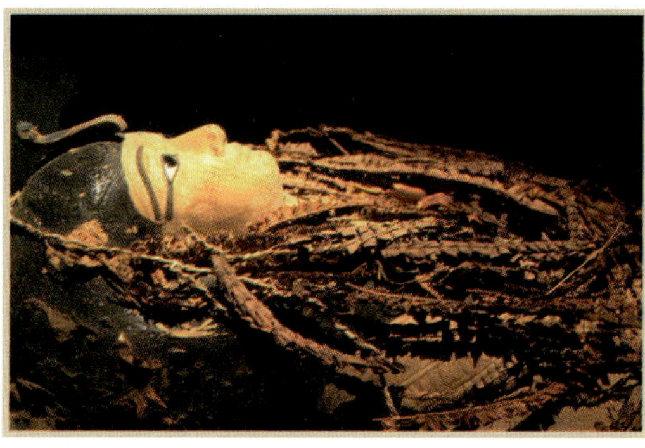

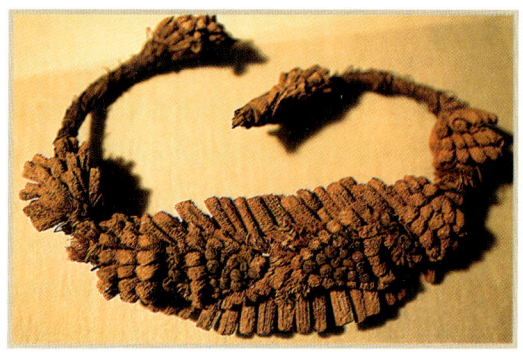

▲ *Solche Pflanzengirlanden zierten die Sarkophage vieler Verstorbenen auf ihrer Reise ins Totenreich*

Auf den Spuren des grossen Imhotep

◆

Renate Germers erster Gang führt in das Archäologische Museum Kairo. Obwohl sie schon unzählige Male durch die muffigen Ausstellungssäle gewandert ist, findet sie immer etwas Neues, das sie auf ihrer Suche weiterbringt. Diesmal hat sie vor der Pforte des weltberühmten Museums ein solches Schlüsselerlebnis. Während die Forscherin eingehend den von Schweinfurth gepflanzten Mi-

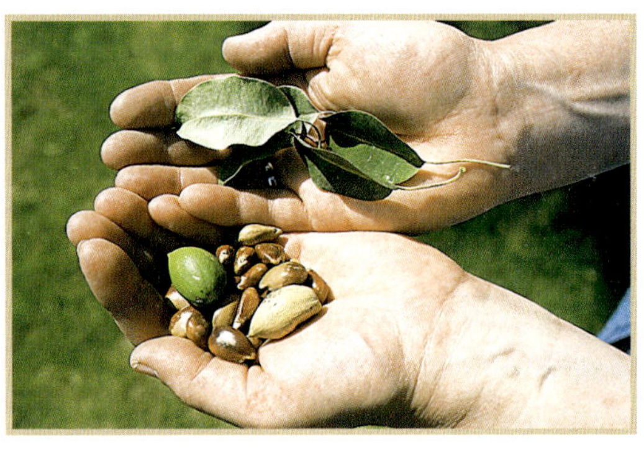

▲ *Samen und Blätter des Mimusops-Baums waren wesentliche Bestandteile der Totengirlande von Tutanchamun*

musops-Baum betrachtet, nähert sich ihr ein Ägypter. Ob sie sich für den Baum interessiere, fragt er leise. »Natürlich, das ist ein ganz besonderer Baum.« Der Arbeiter nickt konspirativ. Die Museumsverwaltung hätte verboten, die Früchte des Baumes einzusammeln, erklärt er. Warum wisse er auch nicht. Den fragenden Blick der Botanikerin beantwortet er mit einem Griff in seine Hosentasche. Er drückt Renate Germer etliche Mimusops-Samen in die Hand und verschwindet augenzwinkernd – ein Erfolg versprechender Beginn. Einige Stunden später stößt die Botanikerin in einem Papyrus auf eine Rezeptur mit der wundersamen Pflanze: Altägyptische Ärzte verwendeten den ausgekochten Milchsaft des Baumes zum Behandeln von Brandwunden. Mit dieser auf reiner Erfahrung beruhenden Nutzung sind uns die Mediziner der Pharaonenzeit weit voraus. Ob sich die Heilwirkung dieser Mimusops-Art auch bei einer modernen chemischen Untersuchung belegen lässt, will Professor Germer nach ihrer Rückkehr klären lassen.

ES IST NOCH DUNKEL, als die Wissenschaftlerin die Millionenmetropole Kairo Richtung Süden verlässt, vorbei an den Prachtbauten von Gizeh nach Sakkara. Den Sonnenaufgang dort, über der ersten Pyramide der Menschheitsgeschichte zu erleben, ist auch für eine erfahrene Ägyptologin etwas ganz Besonderes. Die Stille, das Licht, die einzigartige Form der Stufenpyramide von Sakkara: Der ganze Ort strahlt eine tiefe Magie aus, der man sich kaum entziehen kann. Nur den fliegenden Händlern scheint dies perfekt zu gelingen. Wie aus dem Nichts tauchen plötzlich mehrere Männer mit wallenden Kaftanen auf, die versuchen, der Archäologin mit großem Palaver Touristensouvenirs aufzuschwatzen. Die Wissenschaftlerin will gerade den geordneten Rückzug antreten, als sie in der Hand eines alten Mannes eine ebenholzschwarze sitzende Figur erspäht. Ist das nicht ...? »Das ist der große Imhotep, der Schutzpatron von Sakkara, der Erbauer der Pyramide und Gott der Ärzte«, erklärt der Händler stolz.

Interessiert hält die Forscherin inne. Schon viel hatte sie über den berühmten Mann gelesen, der oft mit einem Papyrus oder schreibend dargestellt wurde – Zeichen seiner Weisheit. Vor rund 4500 Jahren hatte er die Geburtsstunde der bis heute allgegenwärtigen Wahrzeichen der Hochkultur am Nil eingeläutet, indem er den ersten steinernen Grabbau in Pyramidenform für seinen Pharao Djoser konstruierte. Die magische Form der Pyramide fasziniert den Betrachter heute noch genauso wie damals. Der Mann, dem dieser Geniestreich gelang, galt im Alten Ägypten als eine der herausragendsten Persönlichkeiten seiner Zeit und wurde als Personifikation der Weisheit verehrt. Jeder Schreiber widmete ihm die ersten drei Tropfen Tinte, bevor er seinen Text auf einem Papyrus niederschrieb. Imhoteps großes Wissen beschränkte sich nicht nur auf architektonische Finessen. Im Neuen Reich (1550–1070 v. Chr.), mehr als 1000 Jahre nach seinem Tod, wurde er in den Stand

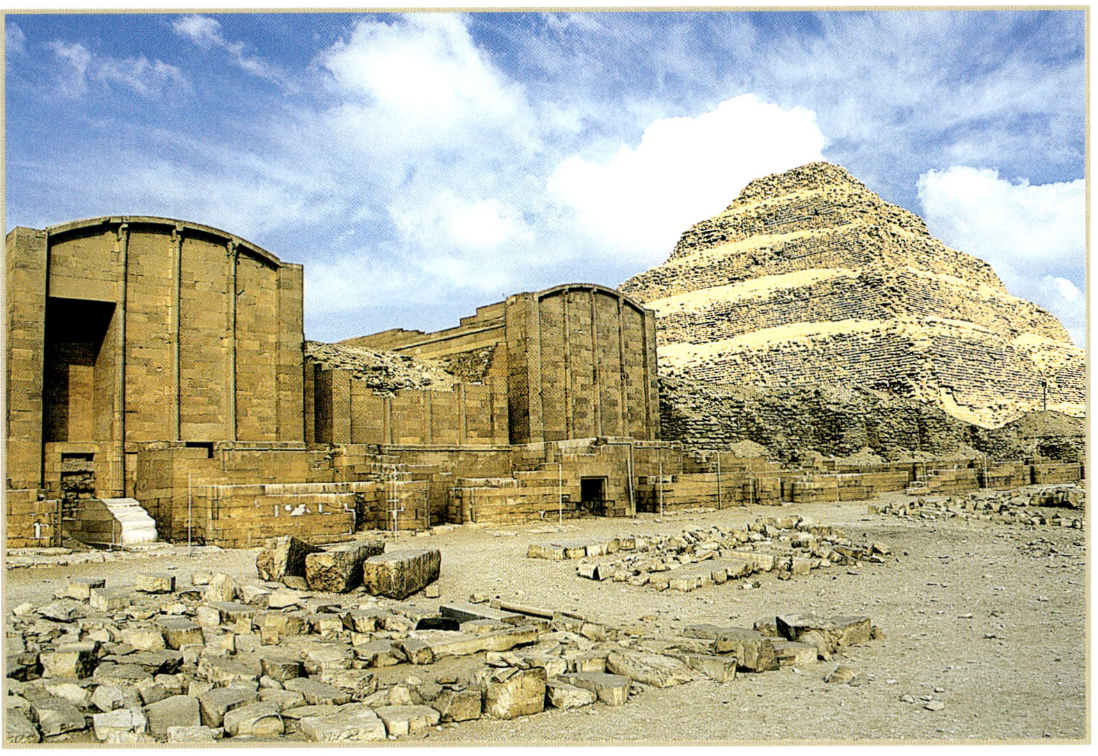

▲ Die erste Pyramide der Weltgeschichte. Den beeindruckenden Stufenbau von Sakkara konstruierte der weise Arzt Imhotep, der später sogar zu göttlichen Ehren kam

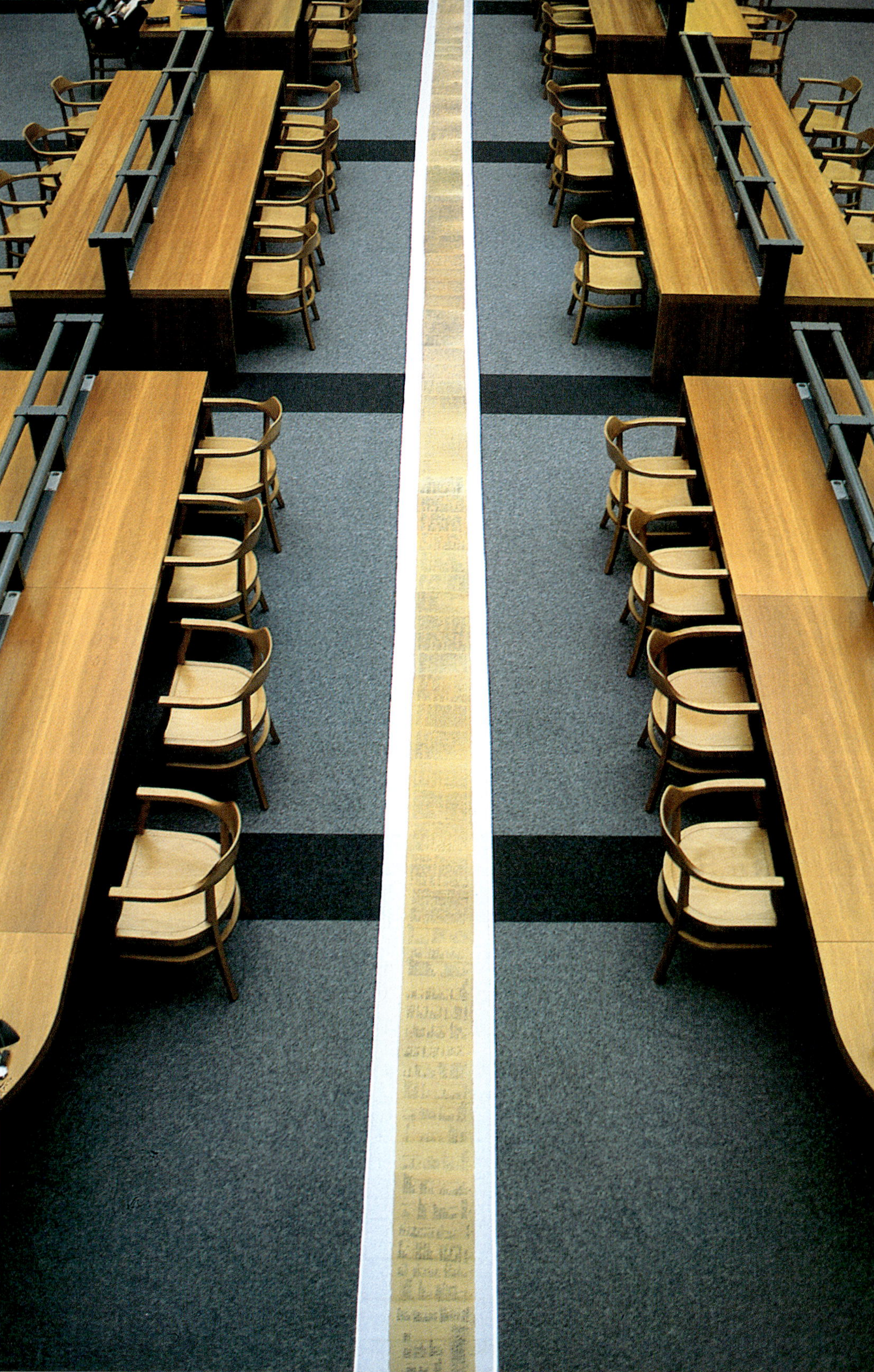

eines Halbgottes erhoben, den man speziell bei medizinischen Problemen anrief. Als Sohn des Gottes Ptah und der irdischen Mutter Cherdu-Anch wurde er Mittler und Nothelfer bei Krankheit und ausbleibendem Kindersegen. Die Griechen, die unter den Ptolemäern von 332 bis 30 v. Chr. in Ägypten herrschten, setzten Imhotep mit ihrem eigenen Heilgott Asklepios gleich, beide Figuren verschmolzen. Die Ptolemäer selbst machten den Weisen sogar zum Vollgott, der durch Orakel und Traumerscheinungen wirkte.

In Sakkara, wo auch sein bisher noch unentdecktes Grab liegen soll, zeugen die Funde unzähliger Votiv-Bronzestatuetten von Imhoteps großer Popularität, die bis in die arabische Zeit erhalten blieb. Der Mythos des Imhotep, der in Sakkara noch immer als Lokalheiliger verehrt wird und den Händlern gute Geschäfte garantiert, lässt Renate Germer nicht ruhen. Welches Wissen nahm diese Ikone der altägyptischen Ärzte mit ins Grab? Finden sich in alten Schriften Hinweise auf die Weisheit Imhoteps und auf die heilwissenschaftlichen Fähigkeiten seiner Kollegen?

Der Papyrus Ebers

Zahllose Papyrusrollen und Bücher müssen einst die Bibliotheken des Alten Ägypten gefüllt haben – doch nur ein winziger Bruchteil dieses bedeutenden Erbes ist erhalten geblieben. Eines dieser kostbaren Stücke, die einen Einblick in die damalige Fachliteratur der Ärzte erlauben, ist der Papyrus Ebers. Das einmalige Fundstück, das im Panzerschrank der Universitätsbibliothek Leipzig aufbewahrt wird, legt ein umfangreiches Zeugnis ab vom Heilwissen einer vergangenen Hochkultur, von den Vorstellungen über die Entstehung von Krankheiten und – das ist für Forscher wie Renate Germer besonders wichtig – von den Behandlungsmöglichkeiten. Der deutsche Ägyptologe Georg Ebers hatte den Papyrus 1873 in Luxor im Antikenhandel erworben, leider ohne die Fundumstände zu erfah-

◂ ▾ *Über 18 Meter lang ist der Papyrus Ebers, eine der umfangreichsten Rezeptsammlungen der ägyptischen Medizin. Das Original wird in der Universitätsbibliothek Leipzig aufbewahrt*

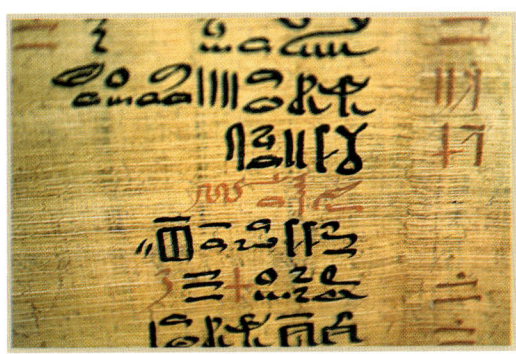

ren. Was wir jedoch wissen, ist das Alter des medizinischen Nachschlagewerks. Auf der Rückseite des Papyrus findet sich die Notiz »9. Jahr des Pharao Amenophis I.« – das ist nach unserer Zeitrechnung 1517 v. Chr. Die über 18 Meter lange Schriftrolle, die ursprünglich aus 48 geklebten Einzelblättern bestand, verrät 879 Rezepturen zur Behandlung der verschiedensten Krankheiten, notiert in Hieratisch, einer kursiven Schreibform der Hieroglyphen.

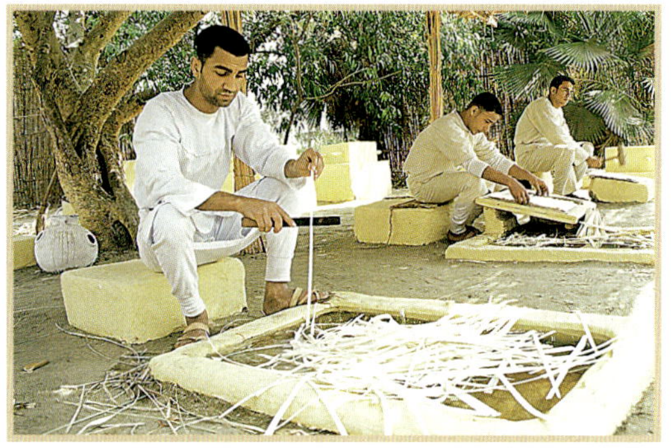

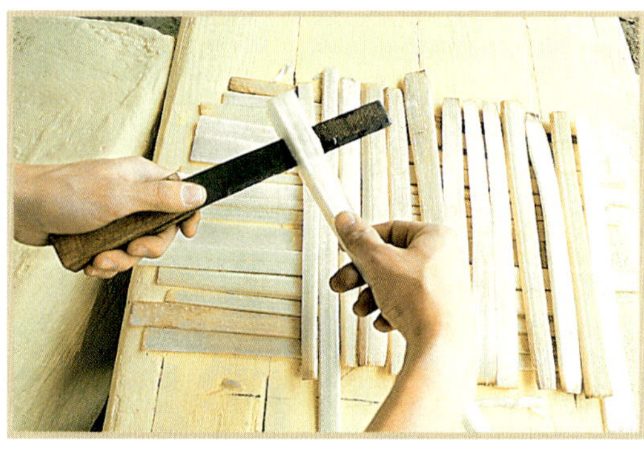

▲ *Papyrusherstellung im heutigen Ägypten – eine fast vergessene Kunst*

Renate Germer liest Hieratisch ebenso fließend wie die morgendliche Tageszeitung. Doch zwischen Lesen und Verstehen haben die Götter sehr viel Forscherschweiß gestellt. Seit der Entdeckung des Papyrus arbeiteten bereits zahlreiche Ägyptologen und Schriftgelehrte an der Entschlüsselung der Texte. Herausgefunden haben sie bislang, dass eine Rezeptur im Papyrus Ebers meistens aus folgenden Textbausteinen besteht: Auf eine kurze Beschreibung der vorliegenden Störung – also die der Diagnose der Krankheit – folgt eine Aufzählung der verschiedenen Heilmittel, die anzumischen sind; abschließend wird oftmals noch eine Prognose über den Heilungsverlauf gestellt. Nicht überraschend: Der weitaus größte Teil der verordneten Mittel ist pflanzlicher Natur.

Und damit beginnen die Schwierigkeiten. Ist in der Rezeptur nur ein ägyptischer Name wie beispielsweise »nebes« ohne weitere Erklärungen vermerkt, stehen die Wissenschaftler vor der schier unlösbaren Aufgabe, die passende Heilpflanze zuzuordnen. Zum großen Leidwesen von Renate Germer und ihren Kollegen enthalten die Papyri nämlich keinerlei Abbildungen der aufgeführten Ingredienzen. Die Hoffnungen der Archäobotaniker ruhen auf zukünftigen Grabungen – vielleicht gibt es ja doch noch einen Sensationsfund: medizinische Papyri mit Abbildungen der Heilpflanzen. »Ich wäre ja mit einer noch so schematischen Darstellung zufrieden, so wie wir sie von mittelalterlichen Kräuterbüchern kennen. Doch bisher ist dieser Stein der Medizinweisen noch nicht gefunden worden«, verzweifelt Germer. »Wenn wenigstens eine genaue Beschreibung der Pflanzen in den ägyptischen Texten vorhanden wäre, würde das unsere Arbeit schon enorm erleichtern.« Doch nur in Ausnahmefällen sind einige wenige Gewächse mit minimalsten Hinweisen wie etwa »sie kriecht auf dem Bauch« oder »die Blätter gleichen denen der Sykomore« versehen. Manchmal liefern die Schriftzeichen, mit denen die Pflanzennamen geschrieben sind, einen Anhaltspunkt. Ist etwa der Name mit einem Baumzeichen determiniert, können die Entschlüsselungsexperten daraus schließen, dass es sich auch um einen Baum handeln muss. Weitere Hinweise auf eine mögliche Identifizierung können in einigen Fäl-

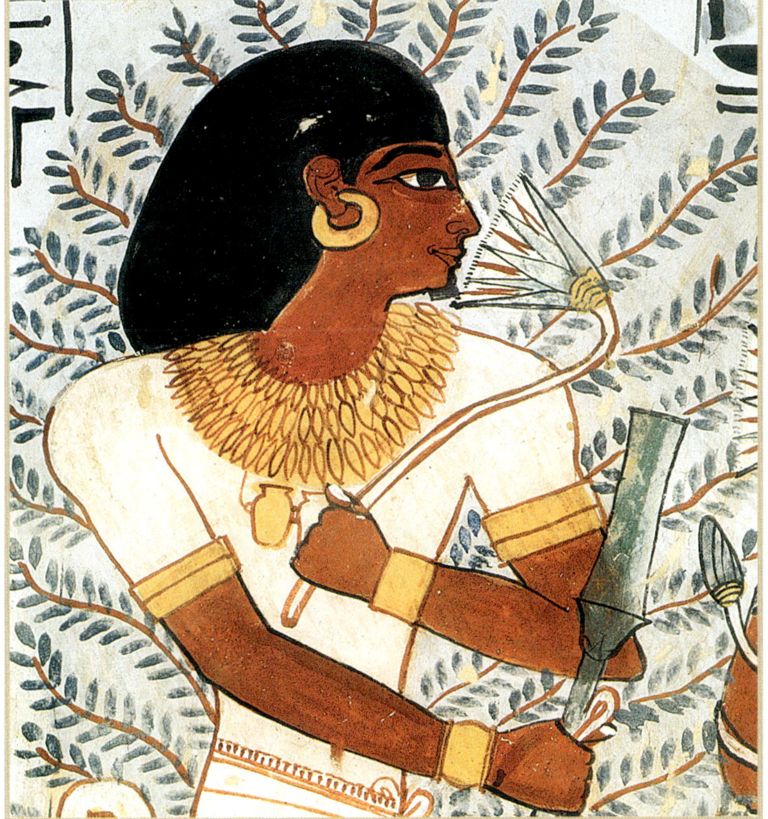

◂ *Die Identifizierung der ägyptischen Heilpflanzen ist der wichtigste Schlüssel zur Enträtselung des alten Heilwissens*

len von der Verwendung der Pflanze abgeleitet werden. Wird zum Beispiel ein Öl aus den Samen hergestellt oder liefert die Pflanze ein Räucherharz? In seltenen Fällen erlauben auch Grabungsfunde Rückschlüsse auf Pflanzennamen. Auf diese Weise ließen sich die altägyptischen Namen des Christdorn »nebes«, der Wacholderbeeren »uan«, des Granatapfels »inehemen« oder der Sykomorenfeige »nehet« bestimmt werden. »Insgesamt ist aber die Deutung der in den medizinischen Papyri aufgeführten Heilpflanzennamen immer noch ein großes ungelöstes Puzzle«, erklärt Renate Germer.

Der Pflanzenschatz

Von den fast 200 in den erhaltenen medizinischen Papyri genannten pflanzlichen Heilmitteln ist bis heute nicht einmal ein Viertel identifiziert. Zwei davon sind die Räucherharze Myrrhe und Weihrauch, die von den altägyptischen Ärzten besonders geschätzt wurden. Weihrauch ist das bei weitem am häufigsten genannte Pflanzenprodukt der Rezepturen. »Man gewinnt fast den Eindruck, als hätte der Arzt das Gefühl gehabt, ohne Weihrauch ist ein Drogengemisch nicht komplett«, erklärt Renate Germer. Um die Wunderdroge, die später auch die Heiligen Drei Könige im Gepäck hatten, rankten sich schon zu pharaonischer Zeit hunderte Geschichten und Legenden. Das wertvolle leicht abführende und wundheilende Mittel soll aus dem sagenhaften südlich von Ägypten gelegenen Land Punt importiert worden sein. Generationen von Forschern haben diesen mythischen Ort gesucht, mittlerweile gilt es als relativ sicher, dass mit Punt der Jemen gemeint war, wo auch heute noch Weihrauchharz geerntet wird.

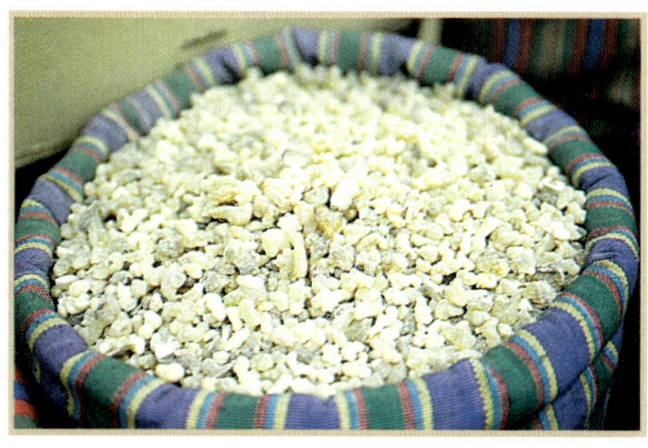

▲ *Weihrauch: In pharaonischer Zeit kam das wertvolle Harz aus dem legendären Land Punt*

Aus Palästina kamen andere Heilmittel nach Ägypten: Koniferenharze, ebenfalls zur Wundbehandlung, der Granatapfel gegen Bandwürmer und Wacholderbeeren zur Anregung der Harnproduktion und zum »Lösen des Kindes im Bauch«.

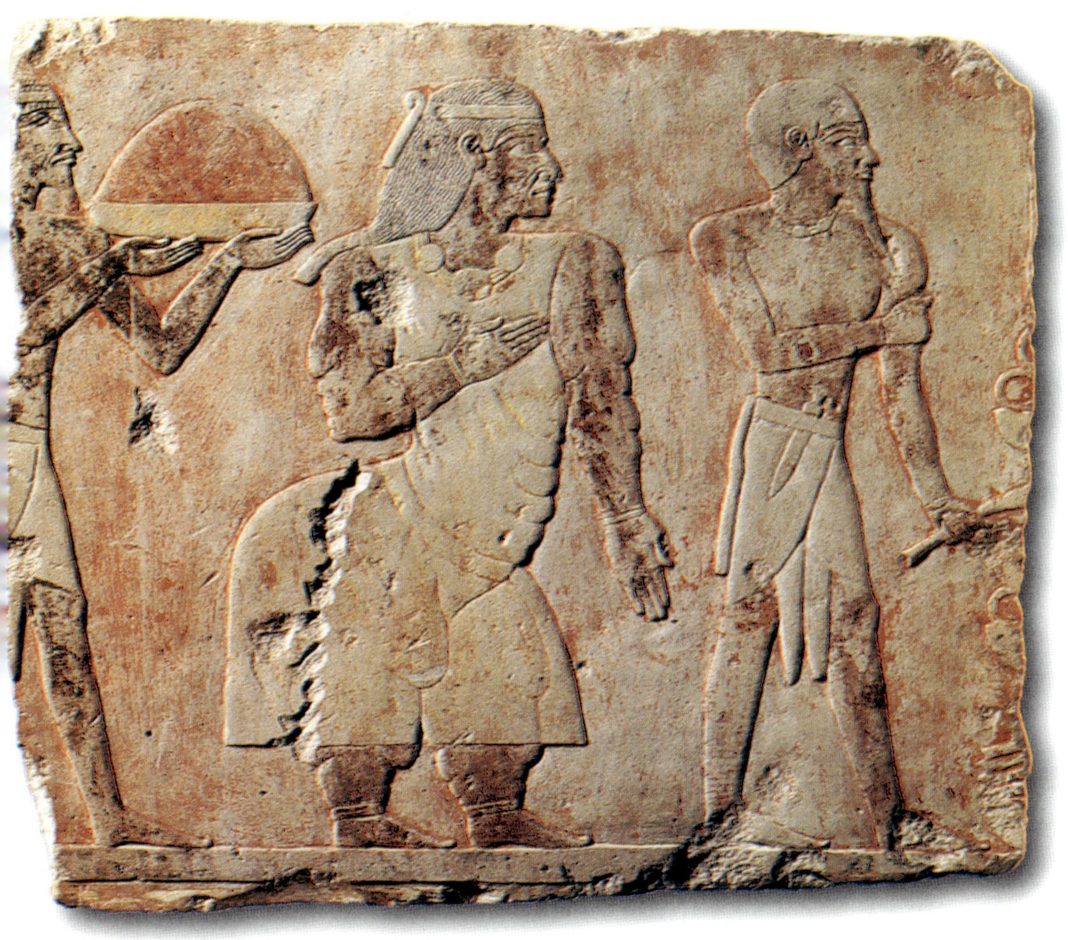

▲ *Eine Delegation aus Punt bringt wertvolle Waren in das Land am Nil*

»Diese ausländischen Heilmittel hatten neben ihrer tatsächlichen pharmazeutischen Wirkung wahrscheinlich schon allein aufgrund ihrer Kostbarkeit einen hohen Placebo-Effekt«, so Renate Germer. Die meisten Arzneimittelpflanzen, die der Arzt verordnete, waren jedoch Produkte des eigenen Landes, die entweder gesammelt oder in speziellen Kräutergärten angepflanzt wurden. Zu den Heilpflanzen von den Ufern des Nils gehörten die Blätter, Früchte und Harze der Bäume Akazie, Tamariske und Weide, der Obstbäume Christdorn, Feige und Sykomorenfeige und die Samenöle der Moringa und Balanites sowie des Rizinusstrauchs. Aus dem Küchengarten schätzten die alten Ägypter besonders die Zwiebel. Pharmakologen konnten eine leicht antibiotische Wirkung nachweisen.

Die zehn wichtigsten identifizierten altägyptischen Heilpflanzen und ihre Wirkungsweise

◆

Heilpflanze	Verbreitung und Nutzung	Inhaltsstoffe	Medizinische Verwendung im Alten Ägypten
Rizinus *(Ricinus communis L.)* *degem*	Der 3 bis 5 Meter hohe Strauch mit seinen großen, handförmig gelappten Blättern wächst an Kanal- und Flussufern sowie Feldrändern. Aus seinen Samen wird das Rizinusöl gewonnen.	In den Samen sind bis zu fünfzig Prozent fettes Öl enthalten, das eine stark abführende Wirkung hat, sowie das giftige Alkaloid Ricin, das herzstimulierend wirkt.	Die Samen dienten als drastisches Abführmittel, das Öl zur Behandlung von Hautkrankheiten, die Wurzeln gegen Kopfschmerzen und die Blätter als Wundverschluss.
Nilakazie *(Acacia nilotica (L.) Del.)* *schenedjet*	Entlang des Nilufers und in den Wadis findet man die Nilakazie. Die Hülsen werden zum Gerben von Leder verwendet, das Gummiharz als Dickungs- und Klebmittel.	Vor allem die Hülsen und die Rinde, in geringem Maße auch die Blätter, enthalten Gerbstoffe. Das Gummiharz besteht aus Salzen der Arabinsäure.	Die Blätter wurden innerlich bei Beschwerden »im Bauch« und äußerlich bei allen Arten von Entzündungen verwendet. Das Gummiharz nutzen die Ärzte innerlich und äußerlich als Drogengrundlage.
Feige *(Ficus carica L.)* und **Sykomorenfeige** *(Ficus sycomorus L.)* *dab* und *nehet*	Die Kultur dieser Obstbäume war einst weit verbreitet, man schätzte die süßen Früchte. Heute dient die Sykomore mit ihren ausladenden Ästen und großen Blättern als Schattenspender, die Früchte isst man kaum noch.	Die Früchte beider Feigen-Arten enthalten reichlich Zucker und wirken leicht abführend.	Die süßen Feigen und Sykomorenfeigen waren beliebte Drogengrundlagen, in die schlecht schmeckende andere Substanzen eingemischt wurden. Geschätzt wurde auch die abführende Wirkung.
Christdorn *(Zizyphus spina christi (L.) Willd.)* *nebes*	Der Christdorn gehört zur Flora Ägyptens. Seine kirschgroßen, wie kleine Äpfel aussehenden Früchte schmecken leicht säuerlich.	In Christdornfrüchten sind Schleimstoffe und Zucker vorhanden, in den Blättern und der Rinde Gerbstoffe.	Die Blätter dienten in der Medizin zur Behandlung von entzündeten Wunden und Knochenbrüchen.

Heilpflanze	Verbreitung und Nutzung	Inhaltsstoffe	Medizinische Verwendung im Alten Ägypten
Myrrhe *(Commiphora sp.)* und **Weihrauch** *(Boswellia sp.)* *antiu* und *senetscher*	In Gebieten südlich von Ägypten und dem Süden der Arabischen Halbinsel wachsen Myrrhe- und Weihrauchharze liefernde Sträucher und Bäume. Bis heute sind diese Harze hoch geschätzte Räuchermittel.	Myrrhe und Weihrauch haben antibakterielle und entzündungshemmende Eigenschaften, Weihrauch dazu noch antirheumatische.	Myrrhe und Weihrauch waren die wichtigsten pflanzlichen Heilmittel. Aufgrund ihrer Kostbarkeit hatten sie einen hohen Placeboeffekt, wirkten aber auch heilend bei Wunden aller Art. Weihrauch diente außerdem als Abführmittel.
Zeder-Wacholder *(Juniperus oxicedrus L.)* *uan*	Aus Palästina importierten die Ägypter schon in vorgeschichtlicher Zeit Wacholderbeeren. Wir kennen sie als Grabbeigaben und eingewickelt in Mumienbinden, vermutlich wegen ihres intensiven Geruchs.	In Wacholderbeeren sind zahlreiche ätherische Öle enthalten. Sie wirken diuretisch und können bei Gravidität zum Abort führen.	Die harntreibenden Eigenschaften der Wacholderbeeren wurden genutzt. Ein Rezept verordnet ein Genitalzäpfchen mit Wacholderbeeren zum »Lösen des Kindes aus dem Bauch«.
Sellerie *(Apium graveolens L.)* *matet*	In Ägypten ist wild wachsender Sellerie vor allem auf den salzhaltigen Böden des mediterranen Küstenstreifens anzutreffen. In pharaonischer Zeit benutzte man die Blätter außerhalb der Medizin, um Mumiengirlanden herzustellen.	Die gesamte Pflanze ist reich an ätherischen Ölen, besonders Apiol. Sie hat diuretische und blähtreibende Wirkung.	Zahlreiche Rezepturen nennen den Sellerie, einzunehmen bei Problemen in Bauch, zur Regulierung des Harnflusses und äußerlich bei Wunden und Entzündungen.
Kreuzkümmel *(Cuminum cyminum L.)* *tepennen*	Die Kultur des Kreuzkümmels übernahmen die Ägypter in der 18. Dynastie aus dem Ostmittelmeerraum.	Die ätherischen Öle der Pflanze lösen Krämpfe im Bereich des Magen-Darm-Trakts und sind verdauungsfördernd. Äußerlich sind sie hautreizend und desinfizierend.	Der Kreuzkümmel findet sich in zahlreichen einzunehmenden Rezepturen gegen eine Vielzahl von Krankheitserscheinungen. Auch bei der äußerlichen Anwendung lässt sich kein deutlicher Behandlungsschwerpunkt erkennen.

Heilpflanze	Verbreitung und Nutzung	Inhaltsstoffe	Medizinische Verwendung im Alten Ägypten
Zwiebel *(Allium cepa L.)* *hedju*	Eines der wichtigsten Kultur-Gemüse war im Alten Ägypten die Zwiebel. Ihr Anbau und die Ernte sind in vielen Gräbern dargestellt.	Zwiebeln haben eine leichte antibiotische Wirkung und aufgrund der ätherischen Öle und Alline einen intensiven Geruch.	Äußerlich angewandt waren Zwiebeln ein beliebtes Mittel bei verschiedenen Geschwülsten und vor allem bei Schlangenbissen. Sie sollten auch auf magische Weise Schlangen vertreiben.
Benbaum *(Moringa peregrina Fiori)* *bak*	Heute ist der Benbaum in den Wüstengebieten Ägyptens nur noch selten anzutreffen. Im Alten Ägypten waren die Samen wichtige Öllieferanten.	Das Öl der Samen enthält einen hohen Anteil an ungesättigten Fettsäuren und wird nicht schnell ranzig.	Im Moringa-Öl sahen die Ärzte das ideale Salböl, dem sie andere Produkte beimischten. Häufig wurde es auch für Einläufe genutzt.

Die zehn wichtigsten Heilpflanzen der ägyptischen Volksmedizin, die vermutlich schon in pharaonischer Zeit genutzt wurden, deren ägyptische Namen aber bisher noch nicht identifiziert sind

◆

Heilpflanze	Verbreitung und Nutzung	Inhaltsstoffe	Medizinische Verwendung im Alten Ägypten
Sodomsapfel *(Calotropis procera Ait.)*	Der 3 bis 5 Meter hoch werdende Strauch trägt große, eiförmige Doppelfrüchte. Die Samenhaare werden als Kissenfüllung benutzt. Alle Teile der Pflanze enthalten einen Milchsaft.	Im Milchsaft der Pflanze sind herzwirksame Glykoside und Alkaloide, er wird auch als Pfeilgift benutzt. Er enthält darüber hinaus wurmtötende Enzyme.	Alle Teile der Pflanze werden pharmazeutisch genutzt, der Milchsaft äußerlich, die Blätter gegen Würmer innerlich und ein Auszug der Blätter bei Herzbeschwerden.

Heilpflanze	Verbreitung und Nutzung	Inhaltsstoffe	Medizinische Verwendung im Alten Ägypten
Schlafbeere *(Withania somnifera L. Dunal)*	Bei den Alten Ägyptern waren die leuchtend roten Schlafbeeren beliebte Bestandteile von Mumiengirlanden und Blütenhalskragen, mit denen man sich bei Festen schmückte.	Neben einigen Alkaloiden hat man in der Pflanze auch steroide Laktone nachgewiesen, die bakterizide und antitumorale Eigenschaften haben.	Vor allem dienen die Schlafbeeren als leichtes Narkotikum und die Blätter sowie Wurzeln zum Behandeln von Brandwunden, Schlangenbissen und Skorpionstichen.
Alraune, Mandragora *(Mandragora officinalis L.)*	Zahlreiche Grabmalereien zeigen die Mandragora, die im pharaonischen Ägypten nur in den Zier- und Heilkräutergärten wuchs.	Besonders in der Wurzel sind die Alkaloide Hyoscyamin, Scopolamin und Atropin enthalten, die zu Rauschzuständen führen.	Die Wurzel spielt seit der Antike eine große Rolle in Zaubermitteln, eingesetzt wird sie auch als Narkotikum und in geringerem Umfang die Früchte als Rauschmittel.
Koloquinthe *(Citrullus colocynthis (L.) Schrad.)*	Die mit einem kriechenden Stängel auf dem Boden wachsende Pflanze trägt kugelige, apfelgroße Früchte. Im schwammigen Fruchtfleisch sind zahlreiche flach-eiförmige, ölhaltige Samen.	In der Fruchtschale befinden sich verschiedene Glykoside, Alkaloide und Harze. Ein Aufguss der Schale wirkt als drastisches Abführmittel.	Die Koloquinthenschalen dienen vor allem als Abführmittel, ein Aufguss wird äußerlich bei Hautkrankheiten eingesetzt und ein Brei der Wurzel bei Schlangenbissen und Skorpionstichen.
Sesbanie *(Sesbania sesban (L.) Merrill)*	An Kanalufern und Feldrändern findet man die Sesbanie mit ihren gelben Schmetterlingsblüten und bis zu zwanzig Zentimeter langen Hülsen. Die Blüten waren auch Bestandteil von Mumiengirlanden.	Die Sesbanie enthält ein Saponin mit schleimlösender Wirkung.	Die Blätter und Samen sind noch heute ein verbreitetes Heilmittel bei Erkrankungen der Luftwege und bei Asthma.
Koriander *(Coriandrum sativum L.)*	Wohl bereits in vorgeschichtlicher Zeit haben die Ägypter die Kultur dieser Gewürzpflanze aus dem Ostmittelmeerraum übernommen.	Die Korianderpflanze, besonders die Frucht, ist reich an zahlreichen, verschiedenen ätherischen Ölen.	Die Früchte des Korianders werden vor allem bei Magen-Darm-Beschwerden und Bluthochdruck verordnet.

Heilpflanze	Verbreitung und Nutzung	Inhaltsstoffe	Medizinische Verwendung im Alten Ägypten
Bilsenkraut *(Hyoscyamus muticus L.* und *H. albus L.)*	Beide Bilsenkraut-Arten gehören zur heimischen Flora Ägyptens und wachsen an trockenen Standorten.	Das in den Blättern und Samen enthaltene Alkaloid Hyoscyamin bewirkt eingenommen rauschartige Zustände mit Halluzinationen.	Entweder in Form eines Tees oder der gerauchten Blätter bedient man sich des Bilsenkrautes, um Schmerzen zu lindern und rauschartige Zustände zu erreichen.
Ägyptischer Zahnbaum *(Balanites aegyptiaca Del.)*	Heute kommt dieser Baum nur noch ganz vereinzelt in den Oasen und den Wüstenrandgebieten vor. Die pflaumenartigen gelben Steinfrüchte haben ein süßliches Fruchtfleisch und einen ölhaltigen Samen.	In allen Pflanzenteilen sind Saponine enthalten, die vor allem auf Schnecken und Fische stark toxisch wirken. Extrakte sind bakterizid.	Die Frucht und die Wurzel kommen als Abführ- und Wurmmittel zum Einsatz, ein Aufguss der Blätter äußerlich zur Behandlung von Wunden, innerlich bei Leber- und Milzbeschwerden.
Nussgras *(Cyperus rotundus L.)*	Als häufiges Unkraut findet man das Nussgras in den Feldern. Es verbreitet sich mit ellipsoiden Rhizomknollen an dünnen Ausläufern.	In den Rhizomknollen befinden sich zahlreiche ätherische Öle, von denen einige möglicherweise bei Malaria helfen.	Der Anwendungsschwerpunkt liegt bei Verdauungsstörungen, Nieren- und Blasensteinen und Fieber.
Meerzwiebel *(Urginea maritima (L.) Baker)*	Im mediterranen Küstenstreifen Ägyptens wächst die Meerzwiebel mit langen, schmalen Blättern und einem bis 1,5 Meter hohen Blütenstand. Ihre Zwiebeln erreichen mehr als zehn Zentimeter Durchmesser.	Die Zwiebeln enthalten Glykoside, die auf das Herz wirken, außerdem diuretische und abotive Effekte haben.	Die Zwiebelschalen werden bei Husten, Asthma, Herzbeschwerden und zur Wundbehandlung eingesetzt, teilweise auch als Rattengift.

Die ägyptische Volksmedizin – Spiegel der Vergangenheit

Auch wenn in den letzten Jahren einige Pflanzen anhand der medizinischen Papyri und einiger Grabbeigaben identifiziert werden konnten, ist der grüne Schatz der pharaonischen Ärzte längst nicht gehoben. »Uns fehlen vor allem gesicherte Erkenntnisse über die Pflanzen, auf deren Verabreichung der gewaltige Ruhm der pharaonischen Ärzte beruhte. Wenn es uns gelingt, diesen Schatz endlich zu heben, kann das nur zu unserem eigenen Vorteil sein. Denn ein

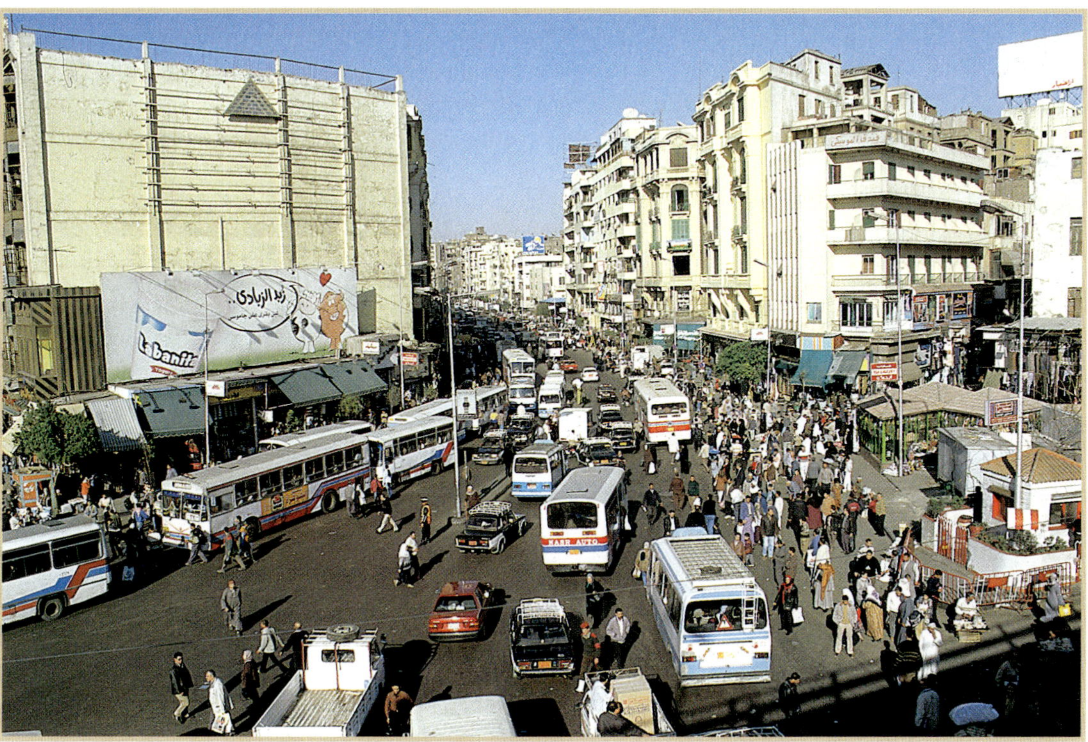

▲ *Kairo – die Ausläufer der quirligen Millionenstadt reichen schon bis an die Pyramiden von Gizeh*

über 2000 Jahre bestehendes Medizinsystem wie das der Ägypter, mit einem herausragenden Ruf in der gesamten Alten Welt, muss Dinge hervorgebracht haben, von denen wir heute noch profitieren können«, so Renate Germer. Dass eine Identifizierung allein anhand der medizinischen Papyri nicht gelingen kann, hat die Vergangenheit bewiesen – neue Ansätze und Wege sind gefragt. Die Heilpflanzen-Spezialistin sieht eine Möglichkeit in der Erforschung der heutigen ägyptischen Volksmedizin. »Das Heilwissen der Ägypter beruhte nicht auf religiösen Grundlagen, deshalb überlebte es die Einführung des Christentums ebenso wie später die Islamisierung«, konstatiert Germer. Doch mit Erschrecken musste sie in den vergangenen Jahren feststellen, dass das Vorkommen vieler Pflanzen und das Wissen der Bevölkerung um deren Heilwirkung auf dramatische Weise zurückgehen.

Die Archäobotanikerin beginnt ihre Expedition zu den Wurzeln des verlorenen Wissens in der Gegend um Kairo. In den an die Millionenmetropole grenzenden Dörfern entlang des Nils gibt es heute kaum noch Menschen, die Arzneipflanzen sammeln und sich um deren Bestände kümmern. Mit wem die Forscherin auch spricht, ein freundliches Kopfschütteln ist die einzige Antwort auf ihre Frage nach alten Medizin-Gewächsen. An einem Seitenkanal des Nil entdeckt sie zufällig Rizinussträucher – und einen Bagger, der gerade dabei ist, die Uferböschung zu planieren. Auf die zarten Gewächse nimmt er keine Rücksicht, das Unkraut muss weg, so seine barsche Antwort an Renate Germer, die wenigstens ein paar Stecklinge retten möchte. Über die Heilwirkung der Rizinuspflanze ist im Papyrus Ebers eine eigenständige Abhandlung verfasst. Heute beschränkt sich ihre medizinische Nutzung auf die Verabreichung von Rizinusöl zum Abführen. In pharaonischer Zeit war das noch ganz anders. Damals hatten neben dem Öl auch die Samen und die Wurzeln der Pflanze ihren festen Platz in der Hausapotheke. Frisch vom Strauch gepflückt schätzte der Arzt die großen Blätter als idealen Wundverschluss, bevor die Stelle sorgfältig mit Leinenstreifen verbunden wurde. Da diese Kenntnis um die Wirkung der verschiedenen Rizinusteile im Laufe der Jahrhunderte verloren gegangen ist, besteht für die Ägypter heute kaum Anlass, die Bestände dieser sehr wertvollen Pflanze zu schützen.

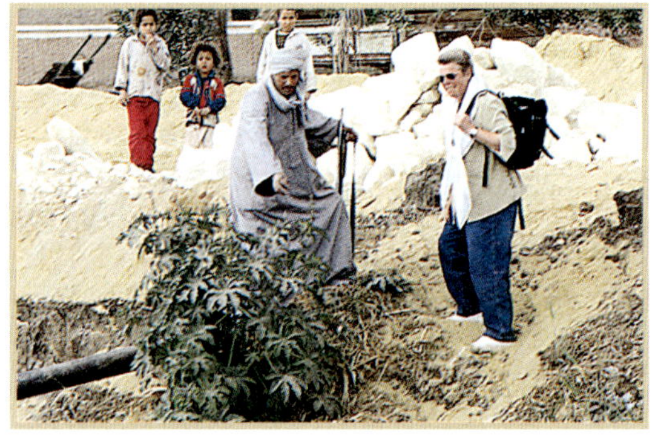

▲ *Auf einer Baustelle entdeckt Renate Germer einen Rizinusstrauch. Die Einheimischen haben das Wissen um seine heilende Wirkung verloren*

Ebenfalls den vielen Flussbegradigungen und Uferbefestigungen sind die einst riesigen Bestände der schönen Lotuspflanzen zum Opfer gefallen. Sie enthalten möglicherweise narkotisch wirkende Bestandteile – die chemische Analyse steht allerdings noch aus. Ebenfalls gefährdet ist der Balanites-Baum. Er war ein wichtiger Lieferant für süße Früchte, aus den Samen gewannen die Ägypter Öl. Balanites-Früchte gehörten zu den häufigsten Grabbeigaben für die Versorgung des Toten mit Nahrungsmitteln. In der altägyptischen Volksmedizin waren alle Bestandteile der Pflanze hoch geschätzt, sie fanden Verwendung als Abführ- und Wurmmittel. Ein Tee aus den Wurzeln soll sogar bei Malaria helfen. In neuester Zeit entdeckte man, dass Pflanzenteile des Balanites ein spezifisches Gift gegen Schnecken enthalten. Das könnte endlich der Schlüssel zur Bekämpfung der am Nil grassierenden Bilharziose sein, einer schweren Krankheit, manchmal sogar mit tödlichem Ausgang. Sie wird von ebendiesen Wasserschnecken übertragen, die Balanites auf den Tod nicht ausstehen können. Doch Eile ist geboten, da die Bestände der Bäume in Ägypten bis auf wenige Vorkommen am Rande der Wüste geschrumpft sind. Auch die Dumpalme steht heute hinsichtlich ihrer Wertschätzung nicht mehr an erster Stelle. Die Kultur der Dattelpalme mit den süßen, fleischigen Früchten bringt größere Erträge als die harten, nach Lebkuchen schmeckenden Dumpalm-Früchte. »Wir haben Hinweise, dass gerade in der Dumpalme ein pharmazeutischer Schatz zur Bekämpfung der modernen Zivilisationskrankheit Bluthochdruck verborgen ist«, erklärt Renate Germer. »Der Forschungsbedarf ist hier ebenso hoch wie für die Pflanze, die in der Totengirlande des Tutanchamun eingearbeitet ist – die Mimusops. Der Baum kommt in Ägypten kaum noch in seiner natürlichen Umgebung vor. Umso glücklicher bin ich über die Samen, die mir der Arbeiter geschenkt hat. Was die anderen Bestandteile des Kranzes, etwa die Schlafbeere, anbelangt, werden wir sehen, was meine Spurensuche vor Ort ans Tageslicht bringt …«

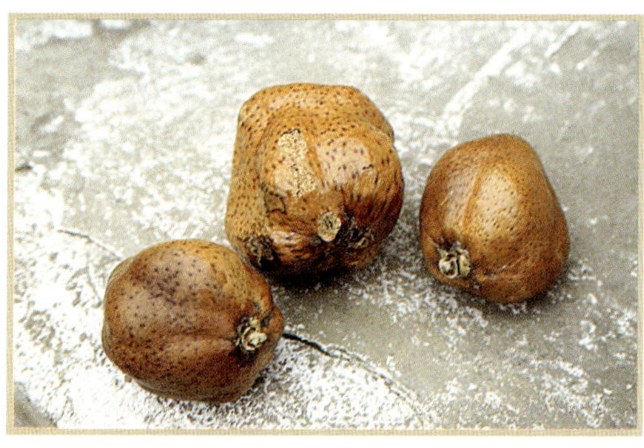

▲ *Aus der Apotheke der Pharaonen: Der Balanites als Wundermittel gegen die gefährliche Bilharziose*

Expedition in die Wüste

In der Umgebung Kairos besteht heute aufgrund der immer stärkeren Ausdehnung des modern kultivierten Fruchtlandes entlang des Nils kaum noch Hoffnung, traditionell genutzte Heilpflanzen wild wachsend anzutreffen. Doch Renate Germer weiß, dass die altägyptischen Ärzte nicht nur von dort ihre Heilpflanzen bezogen. Im »Meer ohne Wasser«, den hitzeflimmernden Weiten der westlich des Niltals angrenzenden Wüste und ihren Oasen könnte die Pflanzenwelt noch in Ordnung sein. In der Bibliothek des Deutschen Archäologischen Instituts in Kairo, in dem auch Teile des Schweinfurthschen Nachlasses aufbewahrt werden, sucht sie in altägyptischen Texten nach Hinweisen – und wird tatsächlich fündig. So erwähnt der »Schlangenpapyrus«, der sich, wie der Name schon sagt, fast ausschließlich mit der medizinischen Behandlung von Schlangenbissen beschäftigt, die Wurzel eines in der Wüste wachsenden »Schlangenholzes« als probates Mittel. In einem Faksimile des berühmten Papyrus Ebers entdeckt sie einen »Sellerie der Wüste« und in einem weiteren Werk des Alten Ägypten aus der Zeit um das Ende des Mittleren Reiches (etwa 1650 v. Chr.) stößt sie auf die Geschichte des »Beredten Oasenmannes«. In dieser auf fünf Papyri erhaltenen Abschrift liest sie gebannt, wie ein Oasenbewohner seinen mit zahlreichen Produkten der Oase beladenen Esel in das Niltal zum nächsten Markt führt. Die Pflanzen, die der Mann zum Verkauf anbot, kennt sie aus verschiedenen medizinischen Papyri als Heilpflanzen. Und auch der Name Oase Baharija ist ihr als Lieferant für Wein und Obst wie Feigen und Sykomorenfeigen geläufig. Wein wurde in der altägyp-

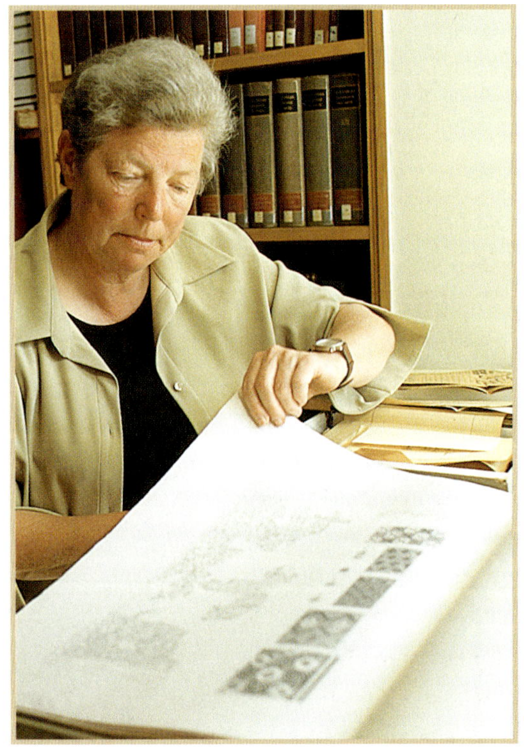

▲ *Renate Germer beim Quellenstudium in der Bibliothek des Deutschen Archäologischen Instituts in Kairo. Hier stößt sie auf eine heiße Spur, die in die Wüste führt*

tischen Medizin häufig als Grundlage für Heiltränke verwendet, Feigen waren wegen ihrer schonenden abführenden Wirkung geschätzt. Ein weiterer Fingerzeig auf die Bedeutung der Oasen findet sich im Grab des Pui-em-Re, zweiter Prophet des Amun in der Regierungszeit Thutmosis III. (1504–1450 v. Chr.). Eine bildliche Darstellung belegt eindrucksvoll, wie die »Großen der nördlichen Oasen« – mit nördlichen Oasen ist vor allem Baharija, aber auch die kleine benachbarte Oase Farafra gemeint – die Produkte ihrer Heimat an den Hof des Pharao liefern. Zwei dieser »Großen« haben sich vor dem Schreiber des Königs ehrfurchtsvoll auf den Boden geworfen, während dieser ihre Abgaben auflistet. Hinter ihnen stehen die Träger mit den Tributen, darunter mehrere Pflanzen. Renate Germer fertigt eine Kopie des Bildes an, da sie die Pflanzen nicht eindeutig identifizieren kann. Vielleicht gibt es ja vor Ort Anhaltspunkte.

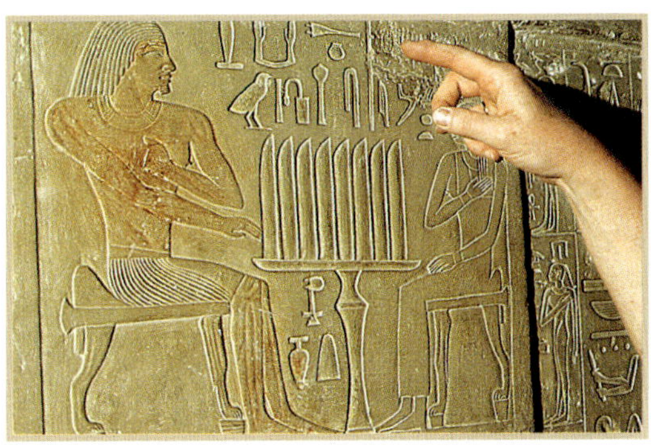

▲ *Grabinschriften – wichtige Mosaiksteine auf der Suche nach dem verschollenen Heilwissen der Alten Ägypter*

Das Tal der goldenen Mumien

◆

Die dreispurige Ausfallstraße führt vorbei an Neubaugebieten – Stadtviertel, die in wenigen Jahren aus dem Boden gestampft wurden. Und der Moloch Kairo frisst sich unaufhaltsam immer weiter in die Wüste hinein, die Pyramiden von Gizeh sind längst von der Metropolis umwuchert. Erst nach gut einer Stunde Fahrt enden die trostlosen Häuserreihen, die unberührte Weite des Sandmeers beginnt. Doch schnell werden wir aus unseren romantischen Träumen gerissen. Eine autobahnähnliche Trasse erschließt das Wüstengebiet, Zivilisationsmüll am Straßenrand, so weit das Auge reicht verrostete Fahrzeuge, Ölfässer, Fabrikanlagen. Unsere Hoffnung auf eine intakte Umwelt, auf die »Faszination Wüste«, richtet sich nun ganz auf Baharija, jene Oase, die vor einigen Jahren durch einen spektakulären Grabungserfolg in die Schlagzeilen gekommen war. Archäologen hatten in der Wüste um Baharija ein ausgedehntes Friedhofsgebiet der römischen Zeit entdeckt, das vor allem vom ersten Jahrhundert vor bis zum ersten Jahrhundert nach Christus belegt wurde. In großen unterirdischen Felsgräbern hatte damals die soziale Oberschicht der Oase ihre Verstorbenen beigesetzt, reiche Bürger, die aus Landwirtschaft und Handel ihre Einkünfte bezogen. Baharija, das auch vorher schon besiedelt und landwirtschaftlich genutzt worden war, erlebte vor allem dadurch einen besonderen kulturellen und wirtschaftlichen Aufschwung, dass römische Legionäre als Entgelt für ihren Militärdienst Land zugewiesen bekamen und sich mit ihren Familien, meist mit ägyptischen Frauen, in der Oase niederließen. Die Amtssprache blieb jedoch, wie in der vorhergegangenen ptolemäischen Epoche, Griechisch. Es muss eine faszinierende Zeit gewesen sein, damals in dieser Phase multikultureller Einflüsse in Ägypten.

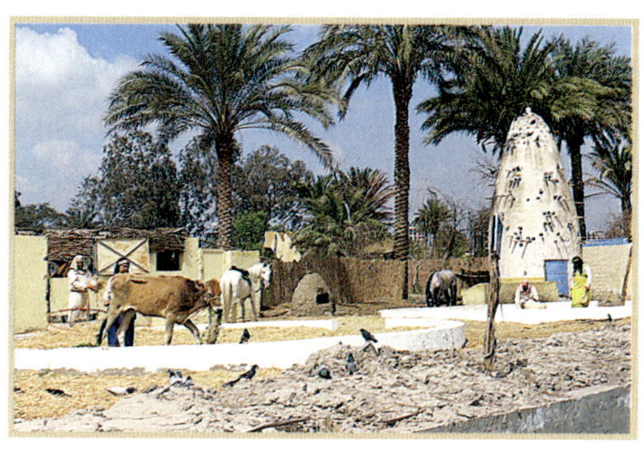

▲ *Traditionelle Landwirtschaft in der Oase Baharija – ein Bild, das man auch in Ägypten immer seltener sieht*

Erstaunlicherweise übernahmen die römischen Neubürger die altägyptischen Bestattungsbräuche. Wurden in ihrer Heimat die Verstorbenen verbrannt, so ließen sie jetzt ihre Toten mumifizieren, wenngleich die Arbeit der Balsamierer meist nicht mehr so sorgfältig durchgeführt wurde wie zuvor im Reich der Pharaonen. Den Römern war vor allem die äußerliche Ausstattung der Mumie wichtig – eine kunstvolle Leinenwicklung und kostbare Mumienmasken, bemalt mit den Symbolen der altägyptischen Religion. Diese Kartonage-Mumienmasken, hergestellt aus Leinen oder alten Papyrusblättern, wurden mit einer dünnen Stuckschicht überzogen, anschließend ließ man Gesichter und andere Körperteile reich vergolden. Ursprünglich war Gold, das »Fleisch der Götter«, dem Sarg oder der Mumienmaske des Pharao und seiner nächsten Familienmitglieder vorbehalten. Doch mit dieser Exklusivität war es in römischer Zeit vorbei. Jeder, der es sich leisten konnte, bestellte für seine Grabausstattung eine goldene Mumienmaske – selbst, wenn das Gold nicht mehr als nur eine hauchdünne mit dem Pinsel aufgetragene gemalte Schicht auf der Kartonage war. Darüber hätte ein Tutanchamun nicht einmal müde gelächelt.

Nichtsdestotrotz ist es nach Ansicht vieler Archäologen eine wissenschaftlich überaus reizvolle Aufgabe, die Mumien dieser neu entdeckten Familienfriedhöfe zu untersuchen. Man könnte zum Beispiel einen guten Überblick über die damalige Bevölkerungsstruktur gewinnen. Wie alt wurden die Menschen im Schnitt, wie hoch war die Kindersterblichkeit, wurden Ehen bevorzugt innerhalb der Großfamilien geschlossen? Auch über die Verbreitung von Krankheiten könnten diese Mumien gut Aufschluss geben. Wie

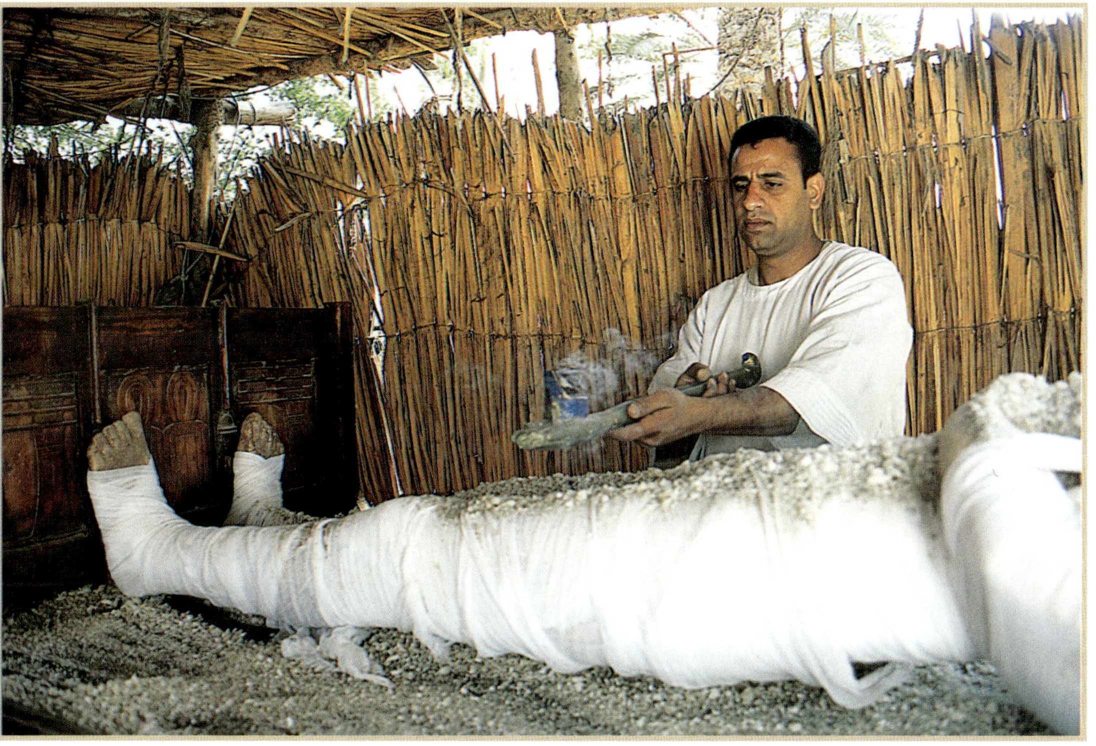

▲ *Die Balsamierung der Verstorbenen war eine Kunst, die in pharaonischer Zeit von ausgewählten Spezialisten im so genannten »Schönen Haus« durchgeführt wurde*

hoch war der Anteil der mit Malaria, Bilharziose oder Tuberkulose infizierten Menschen? Doch das ist alles Zukunftsmusik. Die ägyptische Antikenverwaltung ist derzeit nicht in der Lage, solch umfassende Untersuchungen an den Mumien aus der Oase Baharija durchzuführen. Neben den logistischen Problemen, die eine Ausgrabung dieser Größenordnung mit sich bringen würde, liegt eine Schwierigkeit in der Konservierung und Lagerung einer so großen

Anzahl von Mumien nach der Freilegung. Die ägyptischen Archäologen beschlossen deshalb, nur sechs besonders reich verzierte Mumien zu bergen, sozusagen stellvertretend für die vielen, die man noch unter dem Wüstensand vermutet. Die Mumien wurden unter großem PR-Rummel fotografiert, gefilmt und sogar für eine Ausstellung nach Kairo gebracht. Danach verschwanden sie zum Schrecken vieler Sachverständiger in nicht klimatisierten Vitrinen in einer trostlosen Halle des an einen Lagerschuppen erinnernden Museumsbaus in Baharija. Nach einigen Verhandlungen mit den Wächtern dürfen wir die kostbaren Funde schließlich sehen. Ein trauriger Anblick, nicht nur für Renate Germer: »Man kann zusehen, wie sie unter diesen Bedingungen immer weiter zerfallen. Wenn schon die Mumien, die ja mit ihrem Gold als wertvollste Funde gelten, so sträflich vernachlässigt werden, möchte ich gar nicht wissen, was mit den pflanzlichen Grabbeigaben geschehen ist.« In den staubigen Vitrinen ist jedenfalls nichts davon zu sehen. Immerhin erzählt ein ägyptischer Kollege von zwei Mimusops-Blättern, die bei der Ausgrabung sichergestellt werden konnten – ein Zeichen, dass dieser Baum in römischer Zeit auch in der Oase Baharija verbreitet war.

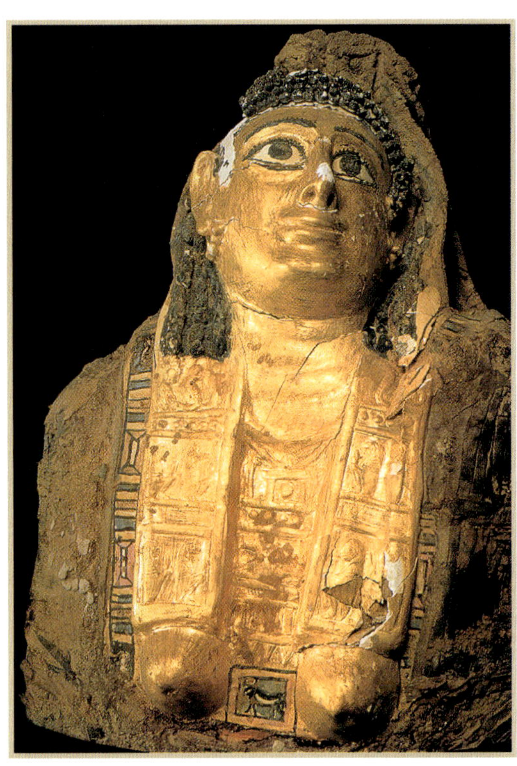

▲ *Sie machten die Oase Baharija zum »Tal der goldenen Mumien«: mit Goldfarbe bemalte Totenmasken aus römischer Zeit*

Renate Germer macht sich mit ihrer botanischen Zeichenmappe auf die Suche nach Einheimischen, um sie nach den Standorten der alten Heilpflanze zu befragen. Eine mühselige, frustrierende Arbeit, auch in Baharija, auf das sie so große Hoffnungen gesetzt hatte. Die jüngeren Leute leben heute von den Touristen, die Mumien, Gräber oder Tempelruinen sehen wollen. Über diese Überreste der vergangenen Zeit sind sie in der Regel sehr gut informiert. Aber die Vegetation ist ihnen vollkommen gleichgültig. Selbst ein alter Mann, der hinter dem Lagerplatz der goldenen Mumien im Schatten sitzt, schüttelt nur mit dem Kopf. Als sie sich enttäuscht zum Gehen wendet, zupft der Alte die Botanikerin am Ärmel; er möchte noch einmal einen Blick in die Mappe mit den Zeichnungen werfen. Die eine, die mit den roten Beeren, ja, die kennt er – und die wachse auch ganz in der Nähe, meint er mit einem viel sagenden Lächeln. Will er nur unsere Aufmerksamkeit auf sich ziehen? Der mühsame, steinige Weg zu »seiner« Pflanze, der an Überresten der römischen unterirdischen Bewässerungskanäle und Zisternen vorbeiführt, ist jedenfalls dazu angetan. Über zehn Meter reichen die zum großen Teil eingebrochenen Bauwerke, die heute als Müllhalde missbraucht werden, in die Tiefe. Doch dann, etwas abseits am Rand einer gewaltigen Zisterne, Entdeckerglück: eine Schlafbeere, die rote Frucht aus dem Kranz des Tutanchamun!

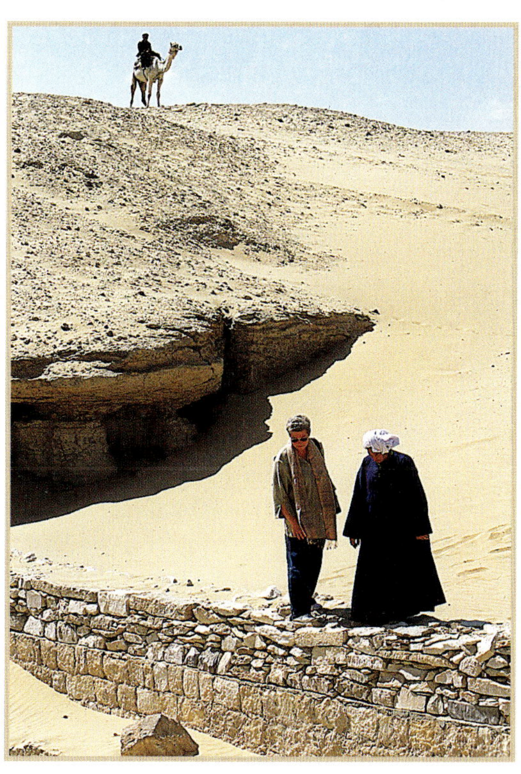

▲ *Fahndung am Rande der Wüste: Die Ägyptologin Renate Germer geht jedem Hinweis nach*

Nach der botanischen Untersuchung vieler jahrtausendealter Mumiengirlanden mit eingetrockneten und beinahe farblosen Schlafbeeren sieht die Forscherin die leuchtenden, roten Beeren endlich in ihrem ursprünglichen Zustand. Der alte Mann drückt ein paar Früchte aus den trockenen, dünnwandigen Hülsen – sie funkeln auf der dunklen Haut seiner Hand wie Perlen. Aufgeregt fragt Renate Germer nach der Verwendung der Früchte. Doch von einer medizinischen Nutzung der Schlafbeeren weiß der Alte trotz hartnäckigsten Nachhakens der Wissenschaftlerin nichts.

Durch das Palaver neugierig geworden, hat sich eine Frau aus der Nachbarschaft mit einem kleinen Kind zu uns gesellt, um ebenfalls einen Blick auf die geheimnisvolle Mappe zu werfen. Und wieder haben wir Glück: In einer der Zeichnungen erkennt sie ein seltsames Gewächs, das nur in der Wüste vorkommt – die »Rose von Jericho«. Mit ihren zusammengerollten dürren Zweigen wirkt die Pflanze, als sei sie be-

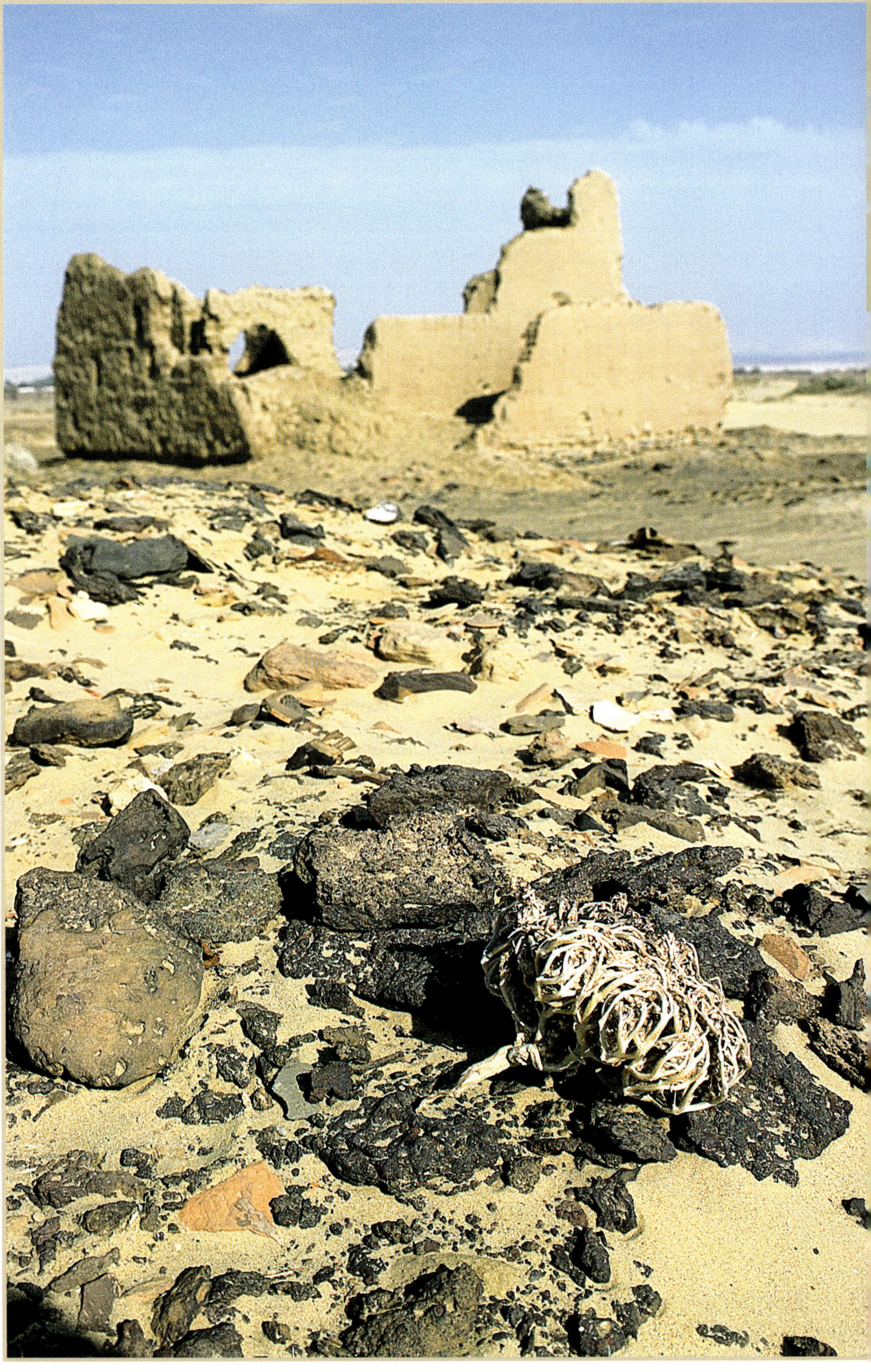

reits vollständig verdorrt. Fällt jedoch nur etwas Regen oder ist die Luft feucht genug, kann sie in kürzester Zeit die Zweige ausrollen, wie durch ein Wunder erscheinen winzige Blättchen und Blüten. Diese einzigartige Eigenschaft, der immer wiederkehrende Kreislauf von Absterben und Erblühen, ließ die Pflanze zu einem Symbol der Wiederauferstehung werden. In diesem Zusammenhang ist auch ihre medizinische Verwendung, vor allem in der Frauenheilkunde, zu sehen: als magisches Hilfsmittel bei der Entstehung neuen Lebens. So gab man früher gebärenden Frauen eine Rose von Jericho in die Hand oder ließ sie einen Aufguss der Pflanzensäfte trinken. Auch auf der Brust einer altägyptischen Frauenmumie fand sich eine Rose von Jericho. In der späteren christlichen Zeit trug sie den bezeichnenden Namen »Hand der Maria«, aus dem im Islam »Hand der Fatima« wurde, der Tochter des Propheten Mohammed.

◂ Die Rose von Jericho, eine der sonderbarsten Pflanzen der Wüste. Sie kann jahrelang als trockenes Knäuel überleben, um bei den ersten Regentropfen wieder aufzublühen

Das Ritual in der versunkenen Stadt

Dass sich diese uralten Vorstellungen des Volksglaubens bis heute in der ägyptischen Volksmedizin erhalten haben, erfährt die Forscherin aus Deutschland von der jungen Ägypterin. In leisem, fast konspirativem Tonfall, sodass es der Alte nicht hören kann, beginnt sie zu erzählen: »Hier am Rand der Wüste, auf dem Boden einer längst vergangenen Siedlung, wächst die ›Hand der Fatima‹. Wir Frauen sammeln sie ein, um sie als magisches Hilfsmittel bei der Geburt einzusetzen. Doch die alten Ruinen haben für uns noch eine andere Bedeutung. Von Generation zu Generation wurde diese uralte Tradition weitergegeben. Aus den fernen Tagen der Pharaonen ist überliefert, dass Frauen an einem heiligen Ort innerhalb der Ruinen ihre Wünsche an die Götter auf eine Tonscherbe oder einen Steinabschlag schrieben und diese dann in einer Nische ablegten. Viele Frauen von Baharija halten bis heute noch an diesem Brauch fest;

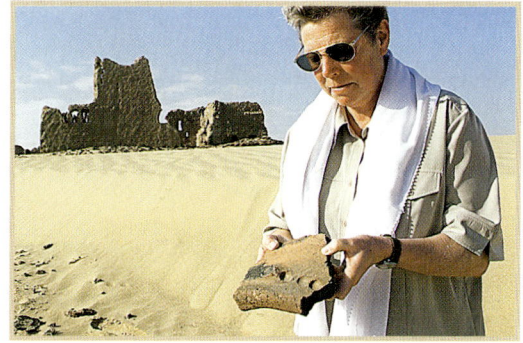

▴ Scherbenfunde helfen bei der Datierung der Ruinen von Quseir Muhajrib

ich kenne viele, die wegen andauernder Kinderlosigkeit nachts immer wieder zu den alten Ruinen gehen.« Auf Renate Germers Frage, wo sich diese mysteriösen Ruinen befänden, blickt sich die junge Frau um, zieht ihren Gesichtsschleier noch etwas höher und flüstert zwei Worte: »Quseir Muhajrib.« Die Archäobotanikerin ist elektrisiert. Findet sie dort endlich lebendige Spuren einer jahrtausendealten Tradition rund um die magischen Heilpflanzen der großen Pharaonen?

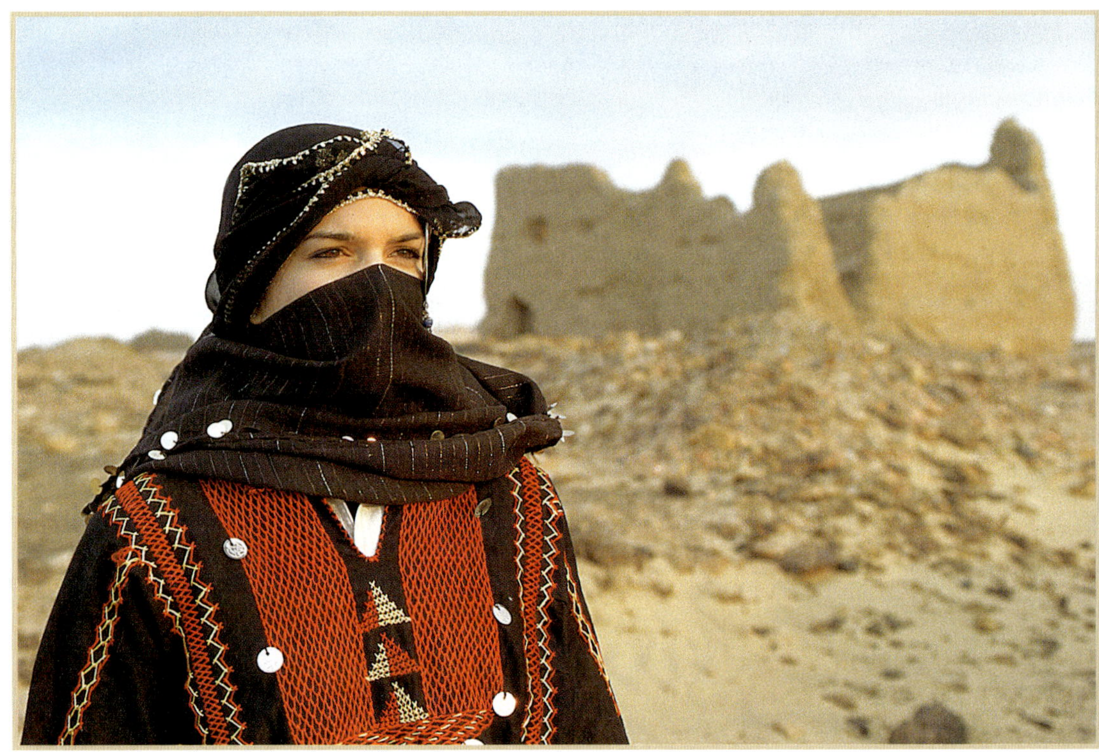

▲ *Für die Frauen der Oase Baharija ist die versunkene Stadt noch heute ein magischer Ort*

Gelesen hatte sie schon öfter, dass vor allem Frauen die altägyptischen Götter trotz Christentum und Islam auch nach Jahrtausenden nicht vergessen haben. In diese versunkene magische Welt zieht es sie besonders bei frauenspezifischen Problemen. Um die Götter der Pharaonen um Beistand zu bitten, trafen sich Frauen vor allem am Grab des Debehni in Gizeh, beim großen Skarabäus am See des Karnak-Tempels in Luxor und beim Ramsesseum in Theben-West. Aber auch in Baharija gab es anscheinend alte Ruinen, die magischen Zauber verströmten. Wachsen dort vielleicht auch die viel gesuchten Wunderkräuter? Eine Exkursion in die mondhelle nächtliche Wüste soll Klarheit bringen.

Mit einem alten Pick-up fahren wir auf einer Ausfallstraße Richtung Norden, gespannt, ob sich der Hinweis der jungen Frau als richtig entpuppt. Denn in keinem der gängigen Reiseführer, in keiner einzigen Fachpublikation finden sich Notizen zu Überresten einer alten Siedlung in dieser Gegend. Wir lassen die letzten spärlichen Hauslaternen Baharijas hinter uns, vor uns liegt nur noch die unendliche Weite der Wüste – eine Suche nach der Stecknadel im Heuhaufen.

Nach einigen Kilometern Fahrt erscheint in der Ferne ein Lichtkegel, der sich langsam auf ein in der Dunkelheit kaum auszumachendes Gebäude zubewegt. Als wir näher kommen, ist das Licht verschwunden, doch hinter einem Hügel entdecken wir tatsächlich die umfangreichen Überreste einer ausgedehnten Siedlung. Wie eine Geisterstadt liegen die Ruinen von einst großen Lehmziegelgebäuden im Mondlicht. Zum Teil ragen noch bis zu fünf Meter hohe Mauern in den Nachthimmel – eine arme Siedlung war das nicht. Unter unseren Füßen knirschen reichlich herumliegende Scherben, einfache, die auf eine Bevölkerung deuten, die vor allem von der Landwirtschaft und dem Weinbau lebte. Da sich die Formen dieser Keramikart im Laufe der Geschichte nur wenig verändert haben, lässt sich eine genaue Datierung der Siedlung nur schwer durchführen. Germer ordnet sie grob der Zeit von 100–400 n. Chr., der späten römischen und frühen christlichen Epoche, zu.

Unser Rundgang durch die alte Siedlung wird jäh unterbrochen. Ein Mann mit einer großen Taschenlampe fordert uns unwirsch und in sehr gebrochenem Englisch auf, zu verschwinden: »Es ist verboten, diese archäologische Stätte zu betreten, Diebstahl wird bestraft!« Renate Germer versucht vergeblich, den Antikenwärter zu beschwichtigen; doch es hilft nichts, wir sollen ihm zur Feststellung unserer Personalien folgen. Die Archäologin startet einen neuen Versuch und zeigt dem Wächter die Mappe mit den Pflanzenzeichnungen: »Sehen Sie, wir interessieren uns gar nicht für die Ruinen, wir suchen nur nach Pflanzen!« Irritiert hält der Mann einen Augenblick inne: »Das ist ja die ›Hand der Fatima‹. Die Frauen aus dem Dorf sammeln sie. Und hier ist der beste Platz, um sie zu finden.« In seinem Wächterhäuschen angekommen, ist die Stimmung bereits so weit umgeschlagen, dass er uns Tee anbietet. Mit großer Geste zeigt er seinen neugierigen nächtlichen Besuchern dann auch noch vergilbte Kopien eines Buches. Renate Germer staunt nicht schlecht: Es ist ein alter Reisebericht aus dem Jahr 1823, in dem sich auch eine Zeichnung der alten Siedlung befindet – angefertigt vom großen Entdeckungsreisenden Frédéric Cailaud. Der Franzose war auf seinen ausgedehnten Expeditionen in die ägyptischen Wüsten bis nach Nubien, allem Anschein nach auch nach Baharija, gekommen und hatte die beiden größten erhaltenen Ruinen der strategisch günstig am Nordrand der Oase gelegenen Siedlung bildlich festgehalten.

Beim zweiten Glas Tee will die Forscherin doch noch etwas mehr über die Ruinen wissen, doch der Wächter schüttelt den Kopf, er weiß nichts und wird gleich wieder amtlich. »Eigentlich dürften Sie gar nicht hier sein«, sagt er bestimmt, »archäologisches Sperrgebiet.« Genaue Auskunft über den Ursprung der »Geistersiedlung« könnten nur wissenschaftliche Ausgrabungen ergeben, und die werden in absehbarer Zeit wohl nicht durchgeführt. Siedlungsgrabungen sind sehr zeit- und kostenaufwändig und versprechen, anders als die Arbeit in Gräberfeldern, nur geringen archäologischen Ruhm. So wird diese Siedlung noch Jahrzehnte in einem tiefen Dornröschenschlaf unter einer dicken Schicht Wüstensand liegen und nur manchmal, nachts und heimlich, von Frauen besucht werden, die sich im Schein eines Lichtkegels an die alten heidnischen Götter wenden.

Die Schleier lichten sich

Trotz aller Schwierigkeiten ist die Ausbeute, die Renate Germer von ihrer Reise mit nach Deutschland gebracht hat, recht stattlich. Erst hier, im Labor, wird sich zeigen, welche Pflanzen tatsächlich eine pharmakologisch nachweisbare Wirkung haben. Der erste Weg führt die Archäobotanikerin zu Professor Karlheinz Seifert, der am Institut für Organische Chemie an der Universität Bayreuth lehrt und forscht. Seifert ist der Spezialist, wenn es darum geht, das »wirksame Prinzip«, den eigentlichen Wirkstoff aus den Pflanzen der Pharaonen zu extrahieren. Seit Jahren analysiert er in enger Zusammenarbeit mit Renate Germer und Professor Hanna vom Na-

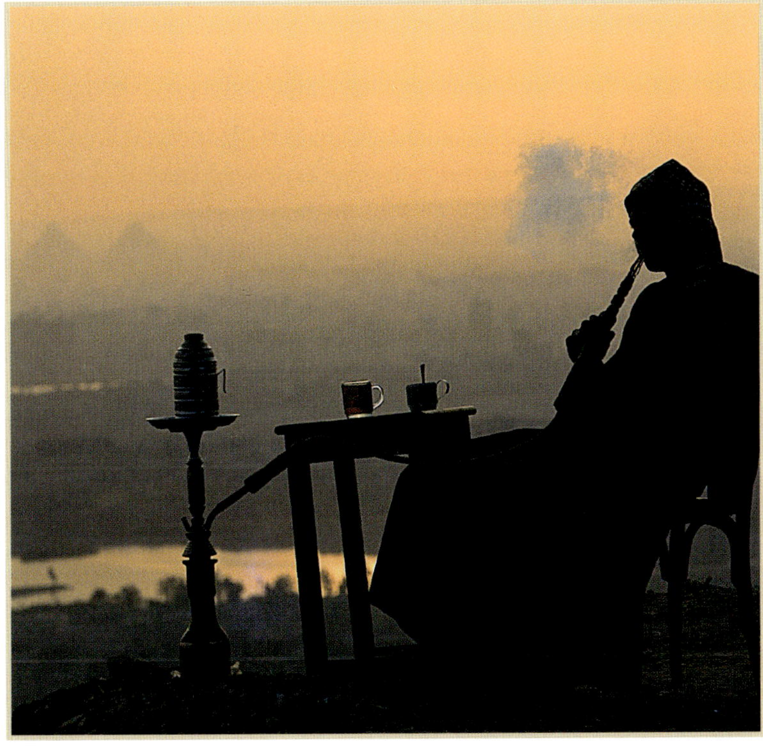

◂ *Auch das ist Kairo. Mit Blick auf die Pyramiden von Gizeh genießt dieser Mann in vollkommener Ruhe seine Wasserpfeife*

tional Research Center in Kairo die pharmazeutisch wirksamen Substanzen in ägyptischen Arzneimittelpflanzen. Eine aufwändige Arbeit, die seit 1994 mit Fördermitteln der Deutschen Forschungsgemeinschaft finanziert wird.

Diesmal möchte Renate Germer zum ersten Mal Heilpflanzen untersuchen lassen, die erwiesenermaßen schon in der pharaonischen Medizin eine wichtige Rolle gespielt haben. Dazu gehören natürlich auch die aus den Blütengirlanden Tutanchamuns bekannten Schlafbeeren und die Blätter des Mimusops-Baums.

Mit High-Chem dem Rätsel auf der Spur

Prof. Dr. Karlheinz Seifert, Universität Bayreuth

◆

Während sich die altägyptischen Mediziner im Wesentlichen auf Erfahrungswerte und Überlieferungen stützten, können wir heute mit den Methoden der modernen Wissenschaft feststellen, welche Stoffe in den Pflanzen für eine mögliche heilende Wirkung verantwortlich sind. Um diese pharmakologisch interessanten Inhaltsstoffe im Labor zu isolieren, geht man meist folgendermaßen vor: Getrocknete oder frische Blüten, Stängel oder Wurzeln werden zerkleinert und anschließend mit einem Lösungsmittel wie Ethanol (Alkohol) mehrfach extrahiert. Nach Abdampfen des Ethanols kann der so gewonnene Rohextrakt zwischen Wasser und einem relativ unpolaren Lösungsmittel wie Chloroform verteilt werden. In der Chloroformphase befinden sich dabei die unpolaren, in der wässerigen Phase die polaren Verbindungen. Beide Phasen werden danach durch das Abdestillieren von Chloroform und Wasser zum Trocknen gebracht.

Um nun einen ersten Überblick über die ungefähre Zahl der in den Fraktionen enthaltenen Verbindungen zu bekommen, nutzt man die so genannte Dünnschichtchromatographie. Bei dieser Methode werden die Stoffe an dünnen Kieselgel- oder Aluminiumoxidschichten, die sich auf Glasplatten oder Aluminiumfolien befinden, getrennt. Dazu wird eine sehr geringe Menge des zu untersuchenden Stoffgemischs in einem Lösungsmittel gelöst, punktförmig auf die Trennschicht aufgetragen und anschließend mit einem geeigneten Lösungsmittelgemisch entwickelt. Dabei teilen sich die Verbindungen durch Adsorption entsprechend ihrer Polarität auf: Die unpolaren Stoffe wandern weiter als die polaren. Ein Phänomen, das entweder durch Bestrahlen mit einer UV-Lampe oder durch Besprühen mit einem Sprühreagenz auf der Dünnschichtplatte sichtbar gemacht werden kann.

Größere Substanzmengen (Milligramm- bis Gramm-Maßstab) können durch Säulenchromatographie an Kieselgelteilchen oder anderen Trennmaterialien durch Adsorption oder Verteilung gereinigt werden. Dabei wird das Trennmaterial in einem Lösungsmittel suspendiert in eine Glas- oder Metallsäule eingebracht, in der sich das Trennmaterial zu einem so genannten Säulenbett absetzt. Durch die kontinuierliche Zugabe von Lösungsmitteln oder Lösungsmittelgemischen erfolgt anschließend die Trennung des Stoffgemisches. Bei der Adsorptionschromatographie werden zuerst die unpolaren und später die polaren Verbindungen eluiert. Bei der Verteilungschromatographie ist es genau umgekehrt: Die säulenchromatographische Trennung wird so oft wiederholt, bis reine Verbindungen vorliegen.

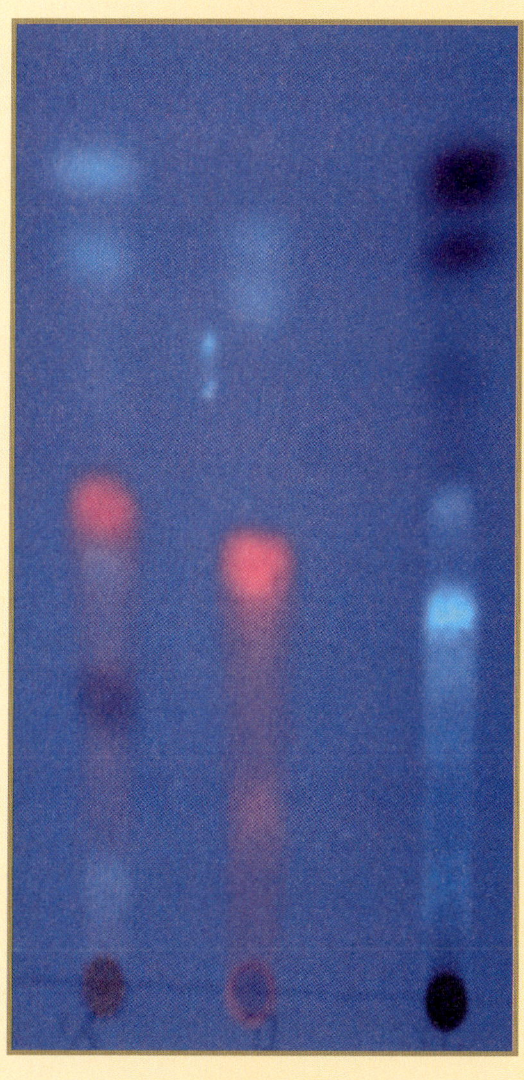

▲ *Nach der Dünnschichtchromatographie werden die einzelnen Bestandteile im UV-Licht sichtbar*

Parallel zur Chromatographie werden die pharmakologischen Eigenschaften der erhaltenen Fraktionen in einfachen Tests erfasst. Zeigt sich in einem bestimmten Test eine positive Reaktion, erfolgt die weitere Auftrennung bis zur einheitlichen Verbindung, die dann weiteren pharmakologischen Untersuchungen unterzogen wird.

Die Struktur der so erhaltenen Verbindungen wird mit Hilfe von spektroskopischen Methoden wie Infrarot- Ultraviolett-, Massen- und Kernresonanz-Spektroskopie bestimmt. Die Massenspektroskopie erlaubt die Bestimmung des Molekulargewichtes und der molekularen Zusammensetzung der Verbindung. Traubenzucker hat beispielsweise das Molekulargewicht 180 und besteht aus den Elementen Kohlenstoff, Wasserstoff und Sauerstoff der Zusammensetzung $C_6H_{12}O_6$. Die Anordnung der einzelnen Atome in einem niedermolekularen organischen Molekül kann sehr gut mit Hilfe der Kernresonanz-Spektroskopie bestimmt werden.

Ägyptische Heilpflanzen im Labor

◆

In einer Pflanze kommen Hunderte von Verbindungen vor, die bei der Behandlung von Krankheiten eine Rolle spielen können. Und manchmal gelingt es auch, die für die Wirkung des Pflanzenextraktes verantwortlichen Stoffe zu isolieren, wie bei diesen ausgewählten altägyptischen Heilpflanzen. Es ist eine spannende Geschichte, wenn man aus Pflanzen, die vor 4000 Jahren schon zur Behandlung bestimmter Krankheiten eingesetzt wurden, heute Verbindungen isolieren kann, die hauptsächlich für die pharmakologische Aktivität verantwortlich sind.

◆ In der altägyptischen Volksmedizin wurden Blätter und Wurzeln der Schlafbeere *Withania somnifera L. (Solanaceae)* zur Behandlung von leichten Schlafstörungen eingesetzt. Demzufolge müsste die Pflanze Verbindungen enthalten, die beruhigend wirken. Gegenwärtig erlebt die Verwendung der Pflanze eine große Renaissance in der ayurvedischen Medizin, die ihr eine Antistressaktivität zuschreibt. Tatsächlich konnte aus dem wässerigen Wurzelextrakt der *Withania somnifera* eine Verbindung isoliert werden, die beruhigend und Stresshemmend wirkt. Extrakte aus dieser Pflanze können darüber hinaus das Immunsystem stärken und besitzen antioxidative Eigenschaften, die auf Glycowithanolide zurückzuführen sind. Zu den Withanoliden (C_{28}-Steroiden) gehört auch Withaferin A, dem Antitumorwirkung zugeschrieben wird.

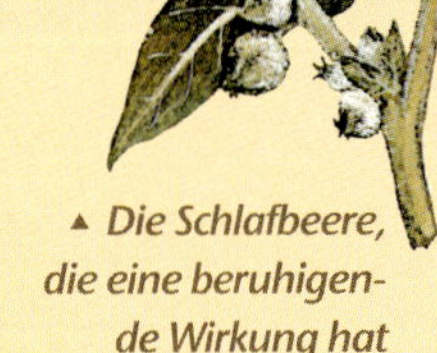

▲ *Die Schlafbeere, die eine beruhigende Wirkung hat*

◆ Aus den Samen der Rizinuspflanze *Ricinus communis L. (Euphorbiaceae)* kann ein Öl gewonnen werden, das von den Alten Ägyptern als Abführ-, Brech- und Haarwuchsmittel sowie zur Behandlung von Hauterkrankungen verwendet wurde. Heute wird Rizinusöl in großen Mengen zur Herstellung von Rasier- und Haarwasser genutzt, in kleineren medizinisch als Abführmittel. Als laxierendes Agens dient dabei die Ricinolsäure, eine ungesättigte 12-Hydroxyfettsäure, die nach oraler Gabe des Öls durch ein Enzym im Dünndarm aus den Fetten freigesetzt wird. Ricinolsäure stimuliert wahrscheinlich die Prostaglandin-Biosynthese und dadurch die Kontraktion des Dickdarms. Rizinusöl, das eine Weltjahresproduktion von rund 800 000 Tonnen

▲ *Rizinus wurde vielfältig eingesetzt*

erreicht, wird für medizinische und kosmetische Zwecke kalt gepresst und zusätzlich einer Wasserdampfdestillation unterzogen, um das äußerst giftige Glycoprotein Ricin sowie das giftige Alkaloid Ricinin abzutrennen. Welch verheerende Wirkung Ricin für den menschlichen Körper hat, zeigte ein Aufsehen erregender Mordfall im London der achtziger Jahre des vorigen Jahrhunderts. Der Journalist und Exil-Bulgare Georgi Markov wartete an einer Bushaltestelle, als er einen leichten Stich am rechten hinteren Oberschenkel spürte. Ein Fremder mit einem Regenschirm entschuldigte sich hastig für die Berührung und verschwand unverzüglich in einem Taxi. Kurze Zeit nach diesem Vorfall bekam Markov hohes Fieber und verstarb drei Tage später. Bei der Obduktion fand man im rechten Oberschenkel eine aus Metall bestehende Kapsel mit einem Hohlraum, in den 0,25 mg einer Substanz hineinpassten. Nach Verlauf und Symptomatik der Vergiftung und nachfolgenden Tierversuchen kamen Experten zu der Auffassung, dass es sich bei dem Gift nur um Ricin handeln konnte.

Mit Vorsicht eingesetzt, kann man diese Eigenschaft von Ricin in der modernen Medizin nutzen. Konjugate des Stoffes mit zellbindenden Antigenen und Antikörpern wirken zum Beispiel toxisch gegenüber bestimmten Krebszellen und können therapeutisch eingesetzt werden.

◆ *Fagonia indica Burm. f. (Zygophyllaceae)* wird in der ägyptischen Volksmedizin zur Behandlung von Hautkrankheiten und Krebs in frühen Stadien verwendet. Interessant ist, dass neuere Untersuchungen dieser Pflanze das Vorkommen von Ursolsäure und Oleanolsäure beschreiben. Diese beiden Triterpensäuren zeigen eine krebshemmende Wirkung, wobei Ursolsäure eine höhere Aktivität als Oleanolsäure besitzt. Wir konnten aus dieser Pflanze Triterpensaponine isolieren, die aus einem Aglycon wie Oleanolsäure oder Ursolsäure und zwei Kohlenhydratketten bestehen. Seit alters her werden saponinhaltige Pflanzen in der Volksmedizin verschiedener Kulturkreise gegen Husten, Rheuma und Gicht eingesetzt. Außerdem finden die Blätter saponinhaltiger Pflanzen als Bestandteil harntreibender Tees sowie vieler Nieren-, Blasen-, Abführ- und Stoffwechseltees Anwendung.

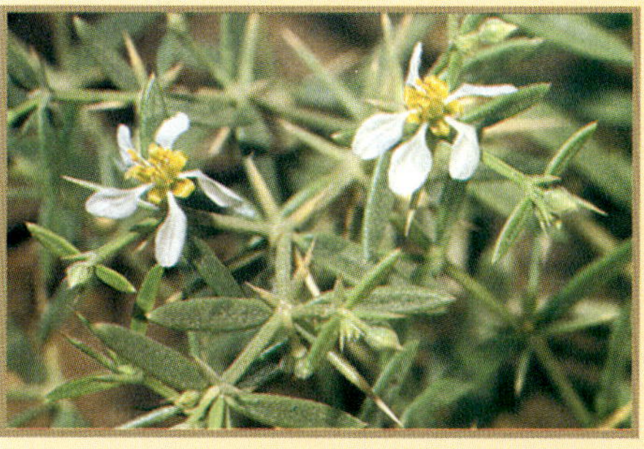

▲ *Die Fagonia indica hat sogar eine krebshemmende Wirkung*

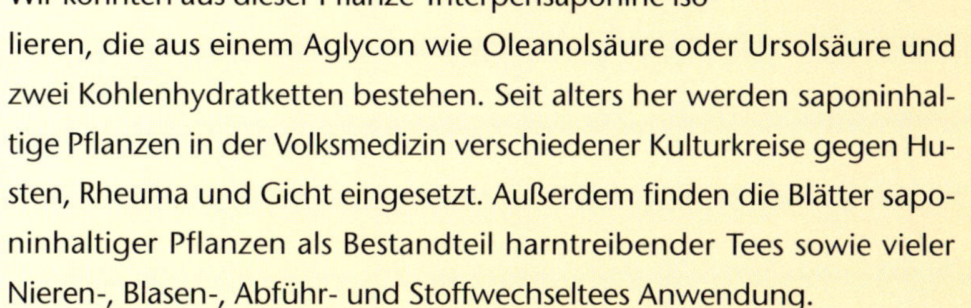

Die Stoffklasse der Triterpensaponine weist ein äußerst umfangreiches Wirkungsspektrum auf: Sie sind pilztötend, molluskizid (Wirkung gegen Schnecken), entzündungshemmend, antiviral, den Auswurf bei Husten fördernd, den Cholesterolspiegel senkend, radikalfangend sowie auf das Herzkreislaufsystem einwirkend. Besonders wichtig ist der Einsatz von Triterpensaponinen zur Verstärkung immunogener Wirkungen von Antigenen. Hierbei wird das Triterpensaponin zusammen mit Cholesterol, Phospholipiden und einem spezifischen Antigen, meist Viren, verabreicht, um die Reaktion des Immunsystems auf das spezifische Antigen zu verstärken. Erfolgreiche Experimente mit Impfstoffen gegen HI- (menschliche Immunschwäche), Herpes- und Grippe-Viren sind beschrieben.

Einige Saponine zeigen auch antitumorale Eigenschaften, die sowohl auf zellschädigenden als auch immunstimulatorischen Wirkungen beruhen. So hemmen die aus *Agave cantala Roxb. (Agavaceae)* und *Asparagus curillus Buch-Ham (Liliaceae)* isolierten Saponine das Wachstum des weiblichen Gebärmutterhalskarzinoms und von Leukämiezellen. Bei einer Behandlung mit Ginseng-Saponinen tritt eine deutliche Wachtumshemmung maligner Melanomzellen auf. Ein in *Liliaceen* vorkommendes Steroidsaponin zeigt Antitumorwirkung durch Aktivierung des Immunsystems. Wird dieses Saponin in die Bauchhöhle einer Maus injiziert, so verhindert es das Wachstum von Lebertumorzellen. Bei der anschließenden Blutanalyse wurde ein erhöhter Spiegel an körpereigenen Killerzellen, also eine Immunstimulation, nachgewiesen.

◆ Die Rinde des Granatapfelbaumes *Punica granatum L. (Punicaceae)* wurde gegen Ende des Mittleren beziehungsweise Beginn des Neuen Reiches in der ägyptischen Medizin als Bandwurmmittel eingeführt. Wie man heute weiß, ist das Vorkommen von Pyridinalkaloiden des Pelletierin-Typs der Grund für die Wirkung – Pelletierin ist hochtoxisch für Bandwürmer. Die modernen synthetisch hergestellten Bandwurmmittel wie Praziquantel oder Niclosamid enthalten ebenso wie Pelletierin Stickstoff. Praziquantel bewirkt bei den Parasiten eine Lähmung der Muskulatur, die Würmer werden mit dem Stuhl ausgeschieden. Bei der Therapie mit Niclosamid werden die

▲ *Der Granatapfel hilft gegen Bandwürmer*

Bandwürmer gegen Protein spaltende Enzyme empfindlicher. Der Kopf des Wurmes kann dadurch von Verdauungssäften angegriffen werden.

◆ Die Blätter des Christdorn *Zizyphus spina christi (L.) Willd. (Rhamnaceae)* wurden in der altägyptischen Medizin zur Behandlung von Entzündungen und Wunden eingesetzt. Sie enthalten Flavone und Flavonglycoside, die wahrscheinlich für die entzündungshemmenden, antibakteriellen, antifungalen und antiviralen Aktivitäten verantwortlich sind. Flavonoide und ihre Glycoside, von denen uns über 5000 bekannt sind, kommen in den unterschiedlichsten Konzentrationen in allen höheren Pflanzen vor und dienen diesen als Abwehrstoffe gegen Pilze, Viren und Insekten. Ebendiese Aktivitäten sind auch für ihre Anwendung in der Humanmedizin wichtig. Darüber hinaus besitzen Flavone und Flavonglycoside antiallergische, Ödem heilende, Herzkranzgefäß erweiternde, Verkrampfungen lösende und leberprotektive Eigenschaften.

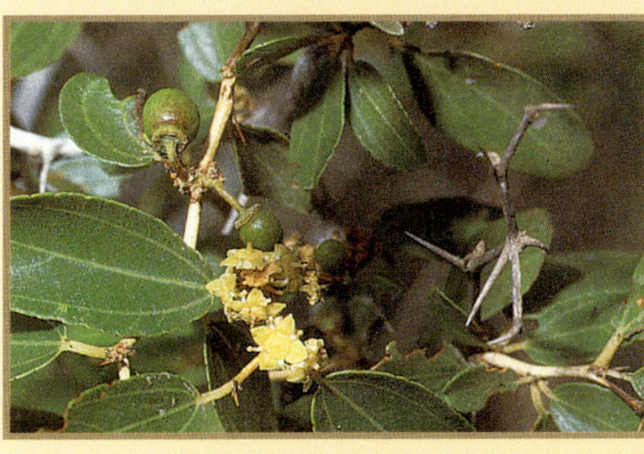

▲ *Der Christdorn hat viele pharmazeutische Eigenschaften, die auch für die moderne Medizin interessant sind*

Die Ergebnisse unserer Untersuchungen von alten Heilpflanzen zeigen, wie wichtig es für die moderne Forschung ist, das enorme Wissen der Volksmedizin der verschiedenen Regionen der Erde zu nutzen, um neue und hoch wirksame Medikamente zu entwickeln, mit denen Krebs-, Aids-, Herzkreislauf- und viele andere Erkrankungen erfolgreich behandelt werden können. Bedenkt man, dass lediglich ein Prozent aller publizierten chemischen Strukturen Naturstoffe sind, aber Naturstoffe und davon abgeleitete Verbindungen bei Wirkstoffen einen Marktanteil von 35 Prozent haben, wird offensichtlich, wie groß das Potenzial in diesem Bereich noch ist. Die in Jahrmillionen der Evolution entstandenen Biomoleküle, die häufig wichtige Interaktionen bewirken, tragen einen sehr viel höheren Wirkstoffcharakter in sich als viele artifizielle Stoffe.

Fagonia Indica

Die Spurensicherung im Labor geht weiter. Die chemische Analyse der Mimusops-Blätter, die Grundbestand der Mumiengirlanden waren, steht noch aus, hier wird wissenschaftliches Neuland betreten. Auch die Inhaltsstoffe der Blätter des Christdornes sind noch nicht in allen Einzelheiten erforscht, es zeichnet sich jedoch schon ab, dass einige entzündungshemmende Eigenschaften haben. Anders Professor Seiferts Ergebnisse bei der Untersuchung der Lotusblüte. Aufgrund ihrer häufigen Darstellung in der ägyptischen Kunst, vor allem in Szenen, bei denen die Blüten an die Nase gehalten werden, vermutete man, sie könnten narkotische oder aphrodisierende Substanzen enthalten. Doch die Lotusblütenblätter, die auch in die Mumiengirlanden Ramses II. eingearbeitet waren, wirken nicht betäubend. Rehabilitiert ist dagegen die altägyptische Behandlung von Wunden mit Rizinusblättern. Die chemische Analyse zeigte Inhaltsstoffe, die heilend auf entzündete Wunden wirken.

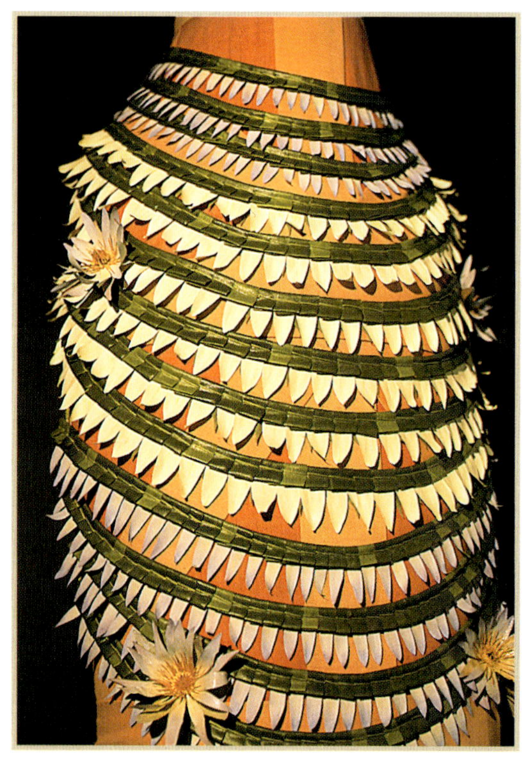

▲ *Solche Blütengirlanden zierten den Sarkophag von Ramses II.*

Aus pharmazeutischer Sicht ist eine weitere in Ägypten vertretene Pflanzenfamilie von besonderem Interesse: die Jochblattgewächse. Dazu gehört der Balanites, der Hoffnungsträger gegen die Bilharziose, mit seinen speziell auf Schnecken wirkenden Giften. Professor Seifert erzählt uns, dass kürzlich eine aus der Balanites isolierte Substanz sogar für ein pharmazeutisches Patent angemeldet wurde. Für die medizinische Forschung ist aber ein anderes Jochblattgewächs sehr wichtig, eine kleine, unscheinbare Wüstenpflanze, die am Rand der ägyptischen Oasen und an den Küsten des Mittelmeeres wächst: die *Fagonia indica*.

Der Hinweis auf diese Pflanze kam von Professor Hanna aus Kairo. Da aus den altägyptischen medizinischen Texten der Name dieser Pflanze noch nicht zu identifizieren war, suchen die Forscher nach Anhaltspunkten in der ägyptischen Volksmedizin. Ausgerechnet in Kairo werden sie fündig. Hier gibt es eine alte, seit Generationen in Familienbesitz befindliche Apotheke, die sich ganz auf die Herstellung von pflanzlichen Medikamenten spezialisiert hat. Das Wissen um die Wirksamkeit und die damit verbundenen Anwendungsbereiche der einzelnen Heilpflanzen wurde in der Familie vom Vater auf den Sohn weitergeben. Der Sohn des jetzigen Besitzers, ein praktizierender Kräuterdoktor, sitzt auf einer Empore über dem Verkaufsbereich des Ladens hinter seinem Schreibtisch und lässt sich die Beschwerden seiner Patienten schildern. Danach stellt

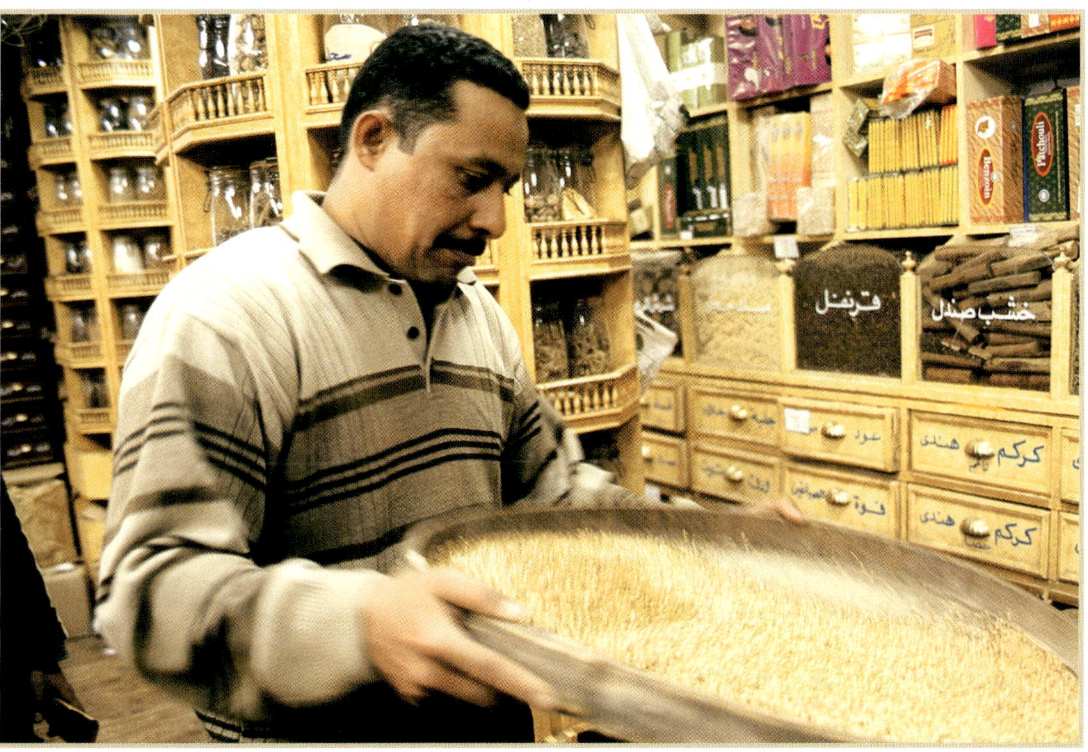

er ein Rezept für eine Kräutermischung aus, die gleich unten in der Apotheke zusammengestellt wird. Gibt es hier in dieser Kräuterapotheke auch die *Fagonia indica*? Zunächst ernten wir wieder einmal Kopfschütteln, der Verkäufer kennt den genannten lateini-

▲ *In dieser Apotheke gibt es alles, was das Herz der ägyptischen Volksmedizin begehrt*

schen Namen nicht. Vielleicht kann der »Chef« des Hauses nach seiner Sprechstunde weiterhelfen. Gemeinsam mit Renate Germer durchstöbert der heilkundige Apotheker seinen privaten Bücherschrank im Allerheiligsten nach verschiedenen Pflanzenlexika. Die *Fagonia indica* könnte unter einem anderen Namen gehandelt werden. Der Verdacht bestätigt sich. Ein kleines Zettelchen mit dem arabischen Namen der Pflanze, und schon kann unten im Laden das gewünschte Kraut in Empfang genommen werden.

Die *Fagonia indica,* die nach wie vor in der ägyptischen Volksmedizin als Heilpflanze genutzt wird, kann auch in unserer modernen Medizin eine Schlüsselrolle spielen. Professor Seifert hat bei seiner Analyse festgestellt, dass Extrakte der Pflanze Abstoßreaktionen des Körpers auf fremde Organe verhindern. Diese Autoimmunreaktionen stellen die Transplantationschirurgie seit Jahren vor große Probleme. Doch mit dem Mittel der Alten Ägypter ist der Körper bereit, das oft lebensrettende Organ aufzunehmen.

Hoffnung Ägypten

Alle Grabbeigaben des Tutanchamun waren für sein Weiterleben im Jenseits bestimmt. Warum sollten also nicht auch die Pflanzen, die ihm in kunstvoller Form als Blütengirlanden mit ins Grab gegeben wurden, seiner Gesundheit im Schattenreich dienen? Ihre Wirkstoffe würden es immerhin erlauben, so viel wissen wir heute. Die weit über ihre Grenzen und ihre Zeit hinaus berühmten ägyptischen Ärzte der Antike wussten um die pharmazeutische Wirkung vieler Pflanzen. Darauf beruhte ihre Heilkunst, die über die Jahrhunderte in Vergessenheit geraten ist. Heute sind Wissenschaftler aus aller Welt dabei, das verlorene Heilwissen wieder ans Tageslicht zu bringen – eine mühsame Detektivarbeit. Doch die ersten Ergebnisse zeigen: Die Mühe lohnt sich. In die wiederentdeckten Substanzen, die Lebenselixiere der Pharaonen, können Millionen Kranke berechtigte Hoffnung setzen.

Unsere Zeitreise in die altägyptische Vergangenheit war also auch eine Suche nach den Medikamenten der Zukunft. Deshalb muss der bedrohte Heilpflanzenschatz Ägyptens um jeden Preis ge-

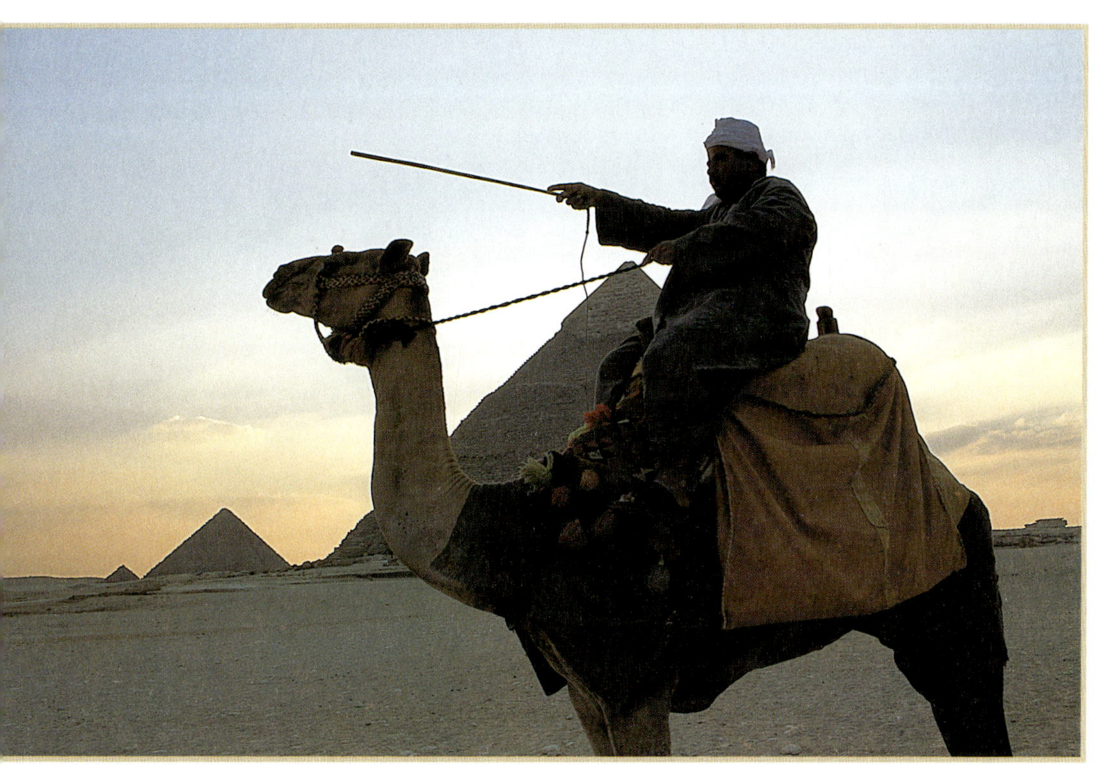

rettet werden. Denn er ist die unverzichtbare Basis der Forschung von Renate Germer und ihren Kollegen. Wie hatte die Wissenschaftlerin zu Beginn ihrer Reise in die Medizinwelt der Ärzte der Pharaonen bescheiden gesagt? »Man kommt mit diesen Studien den Menschen näher, die vor 4000 Jahren gelebt haben. Ihren täglichen Gebrechen, Sorgen, Krankheiten. Geschichte bekommt so ein menschliches Gesicht. Und wenn wir etwas Glück und Geduld haben, können wir viel für das Heute und die Zukunft lernen.«

▲ Im Land der Pyramiden gibt es weit mehr zu entdecken als Gräber, Gold und Hieroglyphen – zum Beispiel das Heilwissen der Ärzte der Pharaonen

PETER PRESTEL

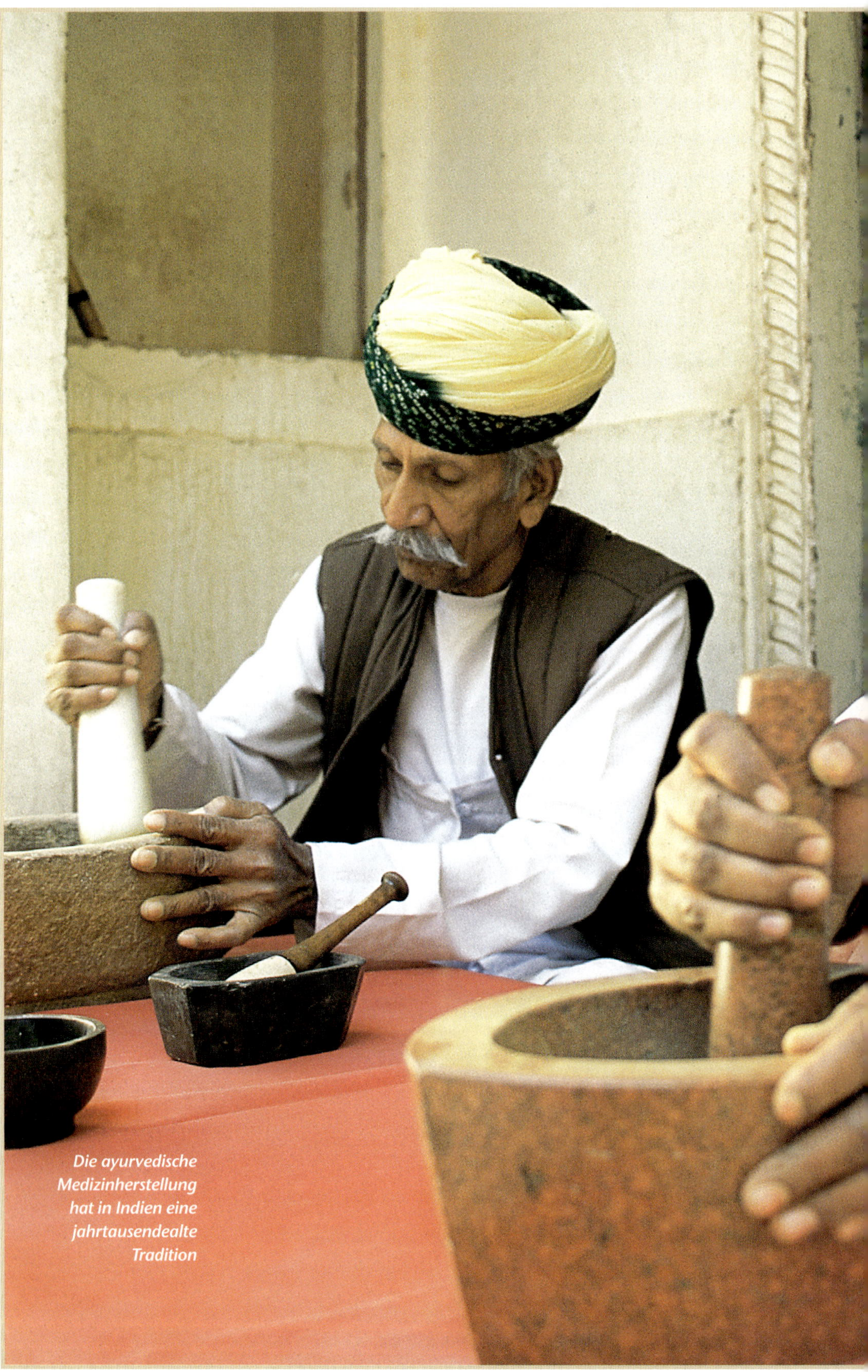

Die ayurvedische Medizinherstellung hat in Indien eine jahrtausendealte Tradition

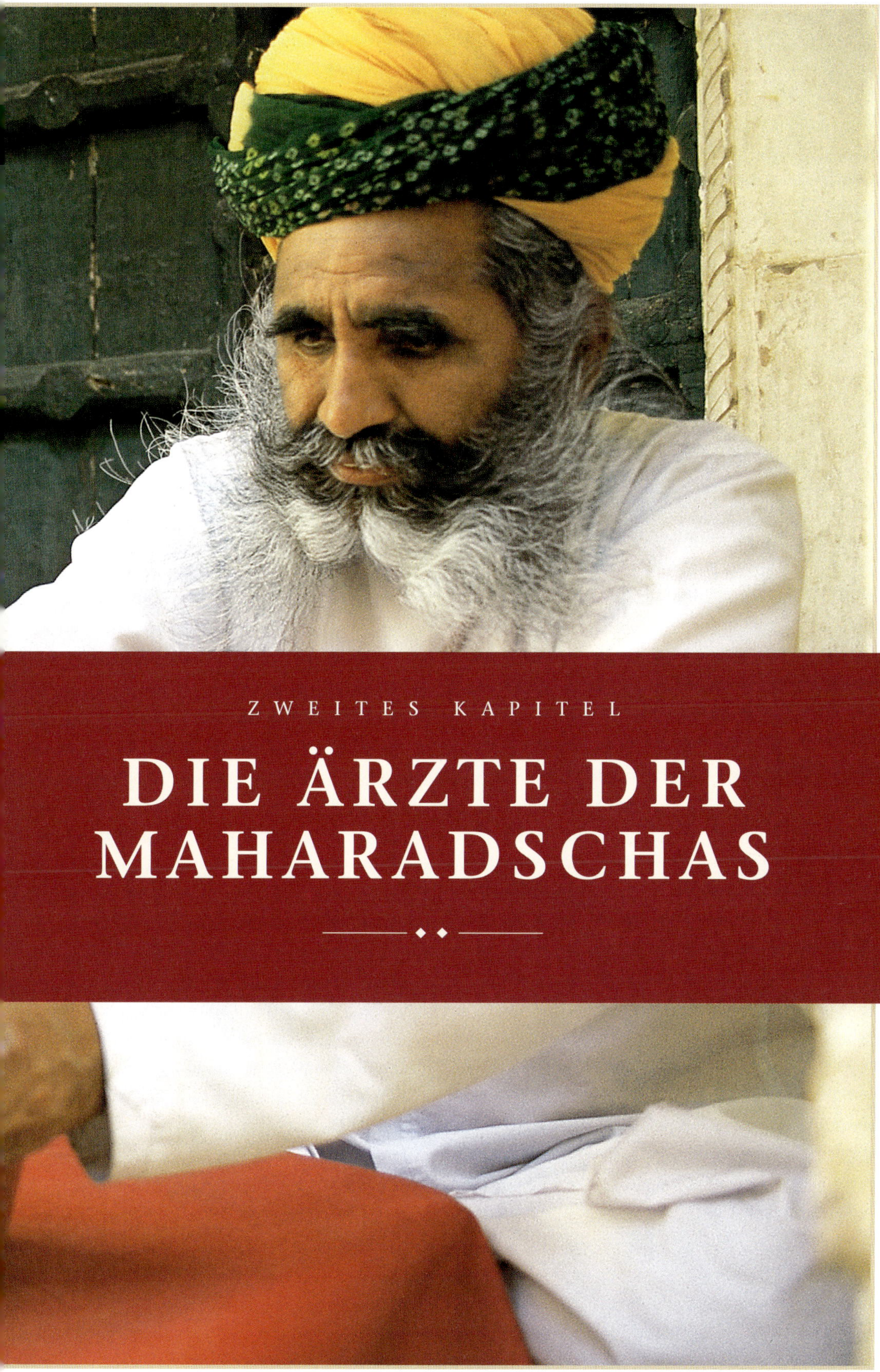

ZWEITES KAPITEL

DIE ÄRZTE DER MAHARADSCHAS

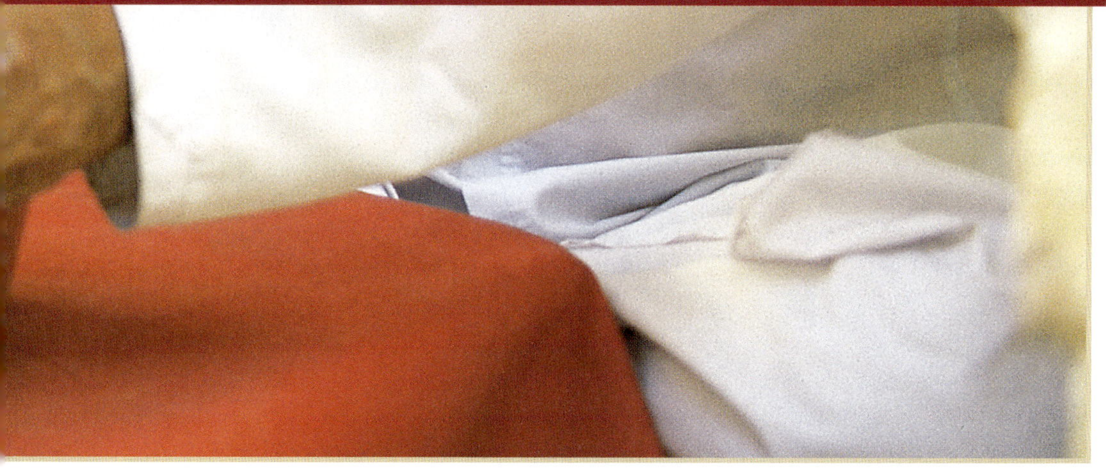

Tosende Wasserfälle ergießen sich über die blanken Felsen des Canyons. Weit unten im Dunkel der Schlucht rauscht ein unsichtbarer Fluss. Das tiefe Grün der wuchernden Büsche und Bäume vermischt sich mit dem schwarzen Glanz der nassen Felsen. Es ist Monsunzeit in Ajanta, einer eigentümlichen Gegend ungefähr 400 Kilometer nordwestlich von Bombay.

◆ ◆

Im Dunst der Gischtwolken erkennen wir schemenhaft Höhleneingänge in der Felswand. Als der Regen endlich nachlässt, wagen wir uns an die Abbruchkante des Canyons heran, um auf Schwindel erregend steilen, glitschigen Stufen nach unten zu steigen. Jetzt erst wird das atemberaubende Ausmaß der Anlage deutlich. Dreißig von Menschenhand geschaffene Höhlen reihen sich auf einer Distanz von nicht viel mehr als 1000 Metern. Wohin das Auge blickt, Portale mit überbordenden Ornamenten, mannshohe Statuen, Buddha-Figuren, Säulen, Inschriften – die fast 2000 Jahre alte Hinterlassenschaft buddhistischer Mönche, die hier oft ihr ganzes Leben zubrachten, um die Höhlen auszugestalten.

Im Schein einer Taschenlampe tasten wir uns in die erste Grotte vor, deren Größe in der Dunkelheit kaum auszumachen ist. Als wir uns an das schummrige Licht gewöhnt haben, offenbart sich die ganze Schönheit dieser einzigartigen Stätte: Die dunklen Wände sind mit Gemälden übersät. Kein einziger Fleck, der nicht bemalt ist! Die farbenprächtigen Darstellungen, die sich in allen Höhlen finden, illustrieren meist Szenen aus dem Leben Buddhas. Die Bildgeschichte vom gerechten König Sibi, der auszog, sein Leben zu ändern, und zum Buddha, zum »Erleuchteten«, wurde. Das ganze Universum ihrer Religion haben die Mönche an die Wände der Höhlen von Ajanta gemalt – Nachrichten für die Ewigkeit.

▸ *Die Eingänge zu den Höhlen von Ajanta sind mit unzähligen Skulpturen und Ornamenten verziert*

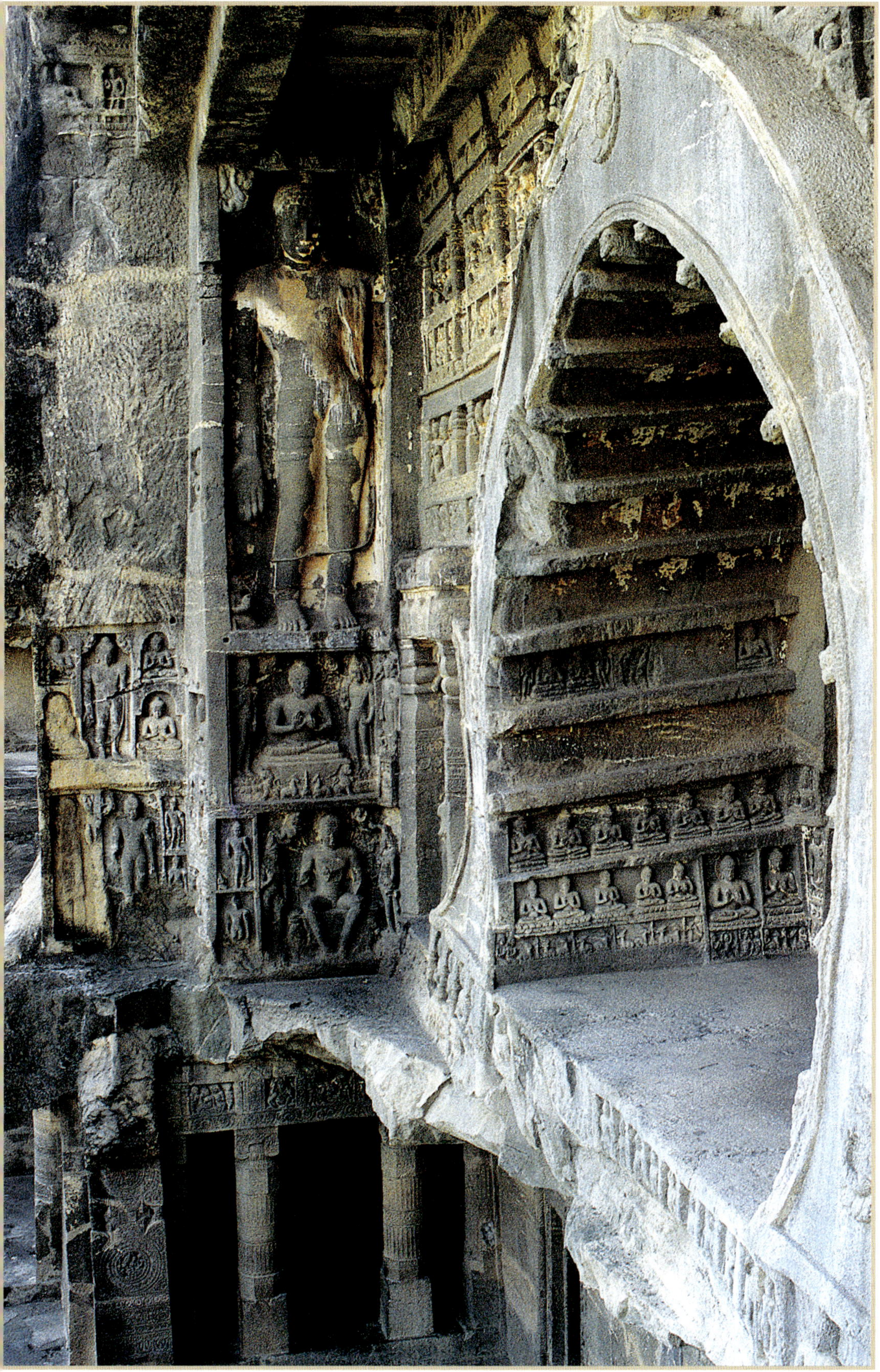

In jahrelanger Forschungsarbeit haben Wissenschaftler die wunderbare Bilderwelt von Ajanta entschlüsselt. Eine ihrer wichtigsten Entdeckungen machten sie dabei in Höhle XVII. Das hier abgebildete buddhistische Lebensrad, mit dessen Interpretation sich ganze Bücher füllen ließen, spiegelt in Symbolen und Szenen

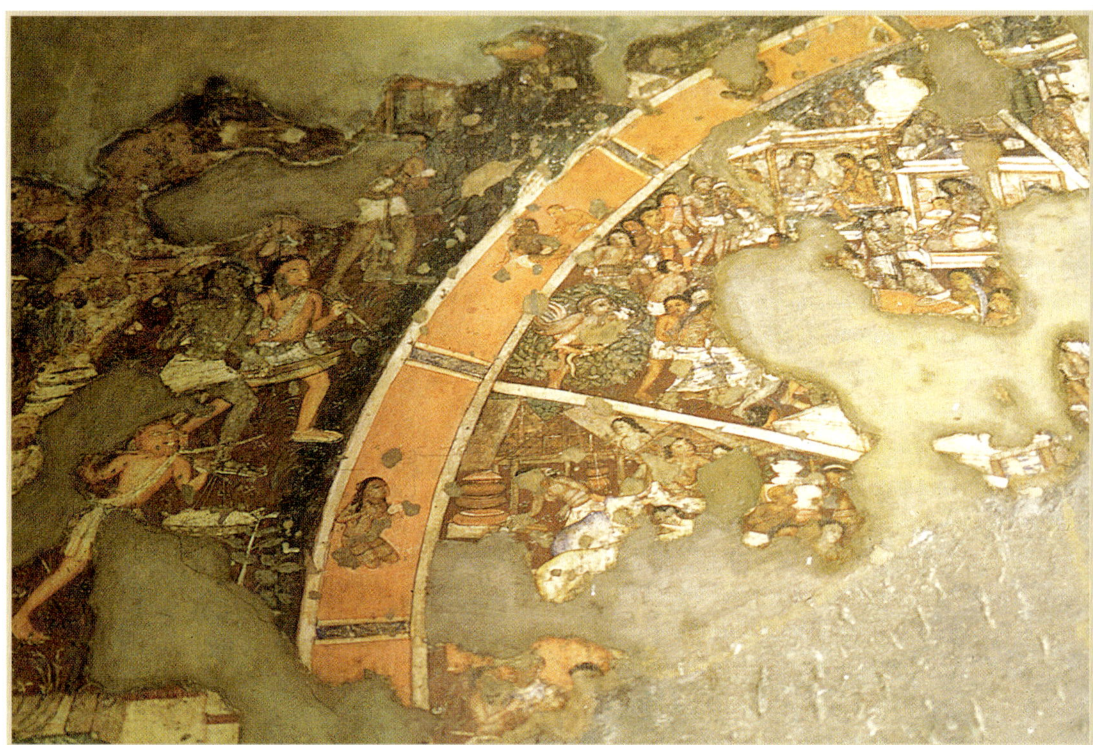

▲ *Das buddhistische Lebensrad ist leider nur noch fragmentarisch erhalten – Puzzlearbeit für die Wissenschaftler*

die Grundzüge des buddhistischen Glaubens wider. Durch den Fund eines alten Sanskrit-Textes in Zentralindien, der die dargestellte Szenerie erklärt, hat sich der wissenschaftliche Wert dieses sensationellen Wandgemäldes noch verdoppelt.

Der Schein unserer Lampe gleitet Stück für Stück über das Bildnis, lässt die Farben und Szenen lebendig werden. Am Rand des Lebensrades entdecken wir eine Figur, die vor einer liegenden Person kniet. Aus dem Sanskrit-Text wissen wir, dass es sich um einen Arzt handeln soll, der als Zeichen seines Standes eine Mütze trägt – eine der ältesten erhaltenen Darstellungen eines Heilkundigen in Indien. Zeigt sie den Leibarzt Buddhas? Und was befindet sich in dem kleinen, unscheinbaren Fläschchen, das der Arzt in der Hand hält? Welches Wundermittel war darin aufbewahrt? Nach welchem Rezept wurde es zubereitet? Mit welchen Zutaten? Was wussten die alten Inder überhaupt von der Heilkraft der Pflanzen?

Das Rätsel der Medizinflasche von Ajanta ist der Beginn unserer Expedition zu den Quellen des jahrtausendealten Heilwissens des indischen Subkontinents.

Im Garten des Maharadscha

Die ersten Sonnenstrahlen des Tages streifen die schroff aufragenden Mauern der alten Festung Meherangarh, die vor 500 Jahren von dem berühmten Rajputenführer Rao Jodha erbaut wurde. Gut 150 Meter unterhalb der wehrhaften Zinnen liegt die Stadt, die sie in Indien die »Blaue« nennen, noch in morgendlicher, kühler Ruhe. Das wird sich bald ändern, denn Jodhpur, die »blaue Stadt« Rajasthans, war und ist eine Handelsmetropole. Die großen Kamelkarawanen brachten Reichtum, den meisten hinter die hoch aufragenden Festungsmauern, wo bis zur Mitte des vorigen Jahrhunderts der Maharadscha von Jodhpur prachtvoll residierte. Das Morgenlicht durchflutet die marmorweißen Gemächer, wirft lange Schatten in die kunstvoll verzierten großen Innenhöfe. Durch den »Palast des flüchtigen Blicks« hallen die Töne einer einsamen Flöte. Ein Wächter mit eindrucksvollem Turban und einem nicht minder prachtvollen Bart zieht bedächtig an einer Wasserpfeife, den Blick auf die Fenster des »Palasts der Lampen« gerichtet. Lautlos huscht eine Frau in einem leuchtend orangefarbenen Sari durch die »Zanani Dyodi«, die Frauengemächer, zu denen früher als einziger Mann der Maharadscha Zutritt hatte. Doch der hat sich längst auf dem gegenüberliegenden Berg einen neuen Palast gebaut und die alten Gemäuer den Touristen überlassen. Heute darf jeder dieses orientalische Mär-

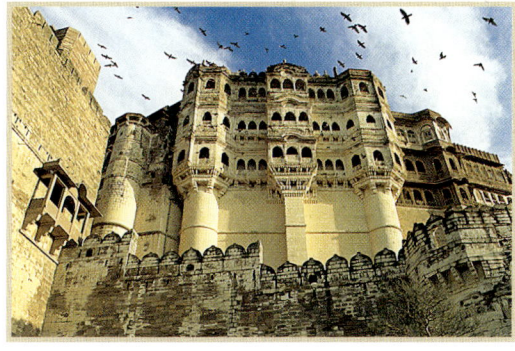

▲ *Ein Traumschloss aus einer vergangenen Welt: der alte Palast des Maharadscha von Jodhpur*

chenland betreten – vorausgesetzt, er investiert fünfzig Rupien im Ticket-Office am Jai Pol, dem Siegestor.

Hinter den weitläufigen Palastbauten erstrahlt das zarte Grün eines sorgsam durch steinerne Terrassen gegliederten Gartens. »Jeder Pflanze ist ihr idealer Standplatz zugeordnet«, erklärt uns Dr. Janardan Bhardwaj, eine Art Leibarzt des heutigen Maharadscha von Jodhpur. Mit glänzenden Augen erzählt er uns von der langen Tradition und großen Bedeutung, die Kräutergärten in den Palästen der indischen Herrscher früher hatten. Für den siebzigjährigen Heilkundigen sind sie »lebende, nachwachsende Apotheken«. Der »Vedja«, so nennt man hier liebevoll die traditionellen Heiler, hat sich – wie schon sein Vater und Großvater – dem Wissen von der Kraft der Pflanzen und der ayurvedischen Medizin verschrieben. Dass es im Palastgarten von Meherangarh wieder grünt, ist sein Verdienst. Er hatte die Idee, nach langen Jahren der Brache dort wieder heilende Pflanzen zu ziehen, um daraus Medizin zu gewinnen. »In Gedichtform hat mir mein Vater hunderte von alten Rezepturen beigebracht, die meisten kann ich heute noch auswendig«, erzählt der Vedja nicht ohne Stolz. Und ganz nebenbei kann er den vielen Besuchern der Touristenhochburg mit Hilfe des Gartens das ayurvedische Prinzip näher bringen. »Denn die Kenntnis von den Bäumen, Sträuchern, Blumen und Kräutern ist ein wichtiger Schlüssel zum Verständnis unserer Heilkunst, für die sich immer mehr Menschen interessieren.«

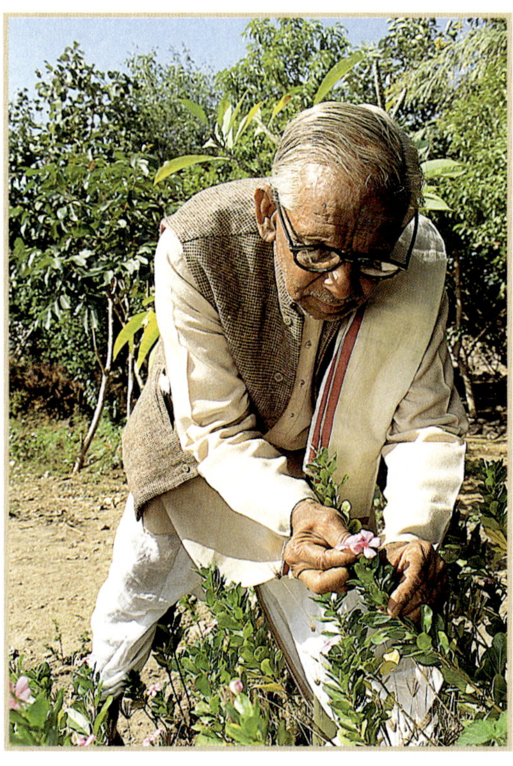

▲ *Täglich sammelt Vedja Bhardwaj Heilpflanzen im Garten des Palastes für seine Rezepturen*

Gedankenverloren streift der Vedja durch ein Beet mit einem kniehohen Gewächs, das er »Vishnus Liebling« oder Tulsi nennt. Der Hindugott Vishnu soll den Duft dieser Blätter mehr als den aller anderen Pflanzen geliebt haben. Bhardwaj spricht ihnen eine heilende Wirkung bei Malaria zu: »1904 sind viele Arbeiter, die bei

Gestaltung der Victoria-Gärten in Delhi halfen, an Malaria erkrankt. Ein Vedja empfahl daraufhin die Anpflanzung von Tulsi; das würde die Luft reinigen. Wie durch ein Wunder wurden die Arbeiter geheilt und Tulsi 1907 auf der Kaiserlichen Malaria-Konferenz offiziell zur Heilpflanze gegen das Fieber erklärt.« Das geheimnisvolle Tulsi ist nichts anderes als das heilige Basilienkraut, dessen Saft in Indien auch gegen Schlangenbisse verwendet wird.

Bevor wir weiterschlendern, bleibt der alte Arzt respektvoll unter einem Baum stehen und fragt, ob ein Sänger unter uns sei. Zu unserer Verwunderung erläutert er verschmitzt, dass der Genuss von einigen Blättern des Tamarindenbaums jede Stimme süßer machen würde. Und mit etwas mehr Ernst ergänzt er: »Ein Brei aus der Rinde des Tamar-i-Hind stärkt die Leber, den Magen und den Darm. Bei der nächsten Pflanze sind dagegen nur die Wurzeln interessant«, fährt er in einem Redefluss fort, der uns unwillkürlich an die Wasserfälle von Ajanta denken lässt. »Sarpagandha ist das indische Wundermittel gegen Wahnsinn.« Ausdrücklich warnt der Vedja jedoch vor Selbstversuchen: »Eine sachkundige Anwendung kann Gift in ein Heilmittel verwandeln, während eine gute Heilpflanze zu einem Gift werden kann, wenn sie nicht richtig verwendet wird! Sehen Sie, dieser Kräutergarten des Maharadscha ist eine Schatzkammer, die es für Ihre westliche Welt erst noch zu entdecken gilt!«

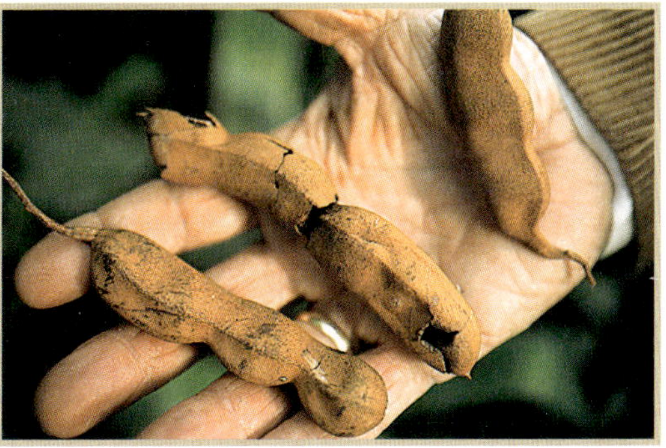

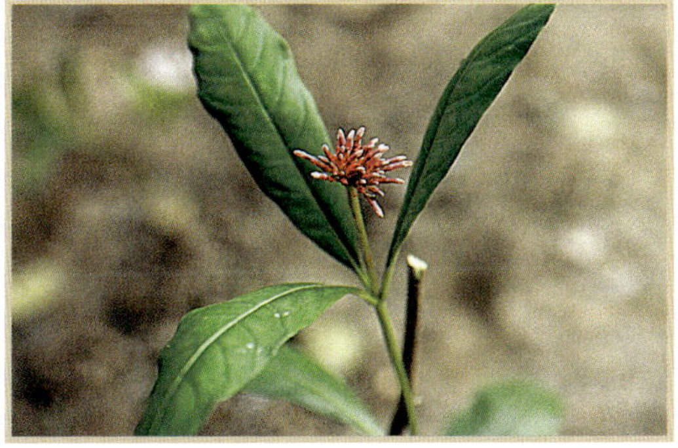

▲ *Früchte des Tamarindenbaums (oben) und die zarte Blüte der Rauwolfia Serpentina (unten)*

Eine Milliarde Patienten

◆ ◆

Kurz nach Mitternacht war die Lufthansa-Maschine in Bombay gelandet, aber es ist bereits halb zwei, als ein übermüdeter Professor endlich die Zoll- und Passformalitäten der indischen Behörden hinter sich gelassen hat und in den bereitstehenden Kleinbus steigt. Der Fahrer verspricht eine kurze Fahrt zum Airport-Hotel. Doch was der Mann aus Tübingen in den wenigen Minuten zu sehen bekommt, weckt all seine Sinne: Am Straßenrand lodern helle Feuer, davor kauernde ärmliche Gestalten werfen gespenstische Schatten auf zerlumpte Zeltplanen. Im Rinnstein liegen notdürftig in Fetzen gewickelte Bündel – schlafende Kinder. Apathisch streckt eine Frau mit einem unbestimmbar alten Gesicht ihre bettelnde Hand dem vorbeifahrenden Wagen des Professors entgegen. Eine bizarre Szenerie, dieser Vorhof zur Hölle ist die Wohnstatt von tausenden Menschen. Die Ärmsten der Armen des Ein-Milliarden-Volks. Sie leben, schlafen und sterben auf wenigen verdreckten Quadratmetern am Straßenrand. Der Professor aus Deutschland hat ein »Déjà-vu«, das erst zu Ende ist, als er die in weißem Marmor glänzende Empfangshalle seines Hotels betritt.

HERMANN AMMON WAR 1979 im Auftrag der Bundesregierung zum ersten Mal mit einer Delegation in Indien. Deutsche Naturwissenschaftler sollten die in der traditionellen Medizin verwendeten Heilpflanzen erforschen und ihren indischen Kollegen Mittel an die Hand geben, um deren Nutzungsmöglichkeiten wissenschaftlich fortzuentwickeln. Keine leichte Aufgabe, denn damals war der Begriff »Ayurveda« im Westen nur wenigen Spezialisten bekannt. Und noch weniger Menschen wussten, wie dieses uralte Medizinsystem funktioniert, ja, ob es überhaupt funktioniert. Der Tübinger Professor war ganz gezielt für das Unternehmen ausgewählt worden: Er hatte ein abgeschlossenes Medizin- und Pharmaziestudium sowie einen Lehr- und Studienaufenthalt an der berühmten Harvard University in Boston vorzuweisen und genoss den Ruf, einer der angesehensten Pharmakologen und Toxikologen Deutschlands zu sein.

Drei Wochen lang bereiste die hochkarätige Wissenschaftsdelegation damals den indischen Subkontinent, lernte Therapien mit ayurvedischen Arzneimitteln kennen, informierte sich über die Ausbildung der ayurvedischen Ärzte, besuchte Apotheken und Fabriken, in denen die Naturmedizin hergestellt wurde, und nahm einige Pflanzen genauer unter die Lupe. Der Bericht, den die Forscher am Ende ihrer Reise vorlegten, zeigte erstmals die wissenschaftlich überprüften pharmakologischen Eigenschaften verschiedener pflanzlicher Wirkstoffe auf, die seit Jahrhunderten in der traditionellen indischen Medizin verwendet werden. Nicht umsonst also

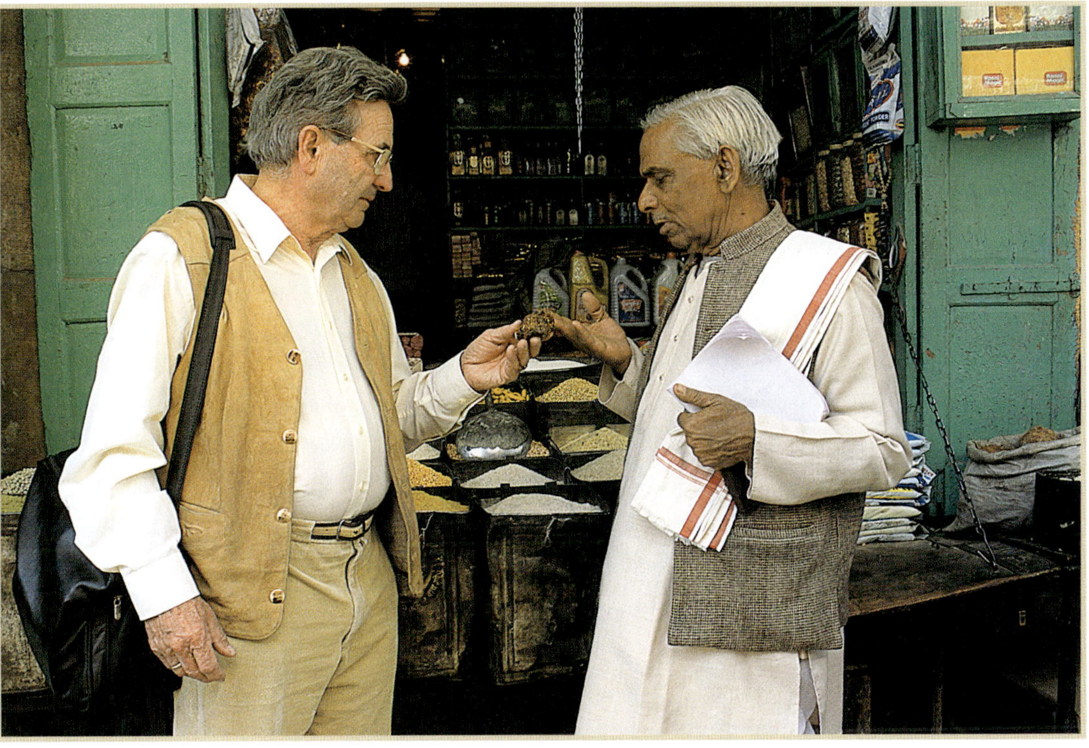

▲ *Erfahrungsaustausch: Der Tübinger Pharmakologe Hermann Ammon lässt sich auf dem Kräuterbasar vom Leibarzt des Maharadscha in die Geheimnisse der indischen Heilkräuter einweihen*

vertrauten damals drei Viertel der indischen Bevölkerung auf die relativ billige Naturmedizin, ihre Erfolge waren deutlich sicht- und nachprüfbar. Doch zur Enttäuschung des Tübinger Pharmakologen wollte im Bonner Gesundheitsministerium niemand etwas von den positiven Resultaten der indischen Medizin wissen. Der ausführliche Bericht verschwand für Jahre in irgendeiner Beamtenschublade und Hermann Ammons glühendes Plädoyer für die uralte Heilkunst verhallte ungehört. Erst im Zuge der Welle der alternativen »sanften Medizin«, die in den neunziger Jahren mit aller Macht nach Europa schwappte, drang Ayurveda ins Bewusstsein der breiten Öffentlichkeit – und der »Gesundheitsbeamten«.

Was ist Ayurveda?

Prof. em. Dr. med. H.P.T. Ammon, Universität Tübingen

Der Begriff »Ayurveda« stammt aus dem Sanskrit, einer altindischen Hochsprache, die in Südasien etwa die gleiche Bedeutung hat wie Latein in Europa. Wörtlich übersetzt bedeutet Ayurveda »das Wissen von der Lebensspanne«, die nach altindischer Überlieferung hundert Jahre beträgt. Dass es zur Erlangung eines solchen Alters hier und da ärztlicher Hilfe bedarf, liegt auf der Hand. Doch Ayurveda ist nicht einfach nur ein Medizinbuch, sondern eine vor mehreren tausend Jahren entstandene Philosophie, die den Menschen als Einheit von Geist, Körper und Seele betrachtet. Wichtig ist den ayurvedischen Philosophen da-

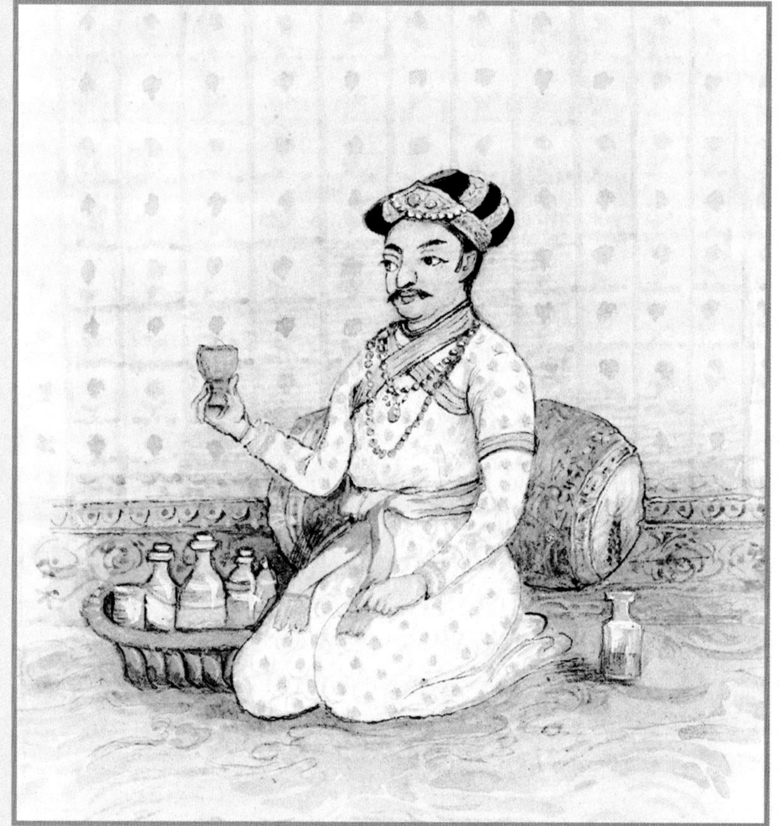

▸ *Nur wenige Bilder sind von den alten indischen Ärzten wie etwa Charaka erhalten. Ihrem Heilwissen sind die Forscher heute auf der Spur*

bei auch die Einbindung des Individuums in die Natur. Alles, was der Mensch von seiner Umwelt nimmt, muss er ihr wieder zurückgeben. Nur so ist das Gleichgewicht der Kräfte zu gewährleisten – ökologischer Fundamentalismus, erdacht vor 5000 Jahren. Aufgeschrieben wurden die Lehren allerdings erst viel später. Am berühmtesten sind wohl die Schriften des legendären Arztes Charaka, der vor 2000 Jahren das gesammelte, bisher mündlich überlieferte Wissen in der so genannten Charaka Samhita zusammenfasste. Da das Werk darüber hinaus umfassende Erläuterungen zu medizinisch nutzbaren Pflanzen enthielt, gilt es als erste Enzyklopädie der indischen Heilkunst.

In Charakas Schriften war nachzulesen, dass fünf Elemente unseren Kosmos bestimmen:

agni = Feuer
vayu = Luft
jala = Wasser
bhumi = Erde
akash = Himmel

Nach ayurvedischer Anschauung werden diese Elemente den drei bestimmenden Grundprinzipien des Lebens zugeordnet. Diese so genannten ***Dridoshas*** sorgen für das Gleichgewicht des biologischen Haushalts und damit für das Wohlbefinden des Menschen:

Vata steht dabei für die Elemente Himmel und Luft und ist im Körper für alles, was mit Bewegung zu tun hat, verantwortlich – also für die Muskelbewegung, die Herztätigkeit, den Kreislauf, die Atmung und die Exkretionsvorgänge.

Pitta steht für die Elemente Feuer und Erde und ist für chemische Veränderungen, also die Vorgänge des Stoffwechsels, zuständig.

Das dritte Prinzip, **Kapha**, symbolisiert Erde und Wasser und ist verantwortlich für Organe wie das Gehirn, den Magen und das Herz.

Wenn eines dieser Prinzipien die Oberhand gewinnt und damit das Gleichgewicht stört, entstehen Krankheiten. Bei einer Erkrankung des **Vata**-Typs sind zum Beispiel die Elemente Himmel und Luft über-, die anderen drei Elemente unterrepräsentiert. Das Gleiche gilt auch bei Erkrankungen des **Kapha**- und des **Pitta**-Typs. Um die Balance wiederherzustellen, wird ein »Zuviel« bestimmter Elemente beseitigt oder ein »Zuwenig« ergänzt. Die Elemente, die dafür benötigt werden, findet

▾▾ Das tibetische Medizinbuch: In wenigen allegorischen Darstellungen ist der gesamte Kosmos des jahrhundertealten Wissens gespeichert, das auch die ayurvedische Medizin Indiens beeinflusste

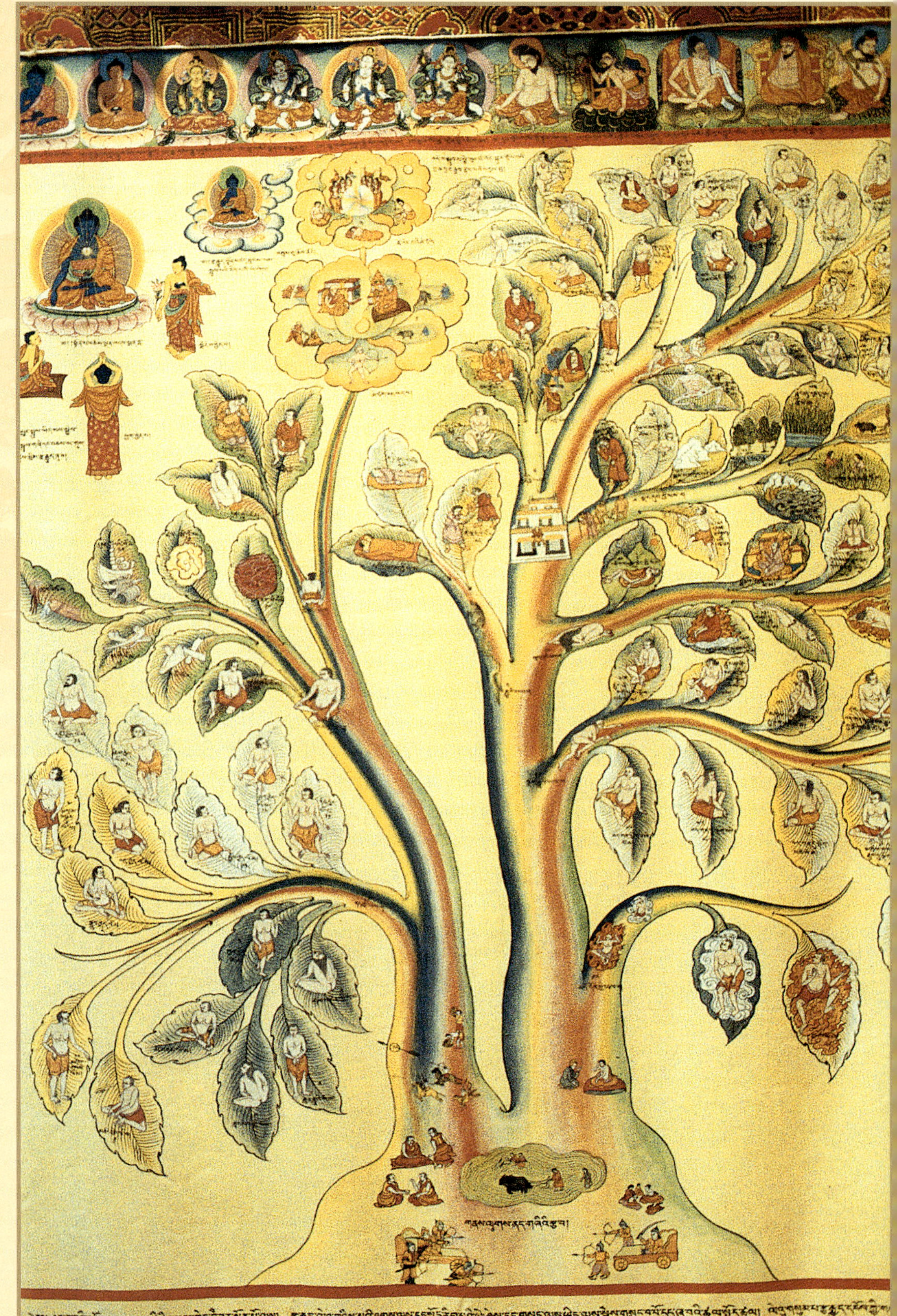

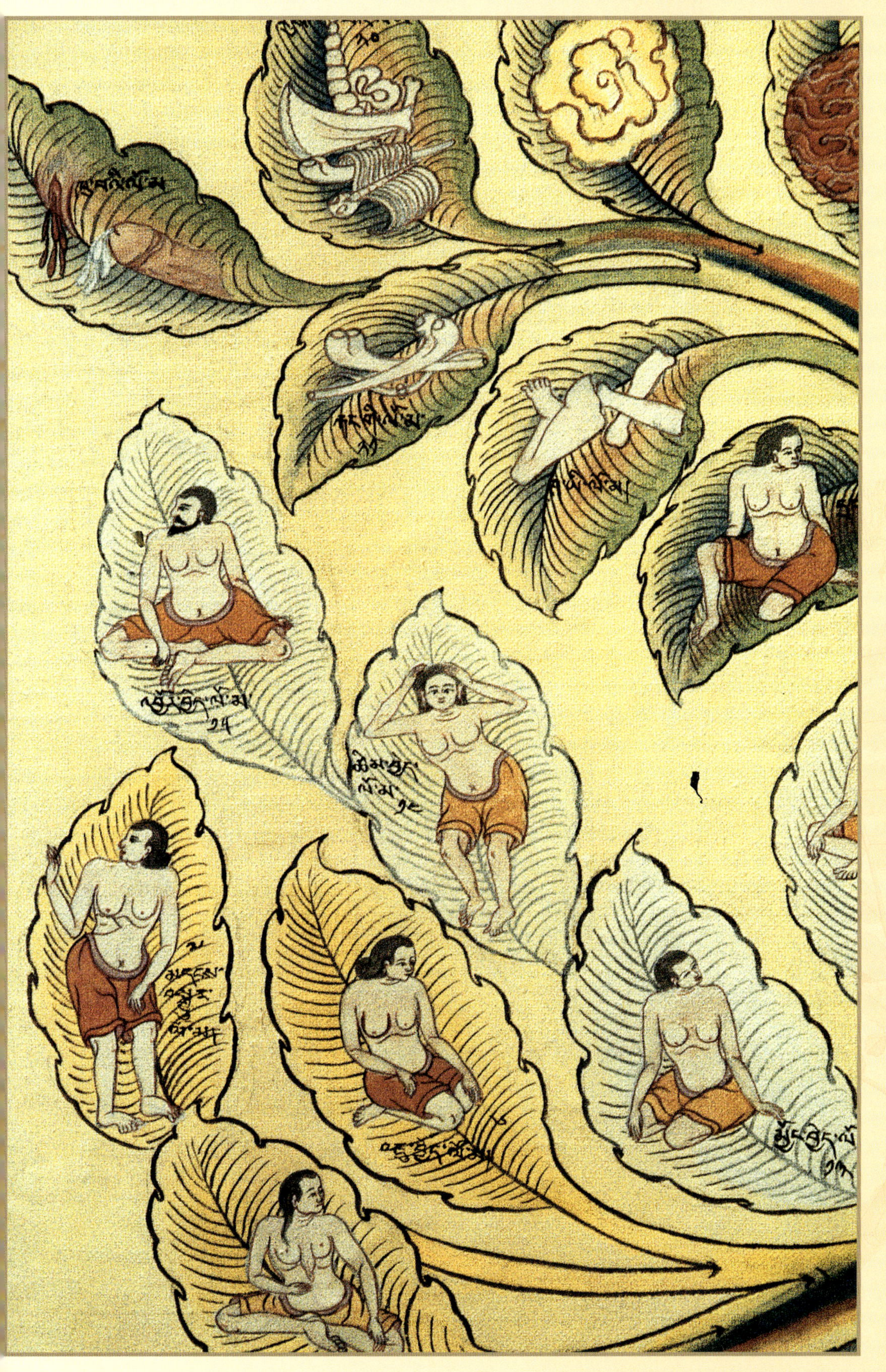

der ayurvedische Arzt in Pflanzen, Mineralien und tierischen Produkten. Um zu identifizieren, welches Element etwa in einer Pflanze steckt, werden deren Geschmacksqualitäten (***Rasas***) und deren fühlbare Eigenschaften (***Gunas***) herangezogen. Doch dazu später. Mit Hilfe dieses Grundgerüsts therapiert der Arzt rund 75 verschiedene Krankheitsgruppen. Ayurveda ist also weit mehr als eine alte Naturmedizin, es ist eine komplexe Lehre über das Funktionieren des Menschen in und mit seiner Umwelt.

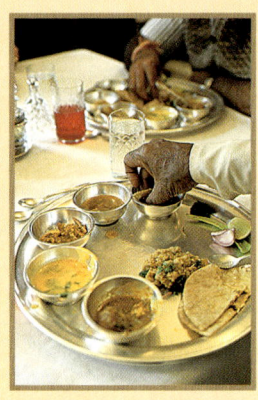

▲ *Stilecht bekommt der Maharadscha in Silberschalen seine ayurvedische Diät serviert*

Das Wissen der indischen Gelehrten blieb nicht auf den Subkontinent beschränkt. Händler brachten die Philosophie und die Pflanzen des Ayurveda über den Himalaya nach Tibet und China. Noch heute sind in der dortigen traditionellen Medizin die Einflüsse spürbar. Sehr früh schon bestanden auch Kontakte zu den Hochkulturen am Indus. Eine gegenseitige Befruchtung ist also nicht auszuschließen. Das Wissen um die Heilkraft der indischen Kräuter und Gewürze – Charaka beschrieb 350 medizinisch wirksame Pflanzen – gelangte über Arabien sogar bis zu den Griechen und Römern, an den Hof Salomons und später bis zu den Mauren in Spanien. Der berühmte Arzt und Philosoph Averroes von Córdoba vertraute im 12. Jahrhundert den Rezepten aus Indien, und bald war ganz Europa hinter den Gewürzen aus dem »Land, wo der Pfeffer wächst« her. In der Zeit der Mogulherrschaft Ende des 17. Jahrhunderts boomte Ayurveda auch in Indien. Erst der Zerfall des Großreichs mit den anschließenden Bürgerkriegen drängte das alte Wissen zurück. In der Mogulzeit war Ayurveda sicherlich ein Medizinsystem, das den Wohlhabenden vorbehalten blieb, da die Behandlung oft sehr aufwändig und damit kostspielig war. Das belegt auch eine Stelle aus einem alten Sanskrit-Text, die den idealen Patienten porträtiert: »Der Kranke sei reich, dem Arzte ergeben, mitteilsam sowie durch festen Charakter gekennzeichnet.« Der begehrteste, weil reichste Patient war der König. Eine Anstellung bei ihm war das höchste Ziel der Ärzte: »Wer in Bezug auf Ursache, Symptom, Beruhigung und Nicht-Wiederkehr von Krankheiten das vierfache Wissen hat, der ist ein dem König würdiger, hervorragender Arzt«, schrieb Carakashit. Zu den Aufgaben eines Hofarztes gehörte nicht nur die medizinische Behandlung, sondern auch die Überwachung der Speisen und der Lebensführung des Königs. Da ist er wieder, der ganzheitliche Ansatz.

West trifft Ost

Bei seiner Fahrt in einer Moped-Rikscha durch Jodhpur schenkt Hermann Ammon der Festung und dem Palast des Maharadscha kaum einen Blick. Sein Ziel liegt am Rande der Stadt, eine Krankenstation, in der sich Menschen aus dem Viertel preisgünstig – die Armen sogar kostenlos – behandeln lassen können. Nach ayurvedischen Prinzipien, versteht sich. Westliche Medizin, Arzneien und Geräte wären viel zu teuer. Es sind also durchaus auch Kostengründe, warum immer noch über 75 Prozent der indischen Bevölkerung auf die alte Heilkunst vertrauen.

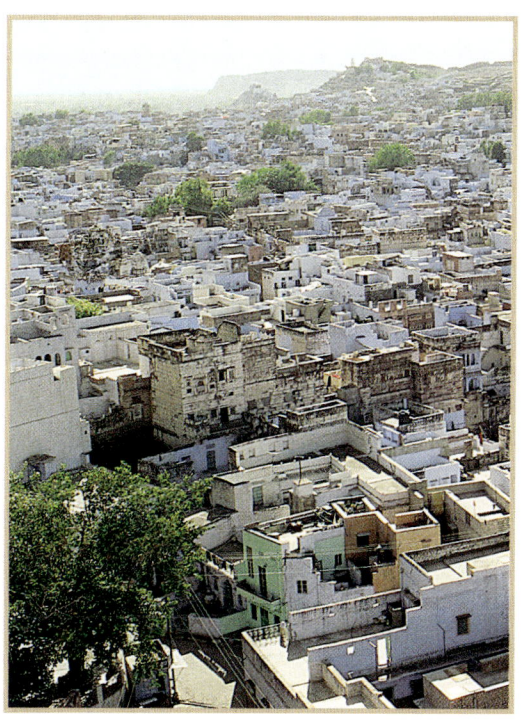

▲ *Die blaue Stadt Jodhpur erstrahlt im Morgenlicht*

Dr. Janardan Bhardwaj hat fast fünfzig Jahre für das indische Gesundheitswesen gearbeitet, Krankenhäuser aufgebaut, Ärzte und Schwestern ausgebildet, ambulanten Dienst in entlegenen Wüstengegenden geleistet, Heilpflanzen studiert und katalogisiert. Kein Wunder, dass sein Name gefallen ist, als Ammon in Delhi nach einem versierten Praktiker fragte, der ihn in die tägliche Arbeit eines Ayurveden einführen könne. Der Vedja erwartet den Professor schon in der Praxis der Krankenstation, in der zwei junge Ärzte Dienst tun, die er noch persönlich ausgebildet hat. Zur Begrüßung berühren sie die Schuhspitzen ihres Lehrmeisters, ein Zeichen größten Respekts. Auch der Gast aus Deutschland wird offen und freundlich aufgenommen und ohne große Vorreden ins Behandlungszimmer gebeten.

Dort lässt sich eine junge Frau von einem Arzt im weißen Kittel den Puls messen. Schweigend, konzentriert, an beiden Handgelenken fühlend, prüft der Arzt die Herzfrequenz. Auf die Uhr schaut er dabei nicht. Dann folgt ein kurzer Blick in die Augen der Patientin; gesprochen wird immer noch nicht. Der Vedja erklärt seinem deutschen Gast: »Die meisten Menschen vertrauen dieser Diagno-

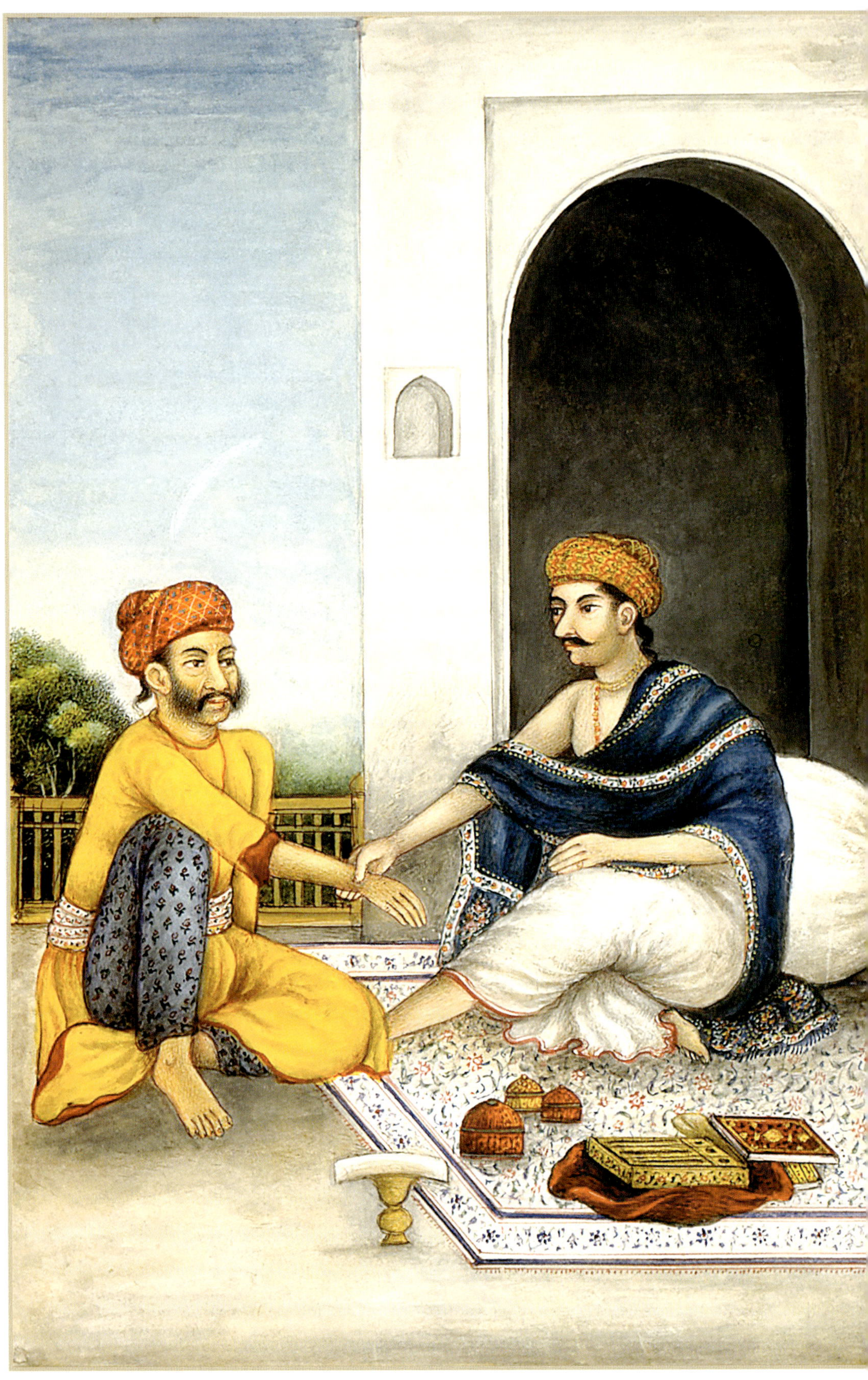

seform. Erst den Puls, dann die Augen und die allgemeine Erscheinung prüfen, vorher den Urin ansehen. Daraus ergibt sich schon ein deutliches Bild. Erst wenn dem Arzt dann noch etwas unklar ist, fragt er beim Patienten nach.« So auch bei der jungen Frau. Zwei kurze Fragen, dann stellt der Mann in Weiß ein Rezept aus. Für Ammon ist die rasche Diagnose kein Grund, die Nase zu rümpfen. Als Mediziner weiß er, dass für erfahrene Ärzte der Puls ein gutes Gesundheitsindiz ist: Nicht nur wie schnell und regelmäßig das Herz schlägt, erfühlt der Spezialist, er spürt auch einen »harten« oder »weichen« Puls, der Aufschluss über den Blutdruck gibt. Die sensorische Prüfung von Augen und Urin ist auch im Westen übliche Praxis, um auf Störungen des Stoffwechsels und beeinträchtigte Organe aufmerksam zu werden.

◂ Durch einfaches Pulsfühlen erhält der erfahrene Arzt viele Informationen über den Zustand seines Patienten

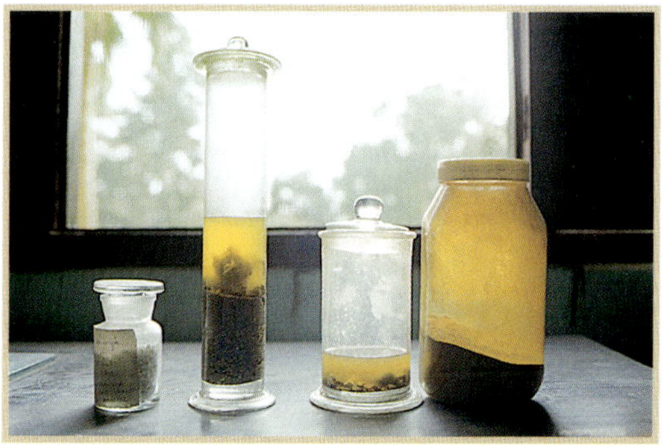

Spannender wird es für den Pharmakologen im Vorzimmer. Hinter einem kaum sechs Quadratmeter großen Bretterverschlag mit einer Durchreiche herrscht geschäftiges Treiben: Drei Damen hantieren mit Pulvern, Kräutern, einem Mörser und Papiertütchen, um die Medizin für die Patientin zusammenzustellen. Interessiert beobachtet Ammon, wie in einem großen Mörser getrocknete Blätter fein zerrieben, aus Vorratsgläsern dunkelbraune Pillen herausgezählt, verschiedene Pülverchen abgewogen und in kunstvoll gefaltetes Zeitungspapier verpackt werden. »Jede Rezeptur ist individuell auf die Krankheit des Patienten zugeschnitten, und jeder bekommt nur so viel, wie er wirklich braucht. Obwohl die Arzneien im Vergleich zu westlichen Präparaten relativ billig sind, haben wir nichts zu verschenken«, erklärt Bhardwaj.

▴ Die Zutaten für seine Rezepte hat der ayurvedische Arzt meist in seiner Praxis griffbereit

Als der Professor nach den Inhaltsstoffen der Pillen und Pulver fragt, mahnt der Vedja zur Geduld. Das wird er ihm morgen zeigen. Jetzt sei erst einmal Zeit für eine Tasse Tee.

DER BASTIONSGARTEN IST bereits tief in warmes Abendlicht getaucht, als die beiden Gelehrten endlich ihren Tee genießen und Grundsätzliches besprechen. »Das Heilen von Krankheiten ist eigentlich schon der dritte Schritt der therapeutischen Methoden des Ayurveda«, doziert der Vedja, »davor stehen die beiden Hauptziele: Gesundheit erhalten und die Gesundheit der Gesunden fördern.« Ammon weiß, dass dieser Präventivgedanke gar nicht hoch genug eingeschätzt werden kann. Als Präsident der Deutschen Diabetes-Gesellschaft hatte er es nur allzu oft mit einem unverantwortlichen Umgang der Menschen mit ihrer eigenen Gesundheit zu tun: »In unserer pharma-gläubigen westlichen Welt denken viele, sie müssten nicht auf sich achten und einfach nur die richtige Pille schlucken. Diese Einstellung kostet unser Gesundheitssystem jährlich Milliarden.« Dr. Bhardwaj winkt lächelnd ab: »Das könnten wir uns gar nicht leisten!«

Doch wie wird der Präventivgedanke umgesetzt, wie erhält der Ayurvede seine Gesundheit? Der Vedja deutet auf den Kräutergarten: »Ein ganz entscheidender Punkt ist die richtige Ernährung. Damit das Gleichgewicht der Dridoshas gewahrt bleibt, muss dem Organismus ausgewogene Nahrung zugeführt werden, die kleine Ausreißer am besten gleich wieder ausgleicht.« Als Beispiel führt Dr. Bhardwaj *Curcuma longa,* den Gelbwurz, an. Das Pulver aus seiner Wurzel ist nicht nur ein unverzichtbarer Bestandteil des indischen Currys, es hilft auch bei Verdauungsstörungen und hemmt Entzündungen im Magen-Darm-Trakt. Und wenn das gestörte Gleichgewicht nicht durch Nahrungszufuhr wiederhergestellt werden kann, greift man zu gegenteiligen Methoden. Wie man das im traditionellen Indien macht, erfährt der Professor, nachdem er die letzte Tasse Tee geleert hat: »Entweder wir lassen den Patienten erbrechen oder wir geben ein Abführmittel, um dem Körper das, was zu viel ist, zu entziehen. Besonders wirkungsvoll sind Einläufe mit Ölen oder Kräuterabkochungen. Auch der Aderlass wird bei uns noch praktiziert«, erzählt der Vedja genüsslich seinem Gegenüber, dem beim Gedanken an die geschilderten Methoden der ein oder andere Schauer über den Rücken jagt. Für heute hat Professor Ammon genug gehört.

▲ *Als Gewürz geschätzt, als Heilmittel kaum bekannt – der Gelbwurz, wichtige Grundlage des Currypulvers*

Die Kräuterküche

Nach knapp zwei Stunden Fahrt erblickt Hermann Ammon am nächsten Morgen die gewaltigen Mauern der Stadt Nagaur. Es müssen kriegerische Zeiten gewesen sein, früher hier in Rajastan, und auch heute fällt der Blick durch eines der mächtigen Stadttore als Erstes auf einen Marktstand, auf dem Dolche und Schwerter feilgeboten werden. »Das Schwert wird heute nur noch als Zierrat für den Bräutigam bei der Hochzeit verwendet«, klärt Vedja Bhardwaj seinen Gast auf. Doch die beiden haben den Weg nach Nagaur nicht angetreten, um auf den Spuren der kriegerischen Vergangenheit zu wandeln. Sie wollen den Basar der Altstadt besuchen, denn dort gibt es nach Ansicht des indischen Arztes den mit Abstand besten Händler für ayurvedische Rohprodukte. Dessen Schätze will er dem neugierigen Deutschen präsentieren. Ein Freund des Vedja erwartet die beiden bereits am Eingang zum Basar. Das ist auch gut so, denn in dem labyrinthischen Gassengewirr, das von einkaufenden Menschen, klingelnden Fahrrad-Rikschas, ächzenden Kameltransporten und marktschreienden Händlern wimmelt, hat ein Fremder in kürzester Zeit jegliche Orientierung verloren. Zielsicher steuert der Führer ein unscheinbares Geschäft tief im Innern des Basars an.

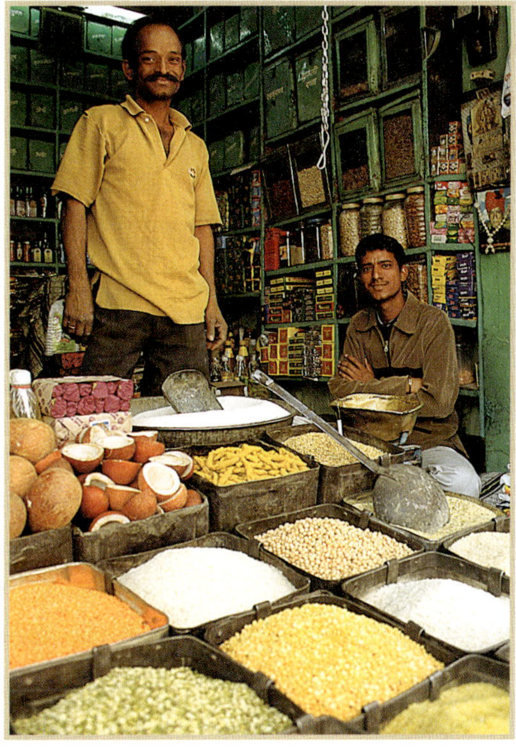

▲ *Es gibt fast nichts, was es bei ihnen nicht gibt – die Kräuterhändler in Nagaur*

Vor dem Laden, der nur aus einem langen dunklen Lagerraum besteht, sitzt ein Mann mit einer einfachen Handwaage. Im hinteren Teil des Raumes erkennt man im schwachen Schein einer zwanzig-Watt-Glühbirne Säcke und Blechkanister, die sich bis unter die Decke stapeln. Bhardwaj fragt nach Sarpagandha, dem Wundermittel gegen Wahnsinn. Mit einem bedachten Griff hinter sich befördert der »Drogenhändler« eine Hand voll getrockneter Wurzeln in seine Waage. Den Einwand des deutschen Professors, er wolle noch nicht gleich kaufen, sondern erst einmal in Ruhe schauen, überhört der geschäftstüchtige Rajpute geflissentlich – sein Laden ist ja schließlich kein Museum. Während der Vedja weitere Heilmittel ordert, nimmt Ammon die Wunderwurzel genauer unter die Lupe. Sein Verdacht bestätigt sich nach kurzer Prüfung: Bei Sarpagandha handelt es sich um die *Rauwolfia serpentina,* einen Strauch der so genannten Hundsgiftgewächse.

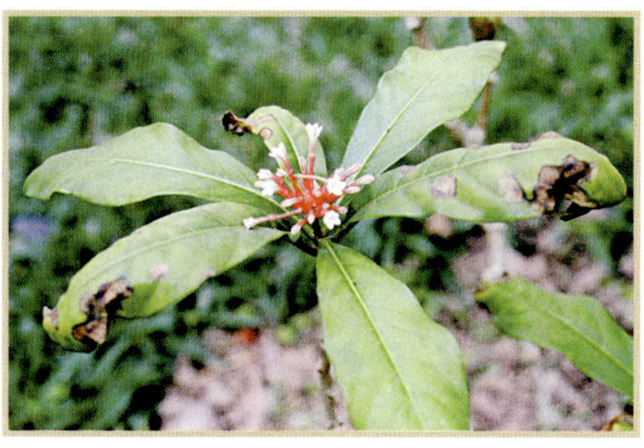

▲ *Gegen Wahnsinn und Bluthochdruck ist ein Kraut gewachsen – die Rauwolfia Serpentina*

In der Pharmazie der fünfziger Jahre des vorigen Jahrhunderts spielte das darin enthaltene Alkaloid Reserpin eine wichtige Rolle: Mit diesem Stoff konnte Schizophrenie erstmals wirkungsvoll behandelt werden. »Tausende Patienten durften damals die Nervenheilanstalten verlassen, Reserpin war ein Segen«, erklärt der Tübinger Pharmakologe seinem indischen Begleiter. Ein Nebeneffekt des Stoffes sollte noch mehr Menschen im Westen Linderung bringen: Er wirkt blutdrucksenkend. Mit der *Rauwolfia serpentina* ist für Ammon ein weiterer Beweis für die pharmakologische Wirksamkeit einer indischen Heilpflanze erbracht, doch er will natürlich noch mehr wissen.

Der Vedja ordert Punarnava. Aus der dunklen Tiefe des Raumes erscheint der Gehilfe des Kräuterhändlers mit einem Bündel dünner Äste mitsamt ihren Blättern. Gekocht wirkt der Saft gegen Nierensteine, verrät Dr. Bhardwaj dem interessierten Pharmakologen, der mittlerweile von einigen dutzend Neugierigen umlagert ist. In den Basar von Nagaur verirren sich nämlich nur selten Touristen und wenn, dann finden sie sicher nicht den Weg zum Geschäft von Vigram Singh. Von dem will der deutsche Professor wissen, woher er all seine Schätze bezieht. »Einige Bauern pflanzen gezielt Medizinpflanzen an«, antwortet Singh zurückhaltend, »aber ich werde meistens von Sammlern beliefert, die ihre frische Ware zu mir auf den Basar bringen. Einige Stoffe kommen auch von weit her, denn die klimatischen Bedingungen sind in einem so großen Land wie Indien nicht überall gleich.«

Um seine Aussage zu untermauern, erzählt der Händler die Legende vom Affen Hanuman, der einen ganzen Berg mit all seinen Pflanzen aus dem Himalaya in die Ebene brachte, um einen verwundeten Freund zu retten. »In den Bergen wachsen bekanntlich vorzügliche Heilkräuter«, erläutert Singh, »und die Tibeter verstehen sich meisterlich darauf, diese Pflanzen in Medizin zu verwandeln.« Seit der chinesischen Invasion flohen viele Menschen über die eisigen Gipfel des Himalaya nach Indien, allen voran ihr Oberhaupt, der Dalai Lama. Mit ihnen kamen Ärzte, die nicht nur altes Heilwissen zurückbrachten, sondern auch neue Pflanzen einführten, die mit der Zeit auch im Ayurveda Verwendung fanden.

▾ Farbenprächtige Gebetsmühlen am Eingang des Klosters des Dalai Lama im nordindischen Dharamsala

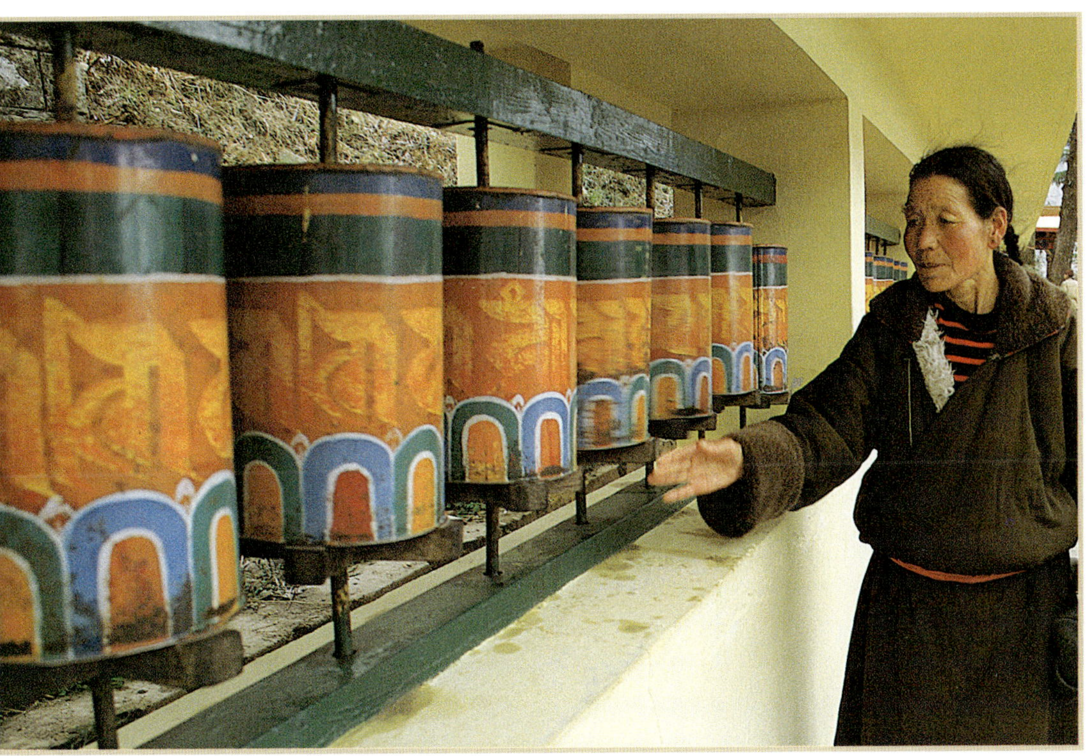

In Dharamsala, an den Abhängen des Himalaya, hat Seine Heiligkeit der Dalai Lama sein Exil genommen und 1961 das Men-Tsee-Khang-Institut gegründet. Hier werden zukünftige Ärztegenerationen ausgebildet, ein Krankenhaus unterhalten und Medikamente hergestellt. Mit dem Verkauf der tibetischen Medizin wird das Institut finanziert, Arme und Bedürftige bekommen die Behandlung in der Klinik umsonst. Die Mönche des Klosters werden ebenso kuriert wie Besucher aus der ganzen Welt, die in der tibetischen Medizin eine Alternative entdecken. Der abgelegene Ort im Norden Indiens wurde so zu einem Mekka für Menschen verschiedener Rassen und Religionen, die der »Glaube« an die Naturmedizin Tibets vereint. Die Ausbildung der Ärzte ist eine langwierige Angelegenheit. Dabei lernt der Student anhand von Bildtafeln die Grundzüge, das theoretische Gebäude der Heillehre. Es ist nicht ungewöhnlich, dass dabei mehrere Jahre verstreichen, bis der Eleve ein Bild gänzlich durchschaut hat und dann erst zum nächsten weitergehen darf. Ebenso schwierig ist die Kunst der Medizinherstellung. Ihr Geheimnis wird von den Mönchen streng gehütet. Nur wenige haben Zutritt zur Apotheke des Men-Tsee-Khang. Einer von ihnen ist der Leibarzt des Dalai Lama, Dr. Tsewang Tamdin. Er verrät nur so viel: »Es gibt Parallelen zu Ayurveda, doch die Pflanzen aus den Hochlagen des Himalaya haben eine ganz andere Potenz als die Heilpflanzen im Tiefland. Das muss man beachten. Auch spielt die Astrologie eine wichtige Rolle in unserem Verständnis der Heilkunst.« Es gibt ein eigenes astrologisches Department am Institut, das die Lehre des Shri Kalachakra Tantra verbreitet, das auf Buddha selbst zurückgeführt wird. Erst nach einem fünfjährigen Studium und zwei Jahren Lehre darf man sich »Tibetischer Astrologe« nennen. Unser Gespräch mit Dr. Tamdin wird jäh unterbrochen – ein Notruf aus Neu-Delhi lässt ihn zu einem bereitstehenden Helikopter eilen. »Eine sehr hoch stehende Persönlichkeit benötigt meine Hilfe«, erklärt er knapp, dann entschwindet er in den Wolken verhangenen Himmel.

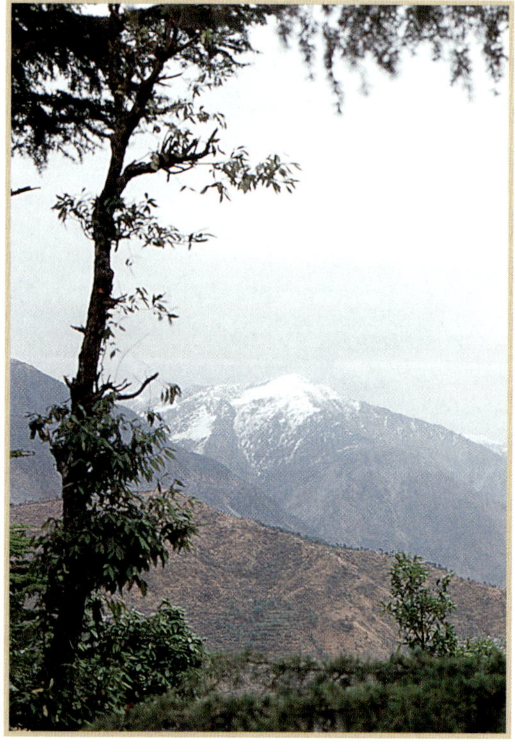

▲ *Über die eisigen Höhen des Himalaya gelangte das medizinische Wissen der Tibeter nach Indien*

Wundermittel Weihrauch

»Der Weihrauch kommt doch auch aus dem Norden«, erinnert sich Hermann Ammon an seinen früheren Besuch in Indien; seither hat dieser beinahe schon mythische Stoff den Wissenschaftler nicht mehr losgelassen. Kaum hat der Vedja das Gummiharz des Indischen Weihrauchbaums, Salai guggal, geordert, hält der Händler schon eine große, verbeulte Blechbüchse in der Hand: »Wie viel?« Ein Pfund sollte genügen, meint der Arzt, und erkundigt sich interessiert nach der Herkunft der kieselsteingroßen, braun- bis bernsteinfarbenen Harzbrocken. Die letzte Lieferung kam mit einigen Wochen Verspätung, berichtet Händler Singh, weil in Jammu, wo dieser Guggal gewonnen wird, Ausnahmezustand herrscht. Die Grenzregion zu Pakistan ist vom Kaschmir-Konflikt unmittelbar betroffen, immer wieder erschüttern Terroranschläge die Gegend. »Die Vorräte an Salai guggal werden langsam knapp«, verrät Vigram Singh, und weist bei dieser Gelegenheit gleich mehr oder weniger diskret auf den gestiegenen Preis hin.

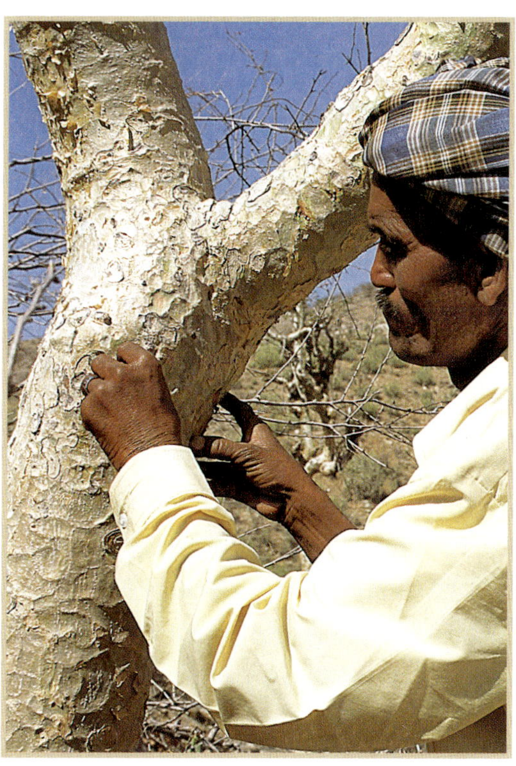

▲ *Auf das Harz kommt es an: Ein Sammler ritzt die Rinde eines Weihrauchbaums an*

Den deutschen Pharmakologen interessiert jedoch weniger die Herkunft als viel mehr, wofür der Vedja den Weihrauch benutzt, und der Ayurvede sprudelt sofort los: Bei Erkrankungen der Atemwege, Störungen des Nervensystems, Problemen im Magen-Darm-Bereich, ja sogar bei Frauenbeschwerden ist das Salai guggal ein unverzichtbarer Bestandteil der ayurvedischen Behandlung. Ammon lässt sich etwas von dem Harz verpacken, das seit tausenden von Jahren in östlichen Kulturkreisen als Heilmittel eingesetzt wird. Zurück in Tübingen, will er dem Weihrauch im Labor mit modernsten chemischen Analysemethoden sein pharmakologisches Geheimnis entlocken.

Schwer beladen treten die beiden den Heimweg vom Basar in Nagaur an. Bunt gekleidete Frauen aus der angrenzenden Wüste Thar geben dem Ort ein beinahe magisches Flair, von dem Ammon sich anstecken lässt. Das Gefühl, mit dem Weihrauch eine wichtige Entdeckung für unsere moderne westliche Medizin gemacht zu haben, begeistert den sonst so nüchternen Naturwissenschaftler. Doch Vedja Bhardwaj versetzt den euphorischen Gedanken von Hermann Ammon rasch einen Dämpfer, als er seinem Kollegen auf der Fahrt nach Jodhpur die Prinzipien der ayurvedischen Medizinherstellung erläutert. Typisch altindisch ist das Kombinieren von verschiedenen Pflanzen oder pflanzlichen Substanzen in den ayurvedischen Rezepten, denn die medizinische Wirkung entsteht gerade im Zusammenspiel der einzelnen Komponenten. Der Gegensatz zu unserer westlich-modernen Pharmazie könnte nicht größer sein. In Deutschland wird ein Medikament nur zugelassen, wenn es einen Wirkstoffnachweis für jede einzelne Komponente des Präparates gibt. Wer weiß, ob das auf die verschiedenen ayurvedischen Rezepturen mit Weihrauch auch zutrifft …

▸ Was anmutet wie eine Hexenküche, ist die Produktionsstätte eines Pharmaunternehmens, das ayurvedische Medikamente nach den uralten Rezepturen herstellt

KURZ VOR JODHPUR lässt der alte indische Arzt den Wagen in einen staubigen Feldweg einbiegen. Er wolle ihm noch kurz zeigen, wie in Indien Medizin gemacht wird, beruhigt er den irritierten Professor. Bald wird die Straße wieder besser, und der Geländewagen der beiden Forschungsreisenden in Sachen Ayurveda hält vor einem schmucklosen Neubau in einem Gewerbegebiet. Mit Rosen werden die Überraschungsgäste empfangen – Blumen sind ein traditioneller Willkommensgruß in Indien. Vedja Bhardwaj kennt den Direktor der Firma Dhariwal Industries gut. Ohne große Umschweife werden sie in die Produktionshalle geführt, wo in großem Stil ayurvedische Präparate hergestellt werden, von einem schmerzlindernden Öl für Rückenprobleme oder Tennisarm bis hin zu Pillen gegen Bluthochdruck. Im Lagerraum werden gerade Säcke mit den begehrten Rohstoffen der Natur angeliefert. Es sieht aus wie im Laden von Vigram Singh, nur zehnmal so groß. In der Halle weckt ein schwerer, von einem Gasbrenner befeuerter Kupferkessel die Aufmerksamkeit der Besucher. Die geheimnisvolle Brühe muss zehn Stunden vor sich hin kochen, ein Mann rührt ständig

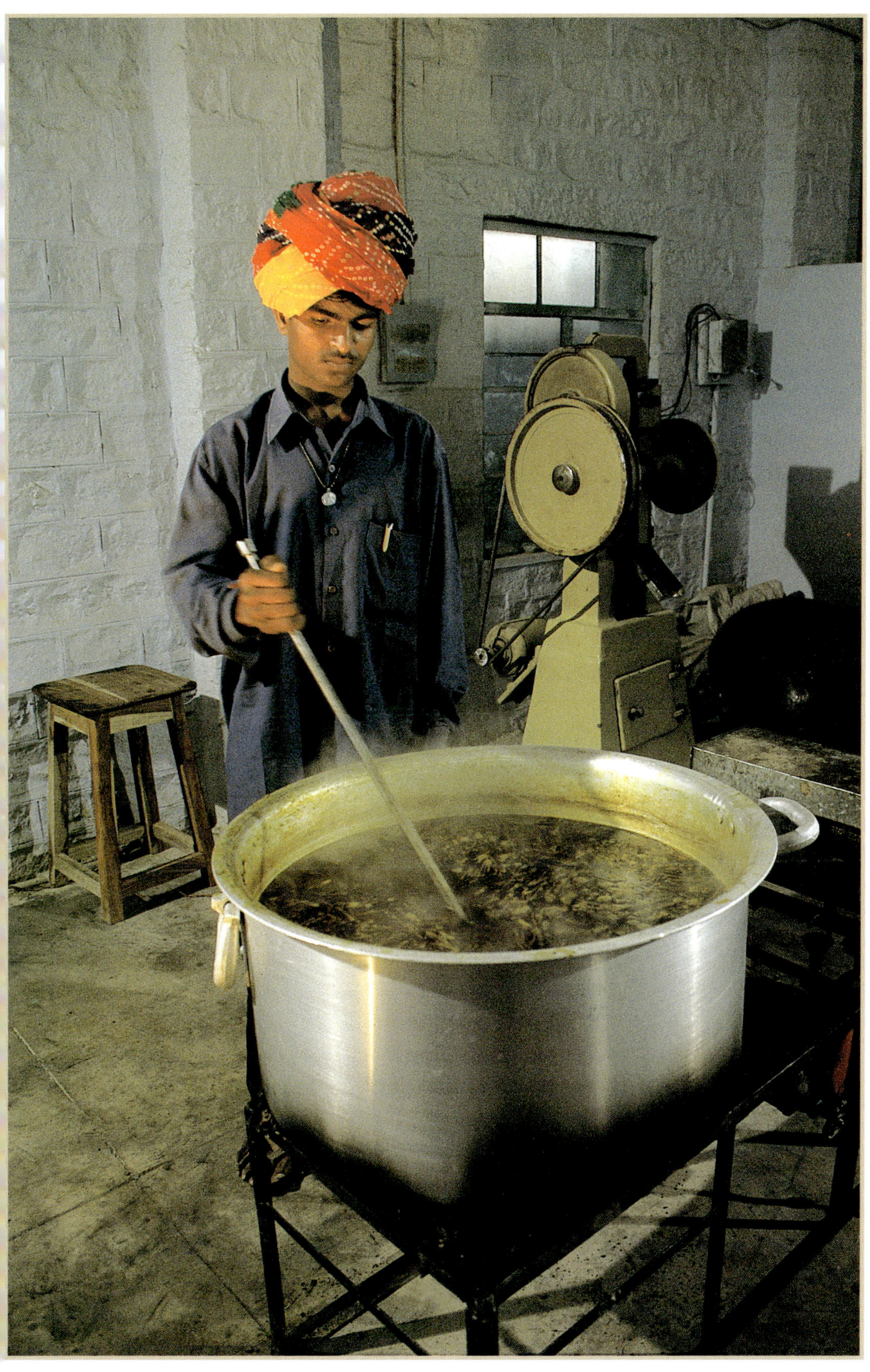

um. Was genau in diesem Kupferkessel brodelt, will der Direktor nicht preisgeben. »Wir haben keine Patente auf unsere Arzneien, deshalb müssen wir das Betriebsgeheimnis besonders hochhalten«, entschuldigt er sich.

An einem Tisch am Fenster dreht eine Frau mit der Hand Pillen. »Das habe ich auch noch gemacht, als ich Anfang der Fünfziger Praktikant in einer Apotheke war«, erzählt der Tübinger Professor. »Bei uns wird das so nur noch in Ausnahmefällen gemacht«, erwidert der Direktor, »wenn wir Sonderbestellungen mit sehr kleinen Chargen haben. In der Regel werden all unsere Pillen maschinell produziert!« Wie komplex die Zusammensetzung der einzelnen Arzneien sein kann, erklärt er seinen Besuchern am Beispiel eines schmerzlindernden Öls, das bei Rheuma, Schnittwunden, Verbrennungen und sogar Schlangenbissen hervorragend helfen soll. Es besteht aus nicht weniger als 41 Bestandteilen, die meisten davon sind pflanzlich. Da ist es natürlich schwer zu sagen, welcher Stoff für die spezifische Wirkung zuständig ist, meint der Tübinger Professor, und erinnert sich an den Satz des Vedja: »Nur im perfekten Zusammenspiel der einzelnen Komponenten ergibt sich die medizinische Wirkung.«

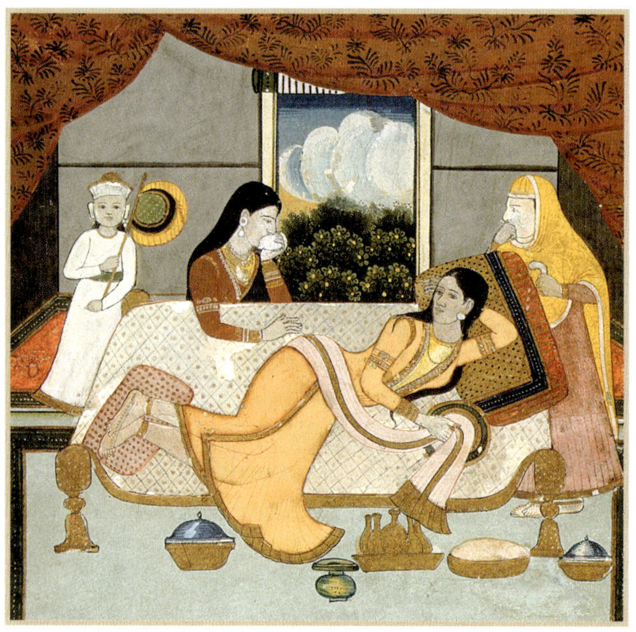

▲ *Auch in der Frauenheilkunde wird Weihrauchharz bei verschiedenen Leiden angewandt*

ZURÜCK IM HOTEL, begibt sich Ammon auf eine weitere Erkundungsreise in Sachen Weihrauch. Der Vedja hat ihm ins Englische übersetzte und kommentierte Sammlungen von Sanskrit-Texten zum Studium gegeben. Schon in der berühmten »Charaka Samhita« aus dem 7. Jahrhundert vor Christus wird Ammon fündig. Das Harz und die Rinde des indischen Weihrauchbaums werden als Heilmittel erwähnt. Weitaus ergiebiger ist eine Quelle jüngeren Datums, das »Bhava Prakash«, das sehr konkrete Hinweise auf Heilwirkungen enthält. Der Autor, ein berühmter Arzt, der um das Jahr 1500 durch die erfolgreiche Behandlung von Syphilis bekannt wurde, berichtet zunächst von den verschiedenen Anwendungsarten des Weihrauchharzes. Sie reichen von der Inhalation des Rauches über die orale Einnahme bis hin zu Einläufen und Vaginal-Verabreichungen. Auch als Niesmittel und Badezusatz wird das Salai guggal empfohlen. Noch länger ist die Liste der Gebrechen und Krankheiten, die mit dem Wundermittel Weihrauch therapiert werden können. Der Pharmakologe bringt sie in eine Systematik und listet zuerst die positiven Wirkungen auf das Nervensystem auf: Bei Tollheit, Ohnmacht, Epilepsie soll eine Abkochung des Harzes geschluckt werden, die auch »die Dämonen vertreibt«. Im Magen-Darm-Trakt lindert dasselbe Mittel Durchfall, Erbrechen und »schlimme Winde«. Für die Atemwege notiert sich Ammon die Abkochung, ebenso die Inhalation des Rauchs bei Husten, Heiserkeit, Schnupfen, Atemnot und zur Lösung von Schleim. Damit noch nicht genug, auch auf der Haut soll das Weihrauchharz wirken, Juckreiz bis Schuppenflechte können mit ihm behandelt werden. Als der Autor schließlich zum Thema Frauenheilkunde kommt, wird unser Forscher doch etwas skeptisch: Eine entzündungshemmende Wirkung bei Uteruserkrankungen kann er sich ja noch vorstellen, doch wie die oral eingenommene Abkochung helfen soll, »unfruchtbare Frauen eines Sohnes teilhaftig zu machen«, will ihm nicht in seinen naturwissenschaftlich vorgebildeten Kopf.

Erleichtert registriert er dann die etwas handfesteren Aussagen über die Zubereitungsarten des Harzes: Die Abkochungen erfolgen zumeist in Wasser oder Öl und werden dann mit Honig, Sesamöl und Ziegenmilch vermischt. Und natürlich werden bei jeder Rezeptur wieder andere Pflanzenextrakte zugegeben, aber das hat Hermann Ammon ja schon auf dem Kräuterbasar von Nagaur erfahren. Auch die Anwendung in Pulverform ist für ihn nachvollziehbar, ebenso in Salben und Tran. Genüsslich nippt der Professor an seinem Glas Whisky, als er die letzte Zubereitungsform des Harzes studiert: eine Weihrauchharzpaste, die mit Reisbranntwein und saurem Gerstenschleim angerührt wird.

Ein ganz besonderes Harz

Prof. em. Dr. med. H.P.T. Ammon, Universität Tübingen

Der Indische Weihrauch wächst nur in der freien Natur, meist im Gebirge auf kargen, trockenen Böden. In abgelegenen Tälern von Madhya-Pradesh, Rajastan und Zentral-Andra-Pradesh, wo die Straßen sich irgendwann zu Trampelpfaden für Kamele verwandeln, suchen Harzsammler nach Gewinn versprechenden Bäumen. Mit einem Messer bewaffnet ziehen sie oft tagelang von Hang zu Hang, um die Rinde der einzeln stehenden Gewächse geschickt anzuritzen. Die Kunst liegt darin, an möglichst vielen Stellen genügend austretendes Harz zu bekommen, das in der sengenden Sonne zu Klumpen auskristallisiert. Danach muss das »klebrige Gold« nur noch eingesammelt werden. Hört sich einfach an, ist aber ein mühsames Geschäft. Oft stehen die Bäume weit auseinander in unwegsamem Gelände. Tagelange Fußmärsche sind nötig, um am Ende ein Kilogramm Harz zum Zwischenhändler in die nächste Stadt zu bringen. Dort wird das Salai guggal in Spezialläden feilgeboten. Trotz der mühsamen Prozedur ernten die Inder jährlich etwa 800 bis 1000 Tonnen des wertvollen Rohstoffs.

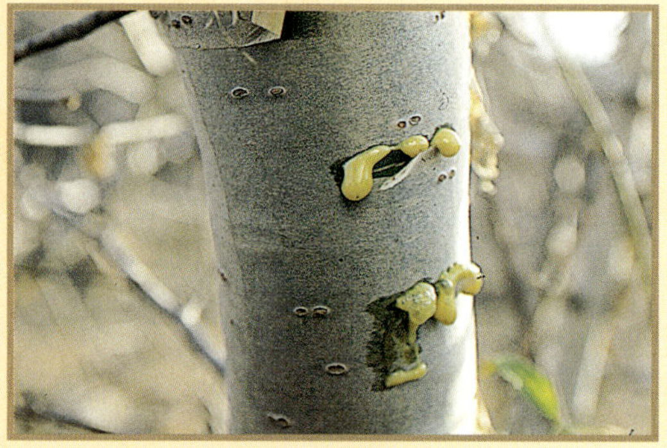

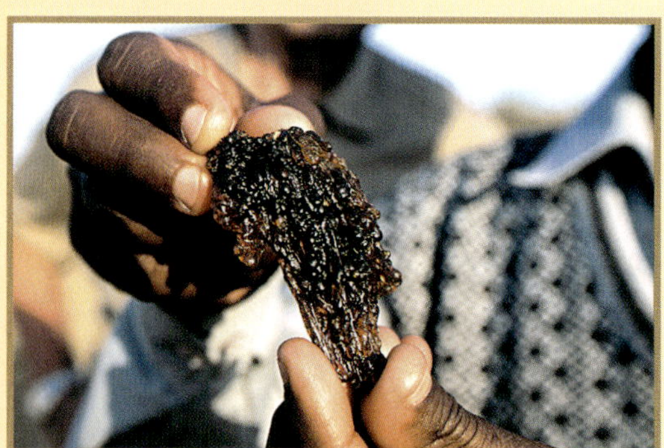

▲ Harzige Milch tritt aus der Rinde aus (oben). Kurz getrocknet, fertig ist der Klumpen Weihrauchharz (unten)

▸ Der Indische Weihrauchbaum

Der Weihrauchbaum *Boswellia serrata,* benannt nach einem englischen Botaniker, gehört zur Pflanzenfamilie der Balsamgewächse *(Burseraceae)*. Weitere *Boswellia*-Arten, die ebenfalls Weihrauchharz liefern, kommen vor allem in Arabien und Afrika vor, so in Somalia *(Boswellia carteri, Boswellia frereana, Boswellia sacra),* Nubien und im Jemen. Dort bezeichnet man das Harz als Olibanum. Es besteht bei allen Arten, egal, ob nun afrikanisch, arabisch oder indisch, aus Schleim, Reinharz und ätherischem Öl, nur die quantitative Zusammensetzung der drei Bestandteile ist unterschiedlich.

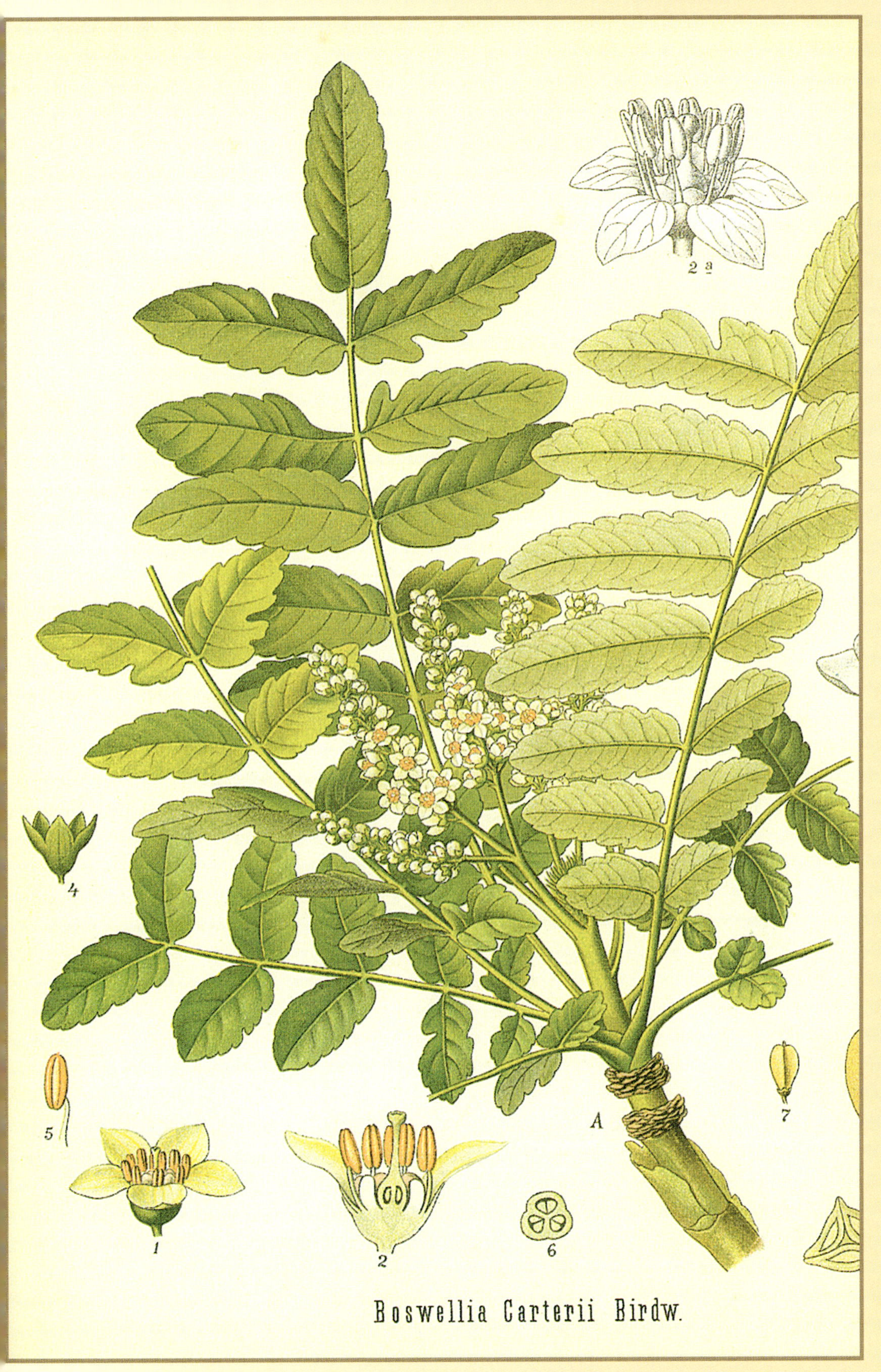

Boswellia Carterii Birdw.

Anwendung in der traditionellen indischen Medizin

Die Anwendung von Salai guggal in der ayurvedischen Medizin basiert auf der Wissenschaft vom gesunden Leben: der Erhaltung und Förderung von Gesundheit und der Heilung von Krankheiten unter Einbeziehung der drei Grundprinzipien des Lebens – **Vata**, **Pitta** und **Kapha** – und deren Zuordnung zu den fünf Elementen Erde, Wasser, Feuer, Luft und Himmel. Entscheidend für die Gesundheit des Patienten ist die Balance zwischen den ***Dridoshas***, die mit Hilfe therapeutischer Maßnahmen wieder hergestellt werden kann.

Indischer Weihrauch wird bei so genannten **Vata**-Erkrankungen eingesetzt, bei denen das **Vata**-Prinzip (Himmel und Luft) über-, die **Pitta**- und **Kapha**-Prinzipien (Erde, Feuer, Wasser) aber unterrepräsentiert sind. Um eine Balance zu erreichen, müssen **Pitta**- und **Kapha**-Elemente zugeführt werden. Nach dem ***Rasa***-Prinzip, das die Geschmacksqualität des substituierten Stoffes anzeigt, ist Indischer Weihrauch herb und bittersüß. Ein Zeichen, dass hier insbesondere die beiden Elemente Erde und Wasser vertreten sind. Was die ***Guna***-Eigenschaften anbelangt, so fühlt sich Weihrauch leicht und trocken an, der Geschmack nach der Verdauung wird als scharf bezeichnet, was den Elementen Feuer und Luft entspricht. Diese Elemente, die die **Pitta**- und **Kapha**-Prinzipien symbolisieren, werden mit Hilfe von Salai guggal bei **Vata**-Erkrankungen zugeführt, um das gestörte Gleichgewicht innerhalb der ***Dridoshas*** wiederherzustellen.

In den Schriften des berühmten Charaka Samhita (1.–2. Jahrhundert n. Chr.) und im »Bhava Prakash« (um 1500 n. Chr.) finden wir Indischen Weihrauch wie folgt oral verabreicht:

- *Bei Erkrankungen im Bereich des Nervensystems wie*
    - *Tollheit*
    - *Ohnmacht*
    - *Epilepsie*
    - *Verwirrtheit*
    - *Wahnsinn*

◆ *Bei Erkrankungen des Magen-Darm-Trakts werden Abkochungen verwendet zur Behandlung von*

- *Durchfall*
- *Blähungen*
- *Stuhlverhaltung*
- *Erbrechen*
- *verfärbtem Stuhl*

◆ *Die Inhalation von Rauch, die dem Wohlbefinden und der Schleimlösung dient, aber auch die orale Gabe von Abkochungen werden herangezogen zur Behandlung von*

- *Husten*
- *Heiserkeit*
- *Schnupfen*
- *Atemnot*

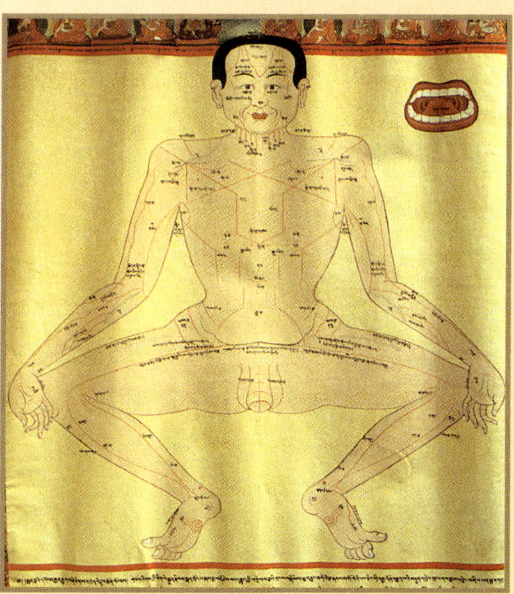

▲ Der »gläserne Mensch« der tibetischen Medizin

◆ *In der Frauenheilkunde findet Salai guggal Verwendung bei Uteruserkrankungen sowie bei der Behandlung von Geschlechtskrankheiten*

◆ *Eine dermatologische Wirkung erzielt man etwa bei Schuppenflechte und Juckreiz.*

Eine Übertragung der Philosophie der ***Dridoshas*** auf die moderne Medizin ist nicht ganz unproblematisch. Diese Form der ayurvedischen Medizin wurde vor tausenden Jahren etabliert, als die Kenntnisse über Aufbau und Funktion des Körpers, Gesundheit, Krankheiten und Therapien, wissenschaftlich gesehen auf dem Nullpunkt waren. Man müsste also die behandelten Symptome bestimmten Krankheiten moderner Art zuordnen und prüfen, ob die Wirkstoffe im pharmakologischen Experiment greifen. Dabei ergibt sich wiederum das Problem, dass es sich bei ayurvedischen Rezepturen häufig um Mischungen verschiedener Drogen – meist nach Kriterien der Elementsubstitution – handelt, und daher die Zuordnung des therapeutischen Erfolgs zu einer bestimmten einzelnen Droge schwierig ist.

5000 Jahre altes Wissen als Studienfach

Ortswechsel. Es ist noch finstere Nacht, als in den leeren Straßen von Varanasi ein seltsamer Gesang erklingt. Begleitet von Trommeln und Glockenspiel erscheint eine Pilgergruppe aus dem Nichts der Dunkelheit. Ihr Ziel sind die Ghats, die Terrassen am heiligen Fluss der Inder, dem Ganges. Im milden Licht der ersten Sonnenstrahlen beginnen die gläubigen Hindus mit ihren zeremoniellen Waschungen. Wenn sie damit fertig sind, lassen sie Lotusblüten, ge-

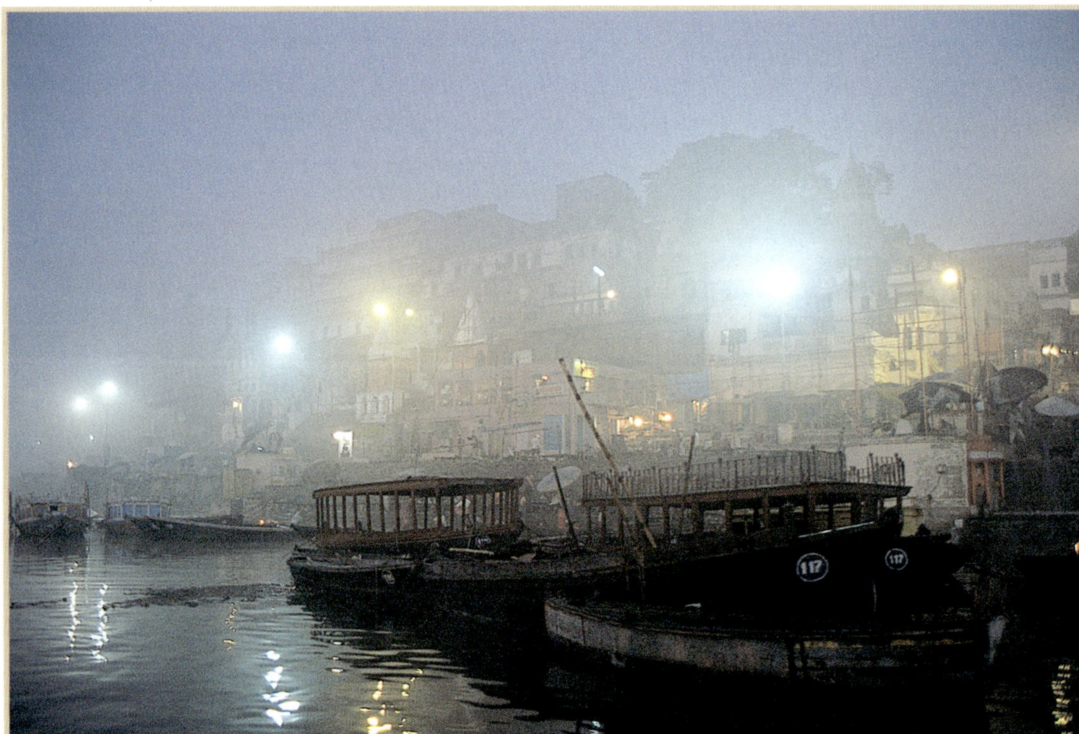

▲ *Ein magischer Ort – die Ghats von Varanasi am heiligen Fluss Ganges*

tragen von einem kleinen Blätterschiff, auf den Wellen des mächtigen Stroms hinausgleiten. Sie sollen ihre Bitten und Wünsche zu den Göttern bringen. Eine Szene würdevoller Ruhe, die ein Gefühl der Einheit von Seele und Welt vermittelt, das selbst durch die vielen Touristenboote nicht gestört wird. Die Teleobjektive der Amerikaner, Japaner, Russen und Deutschen erfassen nur das farbenprächtige Treiben unzähliger Pilger, doch wer sich etwas mehr Zeit nimmt, wird etwas von der Magie dieses Ortes spüren.

Hermann Ammon besucht die rituellen Waschungen im Morgengrauen an den Ghats, wann immer er Zeit dazu hat. »Man muss versuchen, der Psyche der Menschen und ihrem Glauben näher zu kommen, wenn man die Heilmethoden des Ayurveda wirklich verstehen will«, erklärt er uns auf dem Weg zur Benares Hindu University. Dort wird die altindische Heilkunst als Studienfach gelehrt. Im Garten der medizinischen Fakultät werden die überlieferten Heilpflanzen gehegt und gepflegt. Eine grüne Schatzkammer, denn viele Arten wachsen nur noch hier hinter den Universitätsmauern, wo sie die Zeit der Missachtung des Ayurveda durch britische Kolonialbeamte überlebt haben. Der Professor aus Deutschland ist hocherfreut, die in den Büchern beschriebenen Heilpflanzen endlich in natura zu Gesicht zu bekommen. Und der Stolz des indischen Botanikers, dass ein Gelehrter aus einem fernen Land sich für seine *Rauwolfia,* sein Curcuma, sein Basilienkraut und seinen Tamarindenbaum interessiert, ist ebenfalls nicht zu übersehen. Auch ein Weihrauchbaum findet sich natürlich im Arboretum von Benares, doch die schönsten Exemplare wachsen wild, im Norden, erzählt der Hüter der Ayurvedapflanzen.

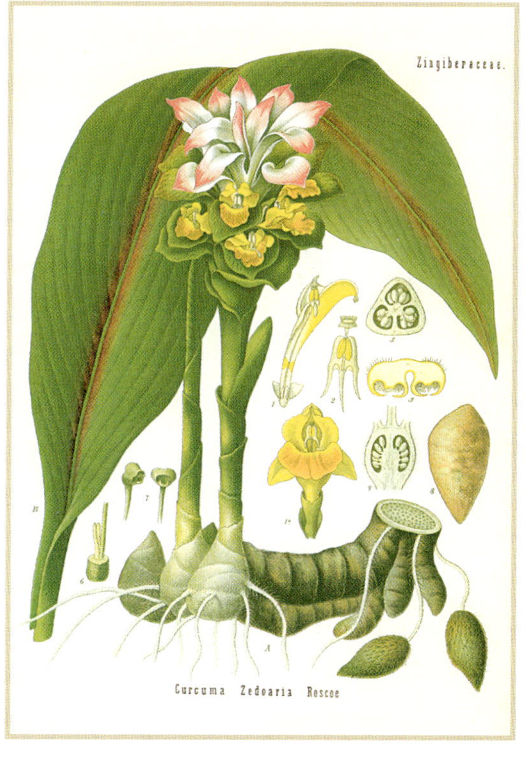

▲ *Blätter, Blüten und Wurzeln des Curcuma – eine traditionelle Heilpflanze des Ayurveda*

Nach dem Garten steht ein Besuch der Uni-Klinik auf dem Programm. Eine junge Ärztin führt uns durch die verschiedenen Behandlungsräume: »Die Therapie beginnt in diesen viereckigen Kästen mit einer Schwitzkur; danach werden die Patienten massiert und mit warmem Reis abgerieben.« Dieses Vorspiel kulminiert in einem Raum, in dem den Patienten ein Brechmittel und mehrere Liter Milch verabreicht werden. »Durch das Erbrechen entzie-

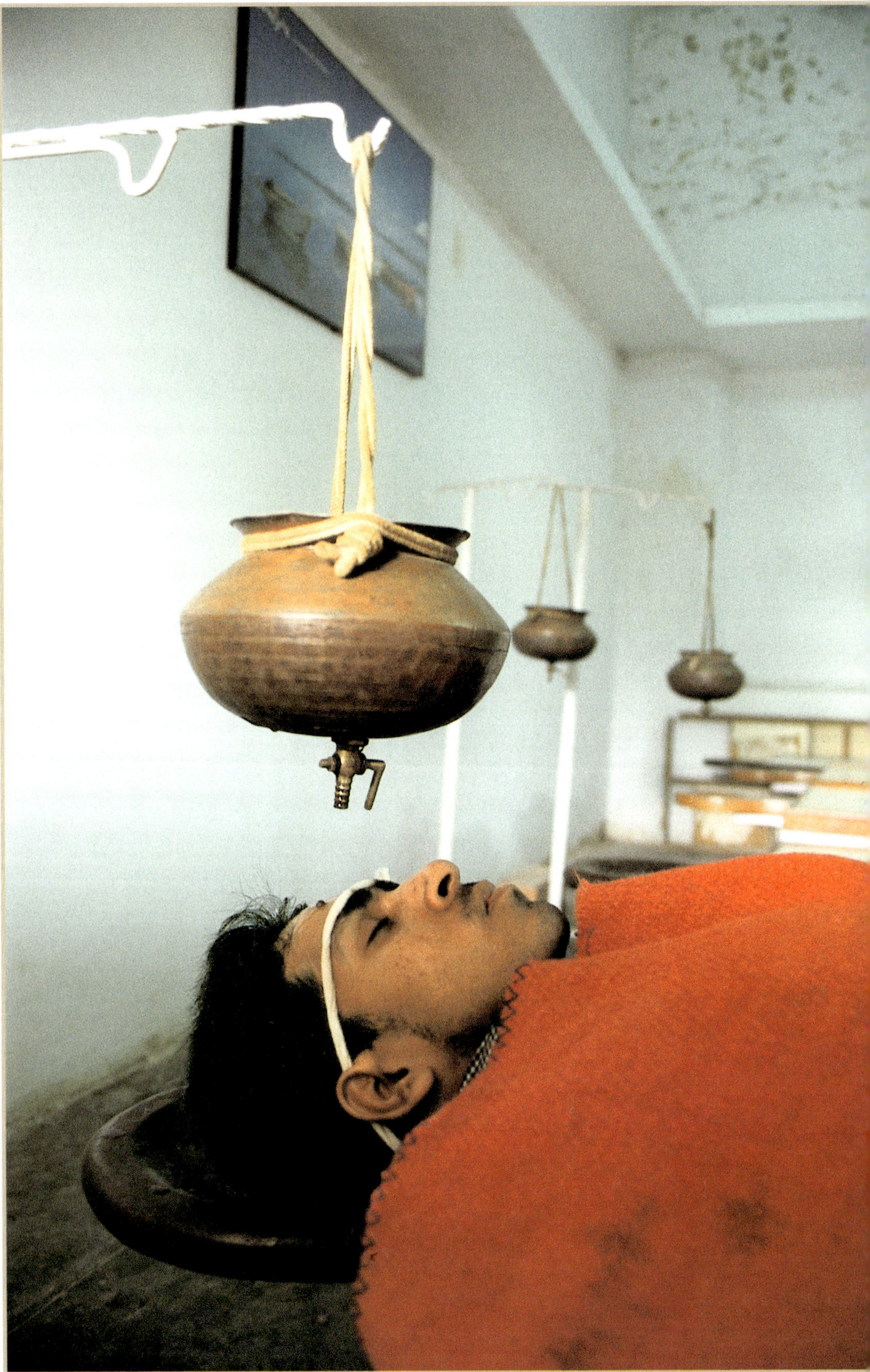

hen wir dem Körper ein zu viel vorhandenes Dosha«, doziert die Dame im weißen Kittel, und wir sind froh, dass wir die weiteren Ausführungen und das Finale der »Kotzkur« nur noch akustisch auf dem Flur der Klinik erleben.

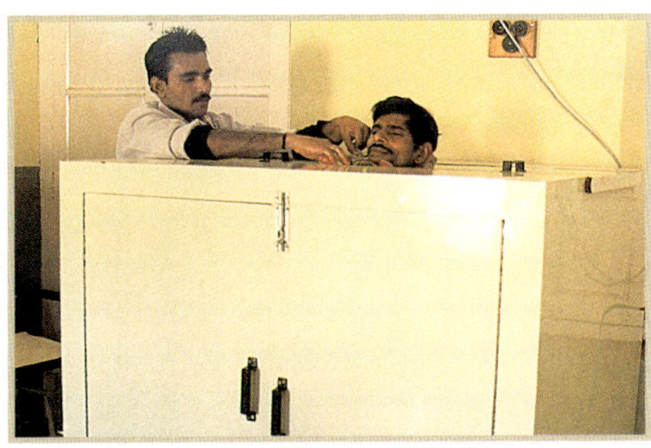

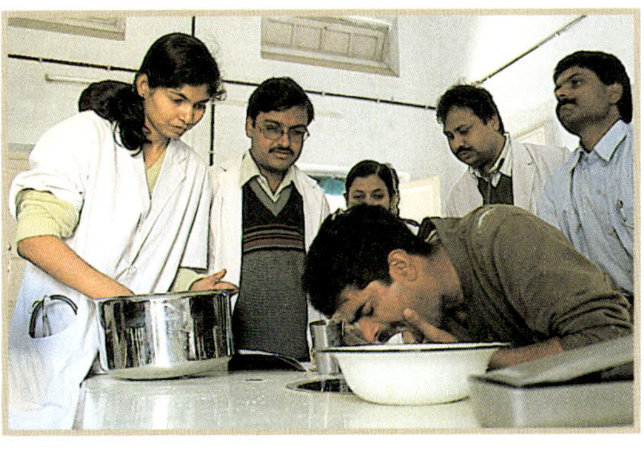

▲ Ayurveda, die sanfte Medizin? Im Schwitzkasten geht es oft bis an die Schmerzgrenze. Eine weit verbreitete Praxis ist es auch, einen Patienten erbrechen zu lassen (unten)

Professor Ammon ist von den doch recht handfesten Methoden der angewandten Ayurveda-Medizin schon etwas überrascht. Kennt man im Westen doch meist nur die sanfte Seite der als »Wellness-Medizin« verkauften exotischen Heilkunst. Doch jenseits von Dufttherapien und Ölmassagen arbeitet das ursprüngliche Ayurveda durchaus mit harten Praktiken. Neben Erbrechen und Klistieren berichtet die zierliche Ärztin vom äußerst schmerzhaften Zertrümmern von Gallensteinen mit der bloßen Faust, das noch vor wenigen Jahren praktiziert wurde. Ebenso befremdlich ist zumindest auf den ersten Blick der Einsatz von Giftkuren – bis heute wichtige Bestandteile der ayurvedischen Medizin. Zur Behandlung können nämlich grundsätzlich alle Pflanzen und Substanzen herangezogen werden – selbst das hochgiftige Quecksilber. »Es kommt nur auf die Dosierung an«, meint ein alter Ayurveda-Lehrer in der abschließenden Diskussion.

Ayurveda im OP

Unser Rundgang durch die Uni-Klinik ist eigentlich schon zu Ende, als Hermann Ammon eine lange Menschenschlange vor einem der Behandlungszimmer entdeckt. Auf seinen fragenden Blick führt uns die junge Ärztin an der Menschenmenge vorbei in ein dunkles Zimmer. Ein Leuchtkasten an der Wand taucht den Raum in fahles Licht, die daran festgeklemmten Röntgenbilder zeigen Dickdärme und deren Ausgänge. Ein bizarres Bild: Wie in einem Flussdelta

◂ Shirodara – Ölaufgüsse wie der Stirnguss sind feste Bestandteile der ayurvedischen Therapie

führen Kanäle vom Darm weg nach außen durch das Gesäß. »Analfisteln. Eine weit verbreitete Krankheit, gerade bei sozial niedrigen Schichten«, unterbricht ein Mann im grünen OP-Kittel, der unvermittelt hinter Ammon aufgetaucht ist, unser betretenes Schweigen. »Aus Mangel an Hygiene entstehen diese hochentzündlichen Nebenausgänge des Darms«, erklärt der Arzt, der sich als Professor Sahu vorstellt, »eine äußerst schmerzhafte Angelegenheit.« Was das mit Ayurveda zu tun hat, will der deutsche Professor wissen, und keine zwei Minuten später trägt er ebenfalls einen grünen Kittel und steht im OP.

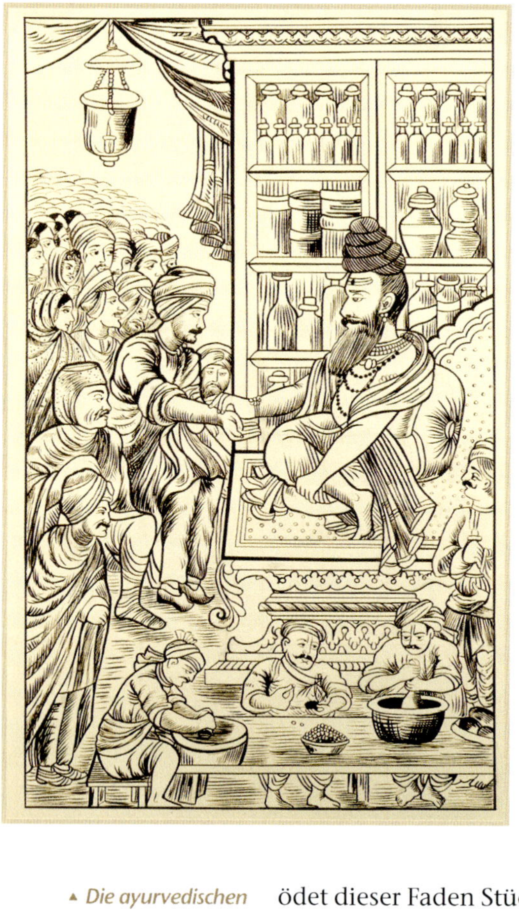

»Wir leisten hier Pionierarbeit auf dem Gebiet ayurvedischer chirurgischer Eingriffe«, erklärt Sahu, während er sich an die Arbeit macht und mit einer langen Nadel einen Faden durch die Analfistel des Patienten zieht. »Die Leute, die draußen warten, kommen heute alle noch dran, das ist Fließbandarbeit. An Spitzentagen haben wir über einhundert Eingriffe.« Mittlerweile ist das Ende des Fadens im »richtigen« Ausgang aufgetaucht, mit einem einfachen Knoten werden die beiden Enden verbunden, das Ganze nochmals desinfiziert, Pflaster drauf, fertig. Der Nächste bitte!

In einer Pause erklärt der Chirurg das Prinzip seiner neuen Behandlungsweise. »Der Clou ist der Faden, er erspart uns das Messer, mit dem gewöhnlich solche Fisteln herausgeschnitten werden. Schonend verödet dieser Faden Stück für Stück den unliebsamen Seitenkanal, bis er nach etwa zehn Sitzungen völlig verheilt ist.« Sahu zeigt Ammon Statistiken, die seine Behandlungserfolge belegen. »Außerdem ist dieser einfache Eingriff billiger als die chirurgische Methode mit dem Messer«, erklärt er dem Gast aus Deutschland, den nun natürlich dieser Wunderfaden interessiert.

▲ Die ayurvedischen Gelehrten waren hoch angesehen. Die Besten unter ihnen arbeiteten für die Fürsten und Könige

Aus einem großen Apothekerglas schüttet Sahus Assistent ein weißes Pulver auf den Tisch. Dann nimmt er einen Metallrahmen, der wie eine Harfe bespannt ist, zur Hand, benetzt die »Saiten« mit einer gelblichen Flüssigkeit und zieht sie anschließend durch das Pulver. Diesen Vorgang wiederholt er dreimal, bis jede Stelle des Fadens bedeckt ist. In einem vorgeheizten Trockenschrank werden die Rahmen dann noch einige Stunden aufgehängt, und fertig ist der »Wunderfaden«. Dass die verwendeten Substanzen aus Pflanzen gewonnen werden, überrascht Hermann Ammon natürlich nicht, doch als er hört, dass ein wichtiger Bestandteil ein Extrakt des Indischen Weihrauchharzes ist, kennt seine Neugier kaum noch Grenzen. Der indische Kollege beantwortet geduldig alle Fragen, der Stolz des Erfinders schwingt dabei hörbar in seiner Stimme mit. »Die entzündungshemmende Wirkung des Weihrauchs ist ein wichtiger Bestandteil der Therapie. Dieser Effekt ist zwar schon seit langem bekannt, doch auf die Idee, diese Wirkung auch bei Operationen, ja überhaupt innerlich zu nutzen, ist bislang – außer mir – noch niemand gekommen.«

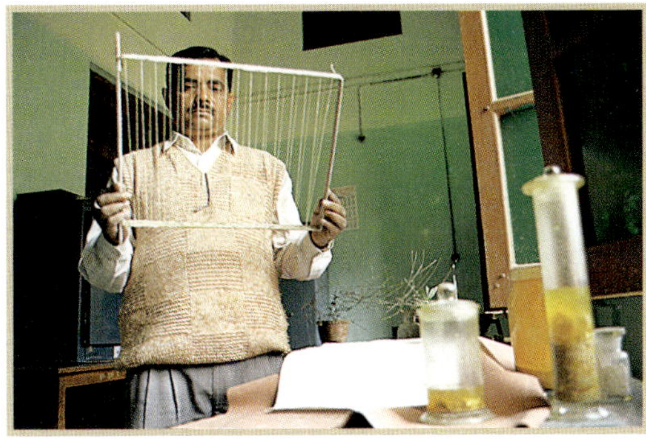

▲ *Neue Wege in der ayurvedischen Chirurgie: Ein Operationsfaden wird präpariert*

Weitere Ingredienzen sind pulverisierter Gelbwurz, das *Curcuma longa,* das wir vom Curry kennen, und der Milchsaft von bestimmten Wolfsmilchgewächsen *(Euphorbia neriifolia).* Auf dieser Pflanzenstoffkombination scheint die eiweißlösende, gefäßbildende, antibakterielle Wirkung zu beruhen, die einen Heilfortschritt von einem Zentimeter pro Woche bewirkt. Professor Sahu verspricht seinem Kollegen Ammon, ihm eine ausführliche Arbeit zuzuschicken, wenn er seine klinischen Studien beendet hat, und führt den Gast über einen Innenhof ins Freie. Dabei passieren sie eine Büste, zu deren Fuß Blüten niedergelegt sind. »Das ist der Begründer der ayurvedischen Chirurgie«, verabschiedet sich der Mann im grünen Kittel, »wir müssen einfach nur intensiv unsere 5000-jährige Geschichte studieren, dann finden wir mit Sicherheit noch viele Lösungen für unsere medizinischen Probleme.«

Der moderne Schriftgelehrte

Diese Geschichte heute zu studieren, ist nicht immer einfach. Das Wissen der alten ayurvedischen Gelehrten ist meist nur mündlich überliefert, verlässliche Quellen für die Mediziner des 21. Jahrhunderts fehlen in vielen Fällen. Seltene und glückliche Ausnahmen sind die wenigen Standardwerke des Ayurveda und sporadische Funde von Schriften in den Archiven der Maharadschas. Hat man die Schriften dann vorliegen, stellt sich meist die große Frage: Was bedeuten die Rezepte, welche Anleitungen sind in ihnen wirklich zu lesen? Die allermeisten alten Medizinschriften sind auf Sanskrit verfasst, und da Sanskrit kein eigenes Alphabet hat und somit in den verschiedensten Schriften geschrieben wurde und wird, verlangt die Enträtselung dieser Texte neben exzellenten Sprachkenntnissen auch ein profundes medizinisches und botanisches Wissen.

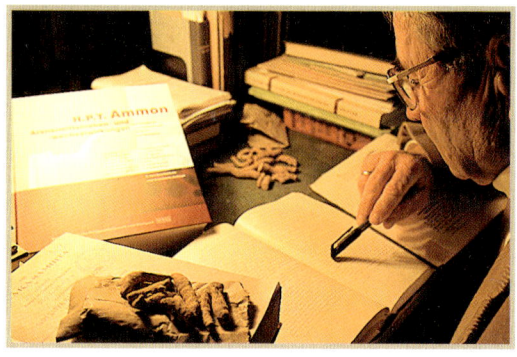

▲ *Hermann Ammon beim Quellenstudium. Auch ein Professor muss ab und an Lehrbücher wälzen*

Professor Rahul Peter Das von der Martin-Luther-Universität Halle-Wittenberg beschäftigt sich seit über zwanzig Jahren mit alten indischen Medizintexten, einschließlich der Identifizierung von Heilpflanzen. Eine Herkulesaufgabe für den in Kalkutta aufgewachsenen Deutsch-Inder, der zusammen mit seinem verstorbenen australischen Kollegen Ronald Eric Emmerick, der in Hamburg lehrte, in über zehnjähriger Fleißarbeit eine Datenbank anlegte, über die sich unterschiedliche Varianten alter Sanskrit-Texte per Mausklick vergleichen lassen. Ein Mittel, dem verschollenen Wissen um ayurvedische Heilpflanzen und Rezepte auf die Spur zu kommen. Trotzdem tauchen immer wieder Probleme bei der Zuordnung und Übersetzung auf. »Das liegt auch daran, dass die indische Kultur das gesprochene Wort über das geschriebene stellt. Dieser alte Segensspruch bringt das auf den Punkt: ›Auf dass du behältst, was du gehört hast!‹« Um das »Behalten« zu erleichtern, wurde das Wissen, genau wie bei Vedja Bhardwaj, oft in Versform weitergegeben – eine Methode, bei der es auf das Können des Lehrmeisters ankam. Denn dieser heftete den Versen handfeste Ratschläge an. So war es immer wichtig zu wissen, aus welcher Schule oder Tradition ein ayurvedischer Arzt kam. War der Meister ein guter Arzt gewesen, so konnte man auch seinem Schüler vertrauen.

Peter Das' Entschlüsselungsarbeit wird allerdings nicht nur durch sprachliche Probleme, sondern auch durch den Lauf der indischen Geschichte behindert. Während der Kolonialzeit sahen die Inder ihr altes Heilwissen als nationales Symbol, das sie bewusst der westlichen Medizin der Engländer entgegensetzten. Dabei kam es jedoch zu vielen Veränderungen in der Darstellung des ursprünglichen Ayurveda. Um mit den Besatzern konkurrieren zu können, wurden westliche Maßstäbe über das eigene System gestülpt, Ayurveda wurde instrumentalisiert, um die einheimische Tradition als überlegen darstellen zu können. »Dabei wurden Äpfel mit Birnen verglichen«, meint Peter Das. Als Beispiel führt er eine anatomische Zeichnung an, die die traditionellen Vorstellungen wiedergibt. Da im alten indischen Heilwissen Erkenntnisse der praktischen Anatomie, gewonnen beispielsweise durch Sektion, so gut wie keine Rolle spielten, fällt die Zeichnung entsprechend eigenwillig aus: Die Sinnesempfindungen, etwa unserem Begriff von Gehirn entsprechend, wurden in einem Organ unterhalb des Herzens angesiedelt, die Samen des Mannes in der rechten Brust, es gibt nur einen Lungenflügel. Dagegen reproduzieren Zeichnungen aus der Kolonialzeit, die angeblich ayurvedische Anatomie wiedergeben, tatsächlich nur Zeichnungen westlicher Lehrbücher, die zudem mit Sanskrit-Bezeichnungen der alten Texte belegt wurden, obwohl diese dort andere Bedeutungen haben. Solche Entgleisungen machen es dem Sprachforscher schwer, die Spur zu den Wurzeln des alten Heilwissens aufzunehmen.

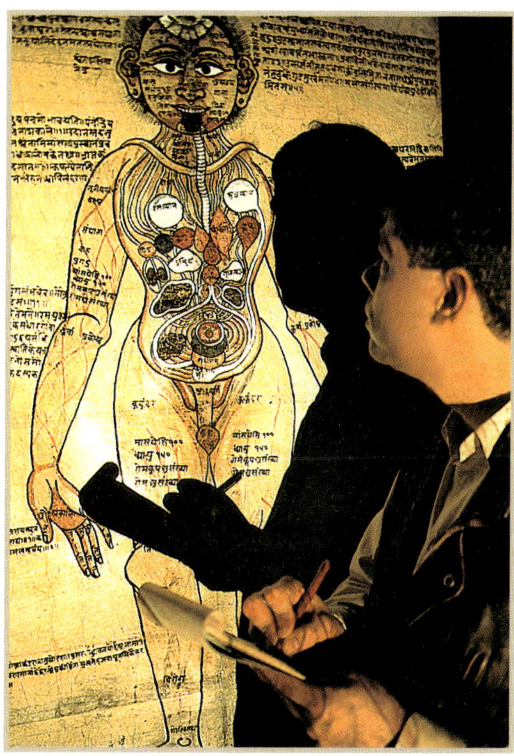

▲ *Mehr Phantasie als Anatomie: So stellten sich die alten Inder die Organe des Menschen vor*

Neben der Verwestlichung des traditionellen Ayurveda und den Sanskrit-Problemen liegt eine weitere Schwierigkeit in der Zuordnung der passenden Heilpflanze zu den alten Bezeichnungen. Für Peter Das gibt es dafür fünf Gründe:

- Das Wissen um bestimmte Pflanzen ist im Laufe der Jahrhunderte vor allem auf Grund der mündlichen Überlieferung verloren gegangen.
- Der gleiche Name bezeichnet zu verschiedenen Zeiten in verschiedenen Gegenden unterschiedliche Pflanzen.
- Es tauchen immer wieder neue Namen für ein und dieselbe Pflanze auf.
- Ist eine Heilpflanze in einer Region nicht erhältlich, wird sie durch eine andere ersetzt. Das Fatale ist nur, dass die neue Pflanze den alten Namen beibehält.
- Aus dem Ausland eingeführte Pflanzen bekommen einen Sanskrit-Namen und werden dann fälschlicherweise als traditionell verwendete Pflanzen angesehen.

Babylon lässt grüßen. So nimmt es nicht wunder, dass Gerrit Jan Meulenbeld aus dem niederländischen Groningen, der seit Jahrzehnten die vorgeschlagenen Identifizierungen von Pflanzennamen der alten Texte sammelt und auswertet, bei manchen Namen über vierzig verschiedene Identifizierungen auflistet. Da hilft nur noch der Computer – auch wenn die moderne Technik längst noch nicht alle Rätsel lösen konnte.

GEMEINSAM MIT PETER DAS besuchen wir die altehrwürdige Bibliothek der Franckeschen Stiftungen zu Halle, in der tausende Bücher und Originalberichte aus der Zeit lagern, als zum ersten Mal Europäer indischen Boden betraten. Der Namensgeber der Stiftung, August Hermann Francke, war ein außergewöhnlicher Mann. Der pietistische Priester und Theologieprofessor legte am 13. Juli 1698 in Glaucha bei Halle den Grundstein für ein Waisenhaus, das schnell zu einer wegweisenden sozialpädagogischen Einrichtung wurde. Die Schüler Franckes, die gut ausgebildet und vom missionarischen Eifer ihres Lehrers beseelt waren, erkundeten von Halle aus die Welt und schickten ihre Berichte zu Francke in die Heimat. Am 6. Juni 1706 erreichte ein gewisser Bartholomäus Ziegenbalg Tranquebar das Zentrum der dänischen Mission in Südindien. Er und seine nachkommenden Kollegen interessierten sich neben der Missionsarbeit besonders für die Lebensumstände der einheimischen Bevölkerung. Ihre »Malabarische Correspondentz«

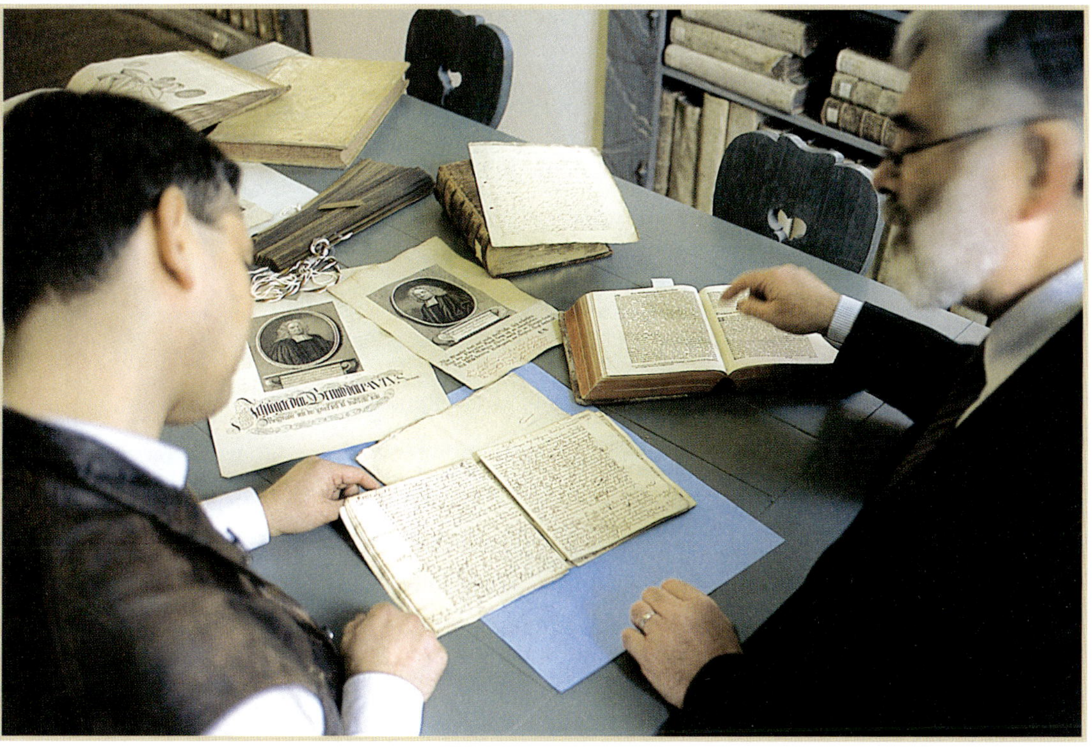

ist ein einzigartiges Zeugnis vom Leben, Denken und Fühlen der indischen Gesellschaft im frühen 18. Jahrhundert. Die Original-Schriftwechsel sind im Archiv der Franckeschen Stiftungen erhalten – ein Dorado für Forscher vieler Wissenschaftsrichtungen.

▲ In der Bibliothek der Franckeschen Stiftung sind so manche Schätze zu entdecken, die Missionare einst von den Küsten Indiens mit nach Halle gebracht haben

Auch Professor Das will das auf tausenden vergilbten Seiten gespeicherte Wissen anzapfen. Im historischen Bibliothekssaal ist er mit dem Medizinhistoriker Professor Josef Neumann von der Universität Halle-Wittenberg verabredet. Neumann, der sich seit vielen Jahren mit den Berichten der deutschen Missionare aus Indien beschäftigt, hat die so genannten »Halleschen Berichte« nach bisher eher unbeachteten medizinischen Hinweisen durchforstet. Dabei ist er auf zahlreiche Textstellen gestoßen, die von Krankheiten und der medizinischen Behandlungskunst der Inder berichten. »Weil die deutschen Theologen unter den Einheimischen lebten, in ihre Hütten gingen, ihre Sprache beherrschten und sich von ihren Ärzten behandeln ließen«, erklärt der Medizinhistoriker, »hatten sie einen sehr unmittelbaren Zugang zum Wissen der örtlichen Heiler.« So schreibt besagter Bartholomäus Ziegenbalg in einem Brief: »Die hiesigen Europäer oder Blancken gebrauchen fast in allen ihren Kranckheiten die schwarzen Medicos.« Peter Das will natürlich sofort wissen, was die Missionare über die Arznei der Medicos zu berichten wussten. Nach einigem Blättern in den ehrwürdigen Büchern findet Josef Neumann eine passende Stelle und liest laut vor: »Die Species, die von ihnen in der Medizin gebrauchet werden, sind von den Europäischen gantz verschieden. Ihre meisten Medicamente sind Olea, Pulver und Getränke. Welche aber wohlerfahrene Medici sind, pflegen bey gefährlichen Kranckheiten lauter chymische Medicamenta zu brauchen ... von Perlen, Gold und anderen Metallen praepariret ... Ich habe selbst dergleichen davon gebrauchet, und davon guten Effect an mir verspüret.«

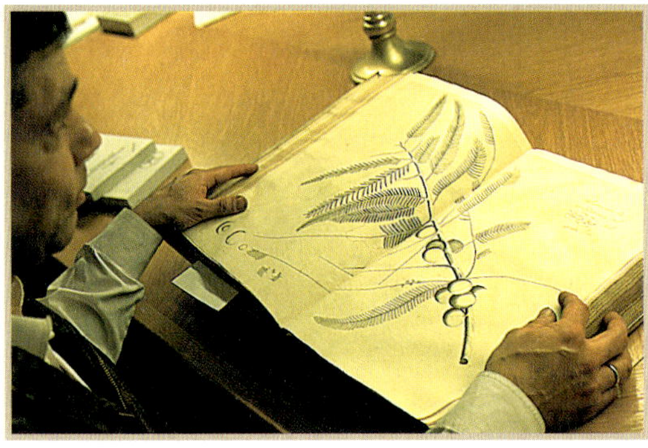

▲ *In alten Büchern fahndet Peter Das nach den Namen der indischen Heilpflanzen*

Medicus malabaricus

Den Sprachwissenschaftler Das bringen diese Informationen auf seiner Pflanzensuche nicht viel weiter, denn aus eigener Anschauung weiß er, dass bis auf den heutigen Tag Edelsteine, Metalle, ja sogar Schwermetalle wie Quecksilber und Blei in ayurvedischen Medikamenten eine wichtige Rolle spielen. Doch die Bestätigung der Heilkraft indischer Medizin durch die Schriften eines der ersten europäischen Gelehrten auf indischem Boden ist ihm eine Genugtuung. Nicht erst seit Ayurveda neuerdings in Mode gekommen ist, gibt es also positive Urteile von Europäern. Dass die Inder selbst von ihren Heilern keine Wunderdinge erwarteten, beschreibt der

Missionar Ziegenbalg mit einem malabarischen Sprichwort: »Wenn einer erst zehen todt curieret hat, so ist er ein guter Medicus.«

Professor Neumann wäre allerdings kein »guter Forscher«, hätte er nicht noch einen Trumpf im Ärmel. Im dritten Band der Halleschen Berichte wird auf Seite 529 eine Art epileptischer Anfall geschildert. Der Medicus verabreichte dem befallenen Knaben »Kalikkam«. In einer Anmerkung wird sogar die Rezeptur erklärt: »... wird zubereitet aus Ingwer, Pfeffer und Tippili – das ist der so genannte Lange Pfeffer –, welches mit dem Saft von einem Kraut – Sraney genannt –, zu Kügelchen gemacht wird.« Nachdem man dem Jungen dieses Medikament in die Augenwinkel gegeben habe, sei er wieder zu sich gekommen und konnte sogar nachsprechen, was ihm vorgebetet wurde.

In ihrem Entdeckerglück stoßen die beiden Wissenschaftler auch noch auf einen handschriftlichen Brief des Missionars Johann Ernst Gründler, in dem er ein Heilmittel gegen den Biss der Cobra beschreibt. Professor Das überfliegt das Schriftstück, das mit tamilischen Begriffen gespickt ist. Pflanzennamen, die er mit seinem Computerprogramm, das nur Sanskrit-Texte auswertet, leider nicht dechiffrieren kann. Aber vielleicht findet sich ja im »Medicus Malabaricus«, einer Sammlung medizinischer Texte Gründlers, eine heiße Spur. Doch zu beider Enttäuschung bleibt die Suche nach diesem Werk erfolglos. »Der Band gilt als verschollen«, erklärt eine Mitarbeiterin des Archivs emotionslos.

Bevor die Wissenschaftler erschöpft den Nachhauseweg antreten, fordert die »Wunderkammer« der Franckeschen Stiftungen im Hauptgebäude der weitläufigen Anlage noch einmal ihre ganze Aufmerksamkeit. In zwölf kunstvoll verzierten Schränken lagern Mitbringsel der Missionare, Kuriositäten aus fernen Ländern. Peter Das' Blick fällt auf einen mit dem Bildnis eines schreibenden Tamilen dekorierten Schrank. Darin sind die Schätze aus Indien aufbewahrt. Sein Auge streift über filigran gearbeitete Puppen, Fakirpantoffeln mit Nägeln an der Innenseite, einen reich verzierten Fächer aus Palmblättern. Bei genauerem Hinsehen erkennt der Schriftgelehrte, dass die Verzierung eine kunstvoll in das Blatt geritzte Schrift ist. Geheime Rezepturen? Josef Neumann beobachtet

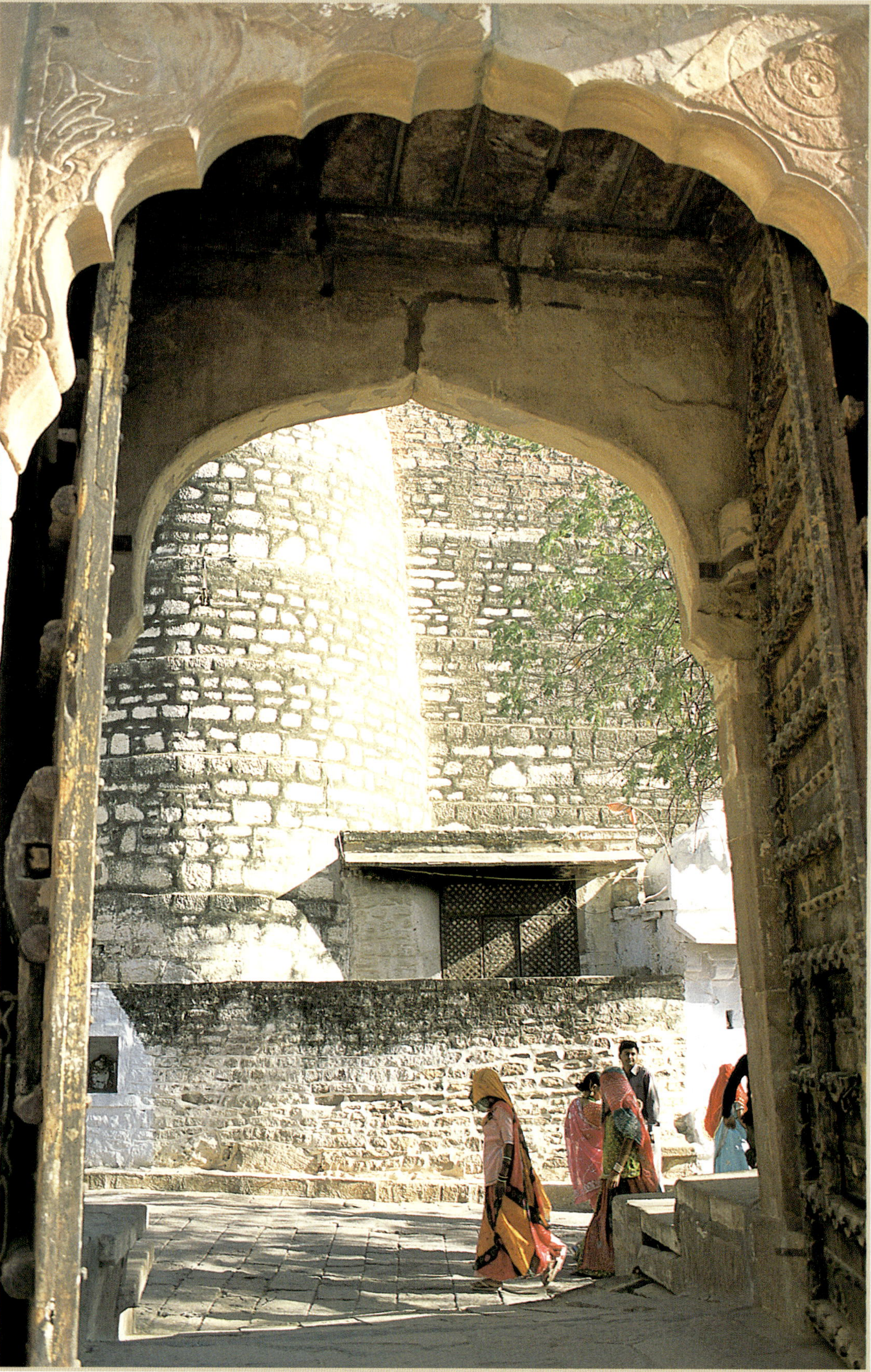

seinen Kollegen amüsiert: »Vergessen Sie nicht, dass man die indische Heilslehre als ganzes System betrachten muss, nicht nur die einzelnen Rezepturen und Wirkstoffe. Und dabei kommt man auch an der magischen Komponente nicht vorbei. Betrachten Sie also die Gravur auf dem Fächer als Teil dieser Magie ...«

Im Weihrauchland

Die Arme gen Himmel gestreckt, begrüßt Vedja Bhardwaj die ersten Sonnenstrahlen des neuen Tages. Teil des täglichen Gebets des gläubigen Hindu, das schon lange vor Sonnenaufgang mit rituellen Waschungen begonnen wurde. »Das kann mehrere Stunden dauern«, sagt der Alte bedächtig, als er seinen Freund aus Deutschland bemerkt, »doch für heute ist es genug.« Hermann Ammon ist gekommen, um sich zu verabschieden. Seine Erkundungsreise in Sachen Ayurveda führt weiter in den Nordwesten des Subkontinents, nach Jammu. Diese Provinz grenzt an die von Terror und Bürgerkrieg heimgesuchte Kaschmir-Region. Eine Fahrt ins Ungewisse, melden die Nachrichtenstationen doch immer wieder Bombenanschläge in der Stadt am Fuße des Himalaya. Doch Ammons Forscherdrang ist stärker als die Angst vor der unsichtbaren Gefahr. Dass er diese Reise antritt, daran ist Vedja Bhardwaj nicht ganz unschuldig. Er hatte ihm schließlich von einem Mediziner erzählt, der klinische Forschung mit Weihrauchpräparaten betreibt, und das muss Ammon natürlich mit eigenen Augen sehen. Mit den herzlichsten Wünschen für eine sichere Reise verabschiedet der Vedja den Professor aus Deutschland: »Sie müssen wiederkommen, es gibt noch so viel zu entdecken in unserer alten Medizin.«

Stop! Schon wieder versperren Soldaten an einem Checkpoint die Straße Richtung Norden. Zum vierten Mal muss unser Fahrer den Kofferraum öffnen, der Professor seine Reisedokumente zeigen und die Frage nach dem Zweck seiner Fahrt beantworten. Der Anblick der Maschinengewehre trägt nicht gerade dazu bei, seine Nervosität abzubauen. Trotzdem erklärt Ammon dem Kontrollposten äußerlich ruhig, dass er nur ein paar Bäume sehen möchte und ein Krankenhaus. Der Soldat schüttelt ungläubig den

◂ Das prachtvoll verzierte Tor zu einer faszinierenden Welt

Kopf – wer sollte sich deswegen in die Gefahr begeben, von moslemischen Rebellen in die Luft gesprengt zu werden? Doch egal, sämtliche Papiere sind in Ordnung, der Wagen kann endlich die sandsackbewehrte Stacheldrahtbarriere passieren.

Es ist schon fast dunkel, als die Reisenden in Jammu eintreffen. Im Krankenhaus wartet bereits ein ungeduldiger Dr. Singh, der seinen Gast ohne große Begrüßung zum Hotel begleitet. Dort angekommen, entschuldigt er seine Unhöflichkeit: »Mit Einbruch der Dunkelheit herrscht Ausgangssperre! Wir hatten vor ein paar Tagen einen Sprengstoffanschlag auf ein Postamt. Deshalb diese unbequeme Maßnahme. Doch es besteht wirklich kein Grund zur Sorge.«

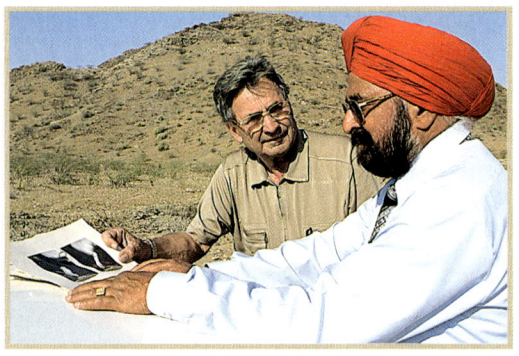

▲ *Dr. Singh und Professor Ammon auf der Spurensuche nach weiteren Heilpflanzen*

Am nächsten Morgen steht die Visite im Provinzkrankenhaus von Jammu auf dem Programm. Dr. Singh führt Professor Ammon durch die großen Säle, die mit durchschnittlich zehn Patienten belegt sind. Das Gespräch der beiden Wissenschaftler dreht sich natürlich um das Weihrauchharz, das in Indien in Form eines Trockenextrakts im Medikament Sallaki eingesetzt wird. »Bei chronischen Entzündungen, wie etwa Arthritis, haben wir bereits gute Erfolge erzielt«, berichtet der Inder mit dem roten Turban stolz, »ich habe mehrere hundert Patienten damit behandelt und jeden Fall genau dokumentiert.« Obwohl diese Untersuchungsreihen nicht den überaus strengen Anforderungen an klinische Tests in Deutschland entsprechen – eine unbedingte Voraussetzung für die behördliche Zulassung eines Medikaments –, ist Ammon begeistert. Denn das Prozedere, bis ein Medikament in seiner Heimat zugelassen ist, kann Jahre dauern und Millionen verschlingen. In Indien sind dagegen die bürokratischen Hürden, ein Medikament am Menschen zu testen, weitaus geringer. »Wir haben bis zum heutigen Tag keine Nebenwirkungen bei der Verabreichung des Medikaments Sallaki festgestellt und in den meisten Fällen eine Besserung, ja oft sogar eine vollkommene Heilung erzielt«, so Singh. »Dieses Mittel aus dem Heilschatz des alten traditionellen Ayurveda hätte sicher auch bei euch im Westen eine gute Perspektive.« »Nebenwirkungen sind in der Tat ein großes Thema für uns«, entgegnet Hermann Ammon, Autor eines vierbändigen Standardwerks über Arzneimittelnebenwirkungen, »wir müssen davon ausgehen, dass allein in Deutschland jährlich 10 000 bis 20 000 Menschen an unerwünschten Nebenffekten sterben. Das sind mehr Opfer als im Straßenverkehr.«

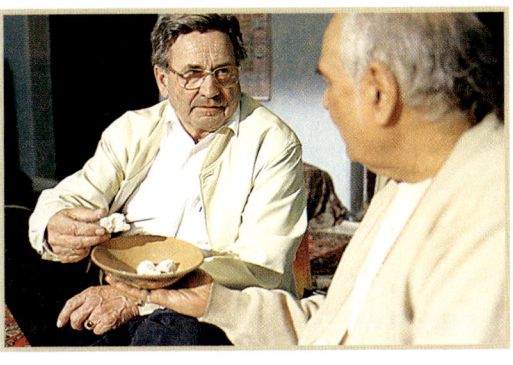

▲ Die ersten klinischen Tests mit Weihrauchextrakten brachten viel versprechende Ergebnisse

Dass auch der Verkehr in Indien so seine Tücken hat, bemerken die beiden Wissenschaftler, als sie ins Gespräch vertieft die Hauptstraße von Jammu überqueren möchten. Eine nicht abreißen wollende Schlange von überladenen Lastwagen, überholenden Kleinwagen, laut hupenden Mopeds und schrill klingelnden Fahrrad-Rikschas macht die kaum zehn Meter Wegstrecke zu einem nervenaufreibenden Abenteuer. Doch die Routine des Einheimischen führt schließlich zum Erfolg, und bei einer Tasse Tee kann der Erfahrungsaustausch in Sachen Weihrauch weitergehen.

»Wenn Husten oder Heiserkeit im Anmarsch sind, kaue ich ein Stückchen Weihrauchharz, und die Beschwerden sind weg«, verrät Dr. Singh ein altes Hausmittel. Doch er schätzt das Potenzial noch viel höher ein. Krankheiten, die etwa durch chronische Entzündungen ausgelöst werden, sind seiner Ansicht nach gut mit Weihrauchharz zu behandeln. Neben Arthritis denkt der ayurvedische Mediziner dabei vor allem an Asthma, Gicht, Colitis ulcerosa, Morbus Crohn und Multiple Sklerose. Große Worte für den Tübinger Pharmakologen, auch wenn die Erklärungen des Inders durchaus plausibel klingen. Im Labor müsste man das wirksame Prinzip des Weihrauchharzes enttarnen, dann könnte man auch mit den Methoden der westlichen Medizin an einen zukünftigen Einsatz des »Wundermittels« denken. Denn erst wenn die genauen chemischen Inhaltsstoffe – und damit die pharmakologische Wirkung – des Weihrauchharzes feststeht, gibt es eine berechtigte Hoffnung, bei kranken, oft unter großen Schmerzen leidenden Menschen Heilerfolge zu erzielen.

Indischer Weihrauch im Labor

Prof. em. Dr. med. H.P.T. Ammon, Universität Tübingen

Die Weihrauchproben aus dem Basar von Nagaur und einige Extraktproben von Dr. Singh aus Jammu in der Tasche, beginnt nun im Labor des Pharmazeutischen Instituts der Universität Tübingen die eigentliche Arbeit: das Aufspalten der verschiedenen Inhaltsstoffe. Eine langwierige Prozedur, trotz modernster Geräte. Lässt sich danach tatsächlich die ent-

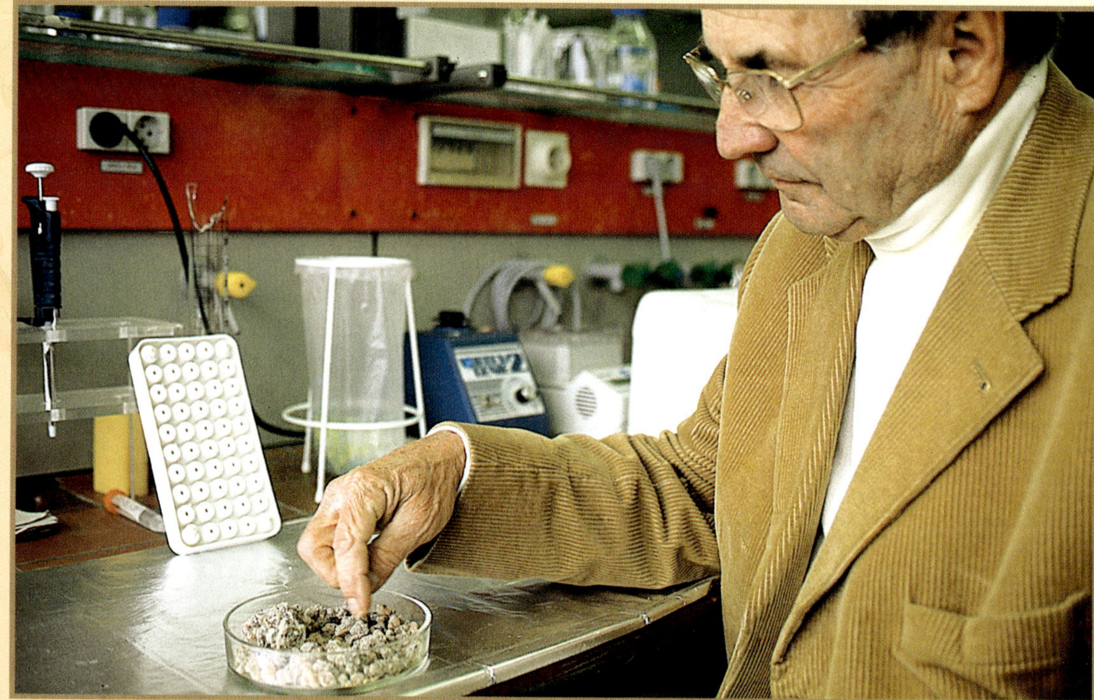

▲ *Mit modernsten Analysemethoden wird der Weihrauch aus Indien an der Universität Tübingen untersucht*

zündungshemmende Wirkung des Weihrauchs belegen? Um das zu klären, muss man zunächst wissen, wie eine Entzündung entsteht.

Sie ist eigentlich eine ganz normale Reaktion des Körpers auf eine Gewebeschädigung, die letztlich zum Ziel hat, diese Schädigung zu beseitigen und für Heilung zu sorgen. Es gibt aber auch Situationen, bei denen eine Entzündung ein Problem für den Körper darstellt, indem sie ihm selbst Schaden zufügt. Das geschieht besonders bei chronisch einwirkenden Schädigungen von außen, aber auch durch Störungen im Immunsystem, das sich gegen körpereigenes Gewebe richtet und dieses damit schädigt. Zu diesen Fällen gehören unter anderem Allergien, verschiedene rheumatische Erkrankungen, chronisch-entzündliche Darmerkrankungen, Asthma bronchiale und jugendlicher Diabetes.

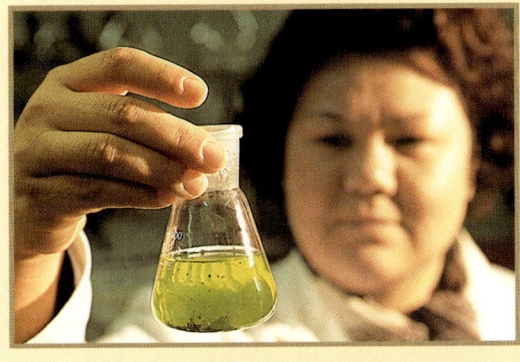

▲ *Die Fahndung nach den Wirkstoffen ist für die Pharmazeuten eine spannende Sache*

Eine akute Entzündung ist zunächst gekennzeichnet durch fünf charakteristische Symptome:

- Wärme (Calor)
- Rötung (Rubor)
- Schwellung (Tumor)
- Schmerz (Dolor)
- gestörte Funktion des entzündeten Gewebes (Functio laesa).

Rötung und Wärmebildung entstehen durch eine gesteigerte Durchblutung des geschädigten Gewebes, Schwellung durch vermehrten Austritt von Flüssigkeit im Bereich der kleinsten Gefäße (Kapillaren), Schmerz durch die Erregung der Schmerznerven. Ziel all dieser Vorgänge ist es, geschädigtes Gewebe durch die Tätigkeit von weißen Blutkörperchen abzuräumen, indem sie zum Beispiel Bakterien oder Zelltrümmer auffressen (Phagozytose) und die Bildung von Narbengewebe unterstützen. Dass dieser Prozess der Entzündung überhaupt in Gang gesetzt wird, dafür sind so genannte Entzündungsfaktoren zuständig. Weiße Blutkörperchen, die sich immer am Ort der Schädigung befinden, produzieren zum Beispiel Leukotriene. Sie locken weitere weiße Blutkörperchen an, die das massiv geschädigte Zellmaterial abräumen. Die Leukotriene fördern auch den Austritt von Flüssigkeit zur Ödembildung. Weitere Entzündungsfaktoren sind etwa die so genannten Kinine, die für die Schmerzentstehung von Bedeutung sind, sowie Histamin, das eine besondere Rolle bei allergischen Reaktionen spielt. Ziel der gegenwärtigen Entzündungsbehandlung mit Medikamenten ist es, die Bildung beziehungsweise Wirkung solcher Entzündungsfaktoren zu unterdrücken.

Zur Verfügung stehen dabei Arzneimittel, die die Bildung von Entzündungsfaktoren hemmen. Die bekanntesten unter ihnen sind Aspirin® (hauptsächlich gegen Schmerzen) und Voltaren® (vorwiegend gegen rheumatische Erkrankungen). Mittel gegen die Wirkungen des Histamins sind Antihistaminika zur Anwendung bei allergisch-entzündlichen Erkrankungen. Und schließlich Cortisone, die stärksten Geschütze gegen Entzündungen. Sie haben zwar eine Reihe von therapeutisch genutzten Eigenschaften, sind von allen entzündungshemmenden Stoffen jedoch bei längerfristiger Anwendung mit erheblichen Nebenwirkungen belastet. Ein kritischer Faktor, der nach Aussage von Dr. Singh und anderen indischen Wissenschaftlern bei der Verabreichung von Weihrauchextrakten – trotz guter Wirksamkeit – zu vernachlässigen ist.

Ist die entzündungshemmende Wirkung des Weihrauchs aber auch tatsächlich im Labor nachzuweisen? Können die Extrakte die Bildung von Entzündungsfaktoren wie Prostaglandinen und Leukotrienen beeinflussen? Und wenn ja, in welchem seiner Bestandteile finden sich die viel versprechenden Stoffe? Um dies herauszufinden, untersuchten wir die Wirkung von Weihrauchextrakten zunächst in einem Modell unter Verwendung von Blutplättchen (Thrombozyten), dann wiederholten wir den Modellversuch anhand von weißen Blutkörperchen (neutrophile Granulozyten). Blutplättchen sind in der Lage, selektiv prostaglandinähnliche Stoffe zu synthetisieren, während weiße Blutkörperchen befähigt sind, selektiv Leukotriene zu bilden.

Während wir im Modell der Blutplättchen keine deutliche Wirkung auf eine Entzündungshemmung feststellen konnten, waren die Ergebnisse an den weißen Blutkörperchen überraschend: Die Leukotrienensynthese war deutlich gehemmt. In weiteren Versuchen ließ sich schließlich auch belegen, dass der Schlüssel zur Wirkung des Weihrauchs im Reinharz zu suchen war. Dort nämlich ließen sich so genannte Boswellia-Säuren isolieren, die für die Eindämmung der Leukotrienensynthese verantwortlich sind.

Klinische Beobachtungen

Es gibt eine Reihe chronisch-entzündlicher Erkrankungen, bei denen man eine vermehrte Bildung von Leukotrienen beobachtet hat und bei denen man davon ausgeht, dass diese Entzündungsfaktoren wesentlich an der Chronizität solcher Erkrankungen beteiligt sind – etwa bei rheumatoider Arthritis, Asthma bronchiale, Gicht, Lupus erythematodes (entzündliche Erkrankung des Bindegewebes), Colitis ulcerosa (chronische Darmentzündung), Morbus Crohn, Multipler Sklerose.

In Indien wird Weihrauchharz seit langem bei rheumatischen Erkrankungen eingesetzt. Klinische Studien, die eine entzündungshemmende Wirkung zweifelsfrei beweisen könnten, liegen leider noch nicht vor. Dagegen gibt es einige publizierte Untersuchungen, die die Wirksamkeit eines Weihrauchextraktes bei Asthma bronchiale, Colitis ulcerosa, Morbus Crohn und peritumoralem Hirnödem zeigen oder doch zumindest nahe legen.

So nahmen bei einer in Indien durchgeführten Pilotstudie Anfallshäufigkeit und Atemnot bei Asthmapatienten ab, bei Patienten mit chronischer Darmentzündung und nicht spezifischer Colitis gingen Leibschmerzen, Durchfälle, Darmblutungen und einige andere Symptome deutlich zurück. In Deutschland konnte bei Morbus-Crohn-Patienten eine Verbesserung der Situation durch Verabreichung eines Weihrauchextraktes beobachtet werden.

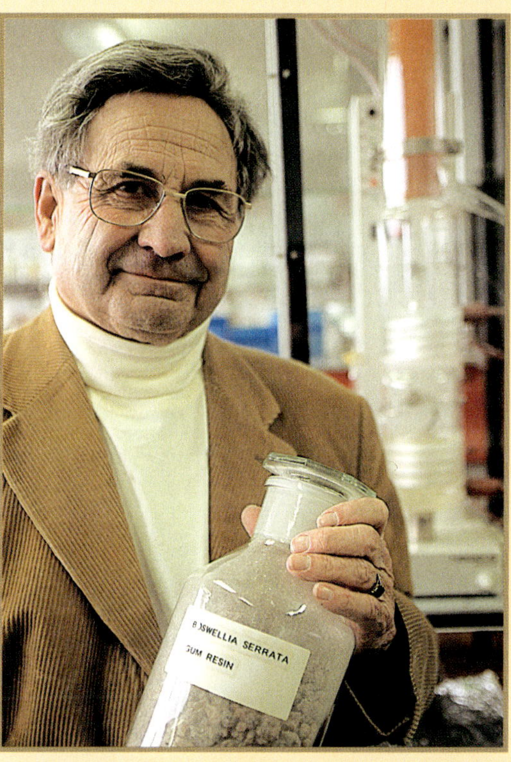

▲ *Hoffnung für viele Patienten – Weihrauch bietet vielfältige therapeutische Einsatzmöglichkeiten*

Teilerfolge konnten auch bei Patienten mit Hirntumoren erzielt werden. Bei dieser Erkrankung bildet sich um den Tumor eine Flüssigkeitsansammlung (peritumorales Hirnödem), die mit erheblichen Funktionseinschränkungen insbesondere auch des Bewegungsapparates einhergeht. Das Ödem ist vermutlich auch eine Folge vermehrter Leukotrienbildung. Weihrauchextrakt konnte bei diesen Patienten in einer Reihe von Fällen sowohl die Bildung von Leukotrien und das Ödemvolumen als auch die Funktionseinschränkungen des Gehirns vermindern. Ob auch der Tumor selbst – wie in Einzelfällen berichtet – im Sinne einer Heilung beeinflusst wird, ist bislang allerdings klinisch noch nicht bewiesen.

Letzte Hoffnung Ayurveda?

Ob damit ein Hoffnungsschimmer für Millionen chronisch kranker Menschen aufzieht? Für Ammon ist klar: »Wir können viele Krankheiten, bei denen Cortisone eingesetzt werden, mit *Boswellia*-Extrakten behandeln. Gerade mit Blick auf die Nebenwirkungen sehe ich eine sehr positive Perspektive für ein solches Präparat. Ayurveda ist nun mal keine Hokuspokus-Medizin, da steckt ein großes Potenzial auch für unsere westliche Medizin drin. Wir müssen endlich aufwachen und diese jahrtausendealte traditionelle Medizin ernst nehmen und mit unseren naturwissenschaftlichen Methoden nach

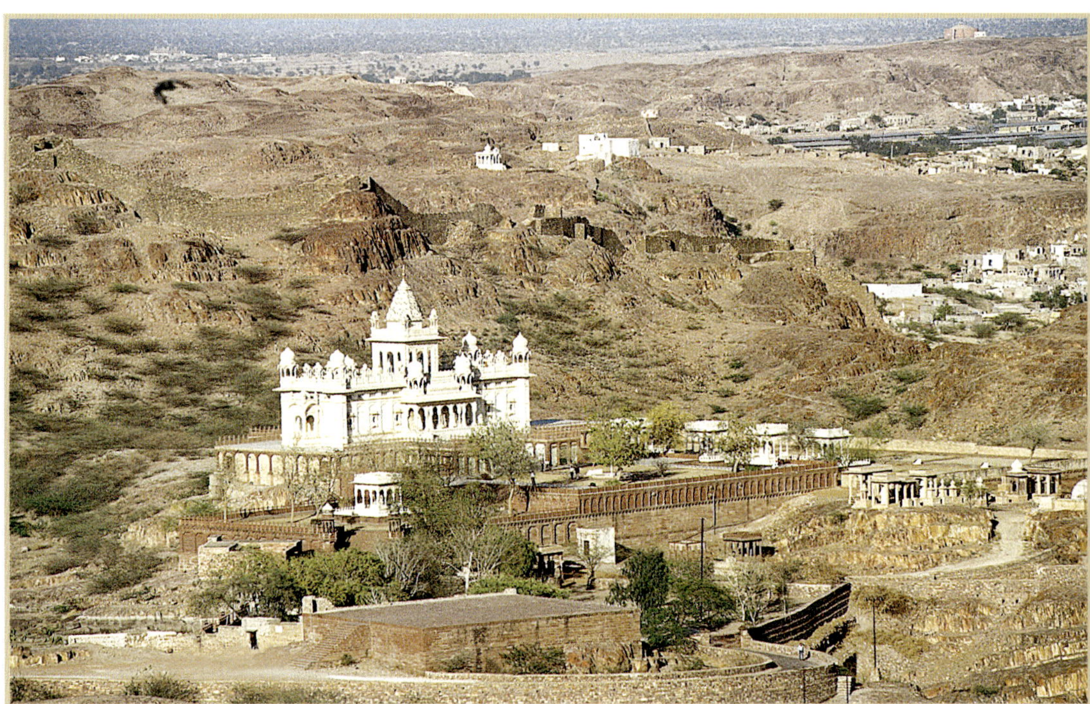

▲ *Kommt aus dem Land der weißen Marmorpaläste die Medizin für das 3. Jahrtausend?*

Wirkstoffen suchen. Die Natur ist die größte chemische Fabrik der Welt, in der noch so viel Ungeahntes steckt. Wir müssen nur endlich unsere Scheuklappen beiseite legen«, lautet das Schlusswort des Mediziners und Pharmazeuten nach über zwanzig Jahren Beschäftigung mit den Behandlungsmethoden der Ärzte der Maharadschas.

EIN TIEFES GROLLEN hallt von den mächtigen Steinquadern des Palastes Seiner Hoheit Gaj Singh II. wider. Ein Feuerschweif durchschneidet die mondlose Nacht. Im Minutentakt steigen Abfangjäger der indischen Luftwaffe Richtung Westen in den Himmel. Dort liegt Pakistan. Der Kaschmir-Konflikt hat sich nach einem weiteren Bombenanschlag in Jammu wieder einmal zugespitzt. Zwei Atommächte am Rande eines Krieges. Der Maharadscha steht auf seiner 300-Quadratmeter-Terrasse und spricht zu einem kleinen Mann, der in seiner Kleidung und Körperhaltung ein wenig an Gandhi erinnert: »Der Mensch macht sich das Leben selbst schwer.« Vedja Bhardwaj nickt stumm. Als der letzte Düsenjäger in der Nacht verschwunden ist, erzählt er seinem Landesherrn von seinem Besuch in der Palastküche. Nachdem im neu angelegten Palastgarten die ersten ayurvedischen Pflanzen sprießen, wird auf seine Anregung hin auch wieder nach ayurvedischen Rezepten gekocht. *Curcuma longa* im Curry, die Frucht Amla als Vitamin-C-Bombe in einer süß-sauren Vorspeise, Tulsi, das heilige Basilienkraut, an einer scharfen Soße.

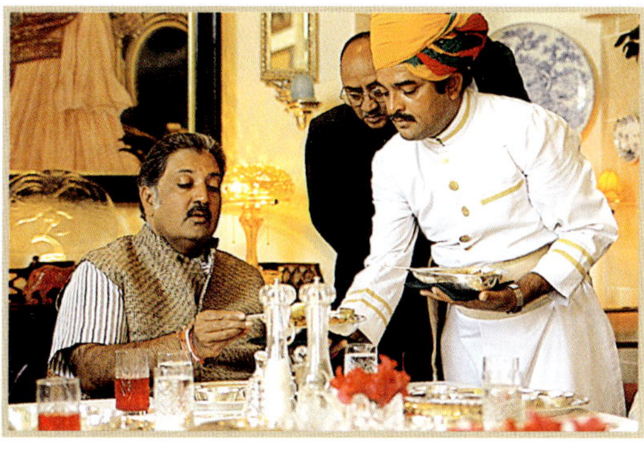

▲ Der Maharadscha von Jodhpur hat seinen Speiseplan schon umgestellt. Immer öfter kommt bei Seiner Hoheit Ayurvedisches auf den wohlgedeckten Tisch

»His Highness« kostet kurz darauf die neuen Kreationen. Und »Seiner Hoheit« schmeckt's! Nach dem ungewöhnlichen Mahl – der große Herrscher bevorzugt sonst die französische Küche – gibt sich der hohe Herr aufgeräumt, lobt das traditionelle indische Gesundheitssystem mit seinem ganzheitlichen Anspruch und preist es als Exportschlager in die reichen, satten Länder des Westens. Beim Verzehr der Nachspeise kommt er dann auf die Idee, ein ayurvedisches Menü auf die Speisekarte seines Luxushotels zu setzen. »Das wird bestimmt ein Renner«, pflichtet der Vedja bei und ergänzt: »Natürlich sollten auch Eure Hoheit so oft wie möglich diese Diät wählen.« Dabei erinnert sich der Arzt des Maharadschas an einen Spruch seines Lehrmeisters: »Der Erfolg des Arztes ist vollkommen, wenn Seine Exzellenz nicht krank wird!«

PETER PRESTEL

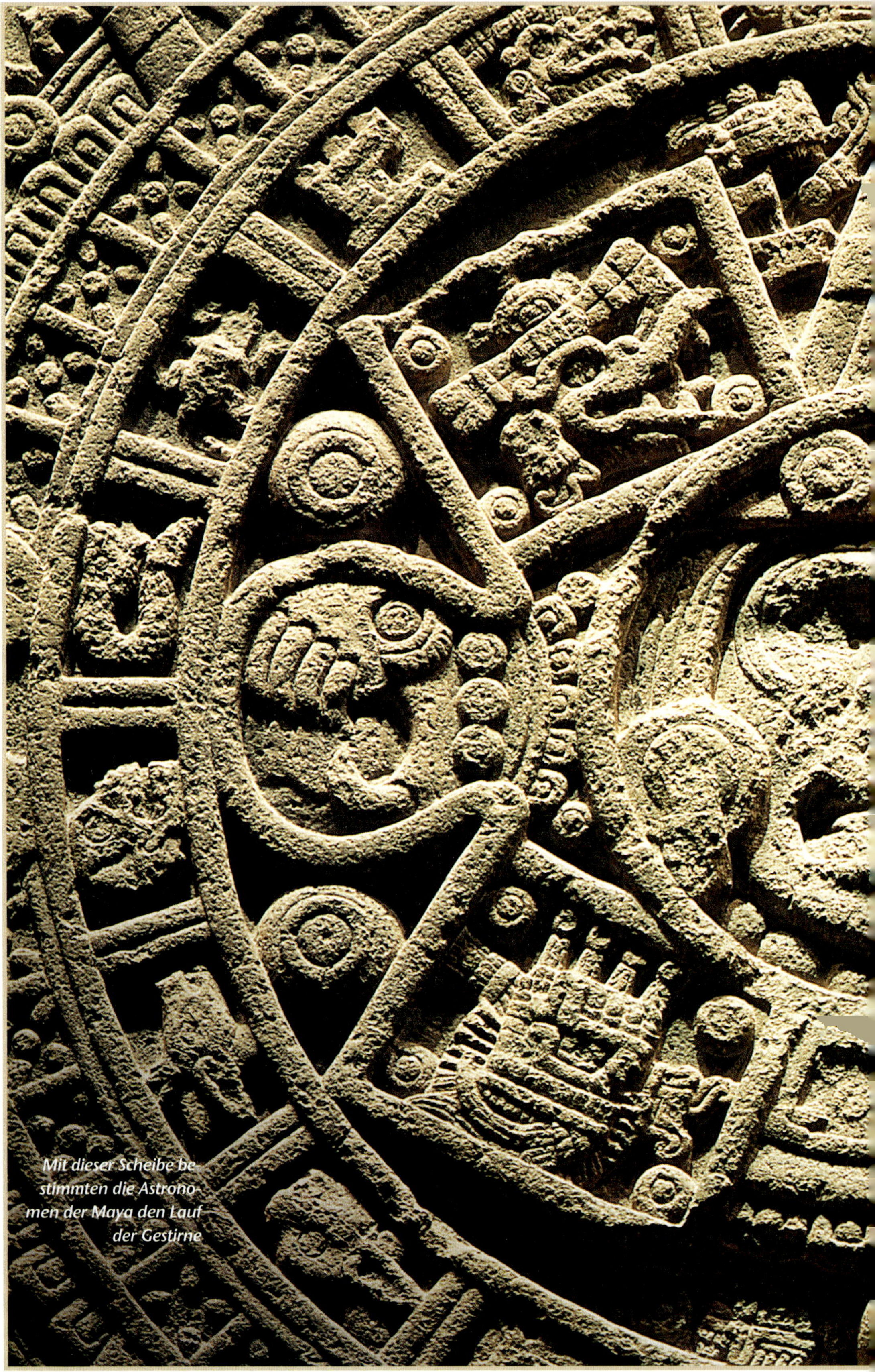

Mit dieser Scheibe bestimmten die Astronomen der Maya den Lauf der Gestirne

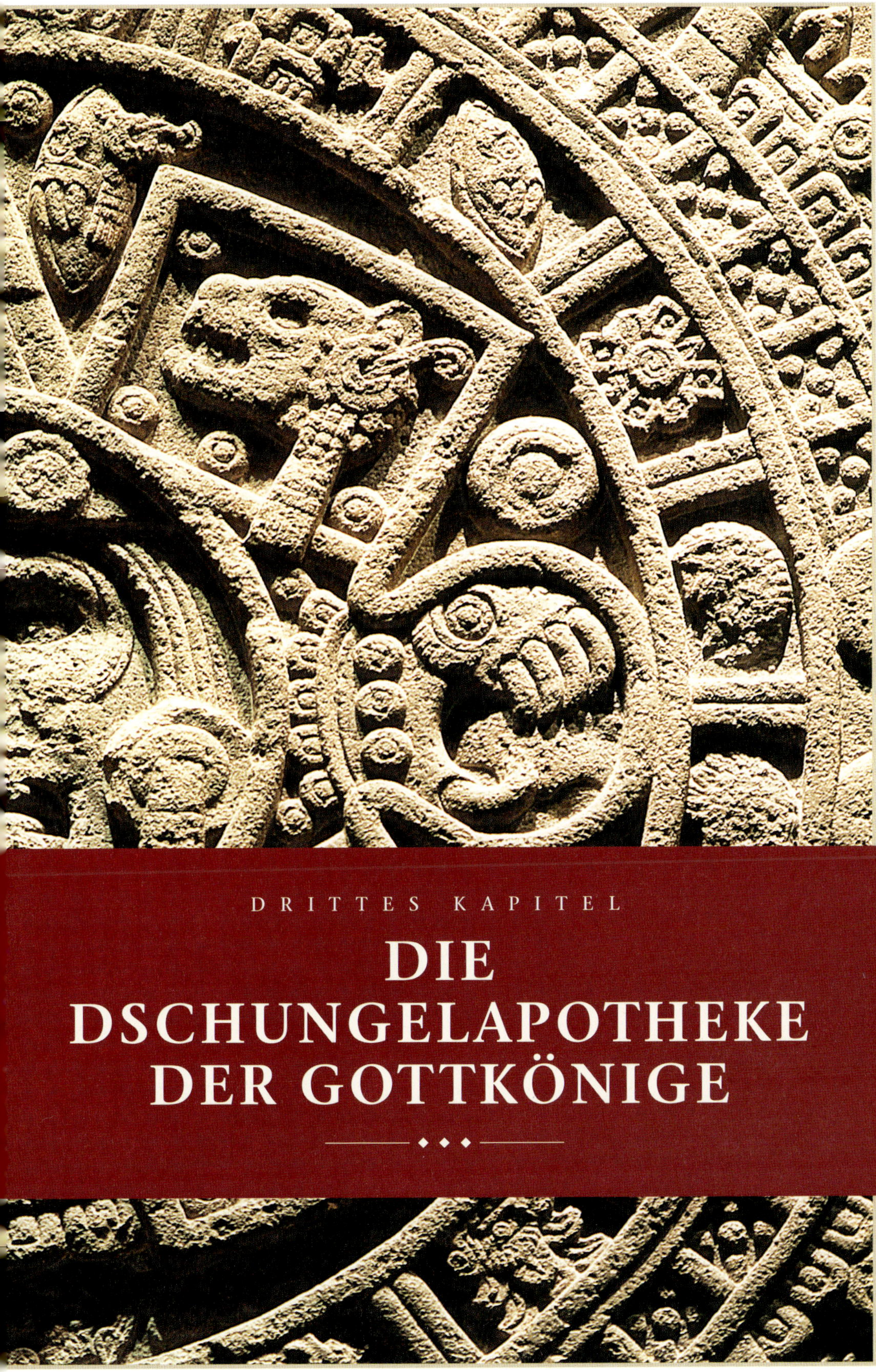

DRITTES KAPITEL

DIE DSCHUNGELAPOTHEKE DER GOTTKÖNIGE

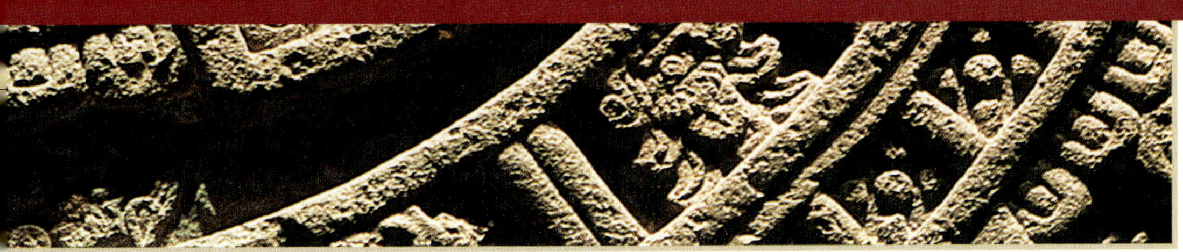

Schon seit Tagen kämpfen sie sich durch den dichten, schier undurchdringlichen Dschungel. Jeder Meter muss mühsam mit der Machete freigeschlagen werden, überall lauert Gefahr. Die hohe Luftfeuchtigkeit und unzählige Moskitoschwärme machen jeden Schritt zur Qual. Ob sich die Anstrengung am Ende lohnen wird?

◆ ◆ ◆

Nichts haben sie bis jetzt gefunden, keine Steine mit Inschriften, keine Ruinen, keinen bislang unentdeckten heiligen Bezirk der Maya. Der Archäologe Professor Nikolai Grube und seine indianischen Führer halten erschöpft inne. Würden sie wieder zu spät kommen und nur noch ein Bild der Verwüstung vorfinden? Allzu oft schon hatte Grube das Nachsehen – von Grabräubern geplünderte Tempel, verschleppte Kunstschätze, gewaltsam zerstörte Bauten, unwiederbringlich verloren für die Wissenschaft. Doch Grube, der an der Universität Bonn und lange Jahre gleichzeitig am Lehrstuhl der wohl berühmtesten Maya-Expertin Linda Schele an der University of Texas in Austin tätig war, gibt nicht auf. Der agile Forscher, dem es mit einer Hand voll internationaler Wissenschaftler gelungen war, die geheimnisvolle Schrift der Maya zu entziffern, weiß, dass er viele Rätsel, die dieses Volk noch heute umgeben, nur hier im tiefsten Dschungel lösen kann. Eine spannende, mitunter gefährliche Suche, die sich kaum von den Anfängen der Regenwaldforschung im 19. Jahrhundert unterscheidet. Genau wie jene legendären frühen Abenteurer ist Grube meist zu Fuß unterwegs, selten helfen Maulesel beim Transport des Gepäcks. Flugzeuge oder Hubschrauber mit all ihren Hightechgeräten, selbst Satelliten mit Radar oder Infrarotdetektoren nützen ihm in manchen der ehemaligen Siedlungsgebiete der berühmten Pyramidenbauer im heutigen Mexiko, Guatemala oder Belize wenig. Im dichten Regenwald, unter den bis zu sechzig Meter hohen

▸ *Tief unten im Palast der Inschriften in Palenque befindet sich eine geheimnisvolle Grabkammer*

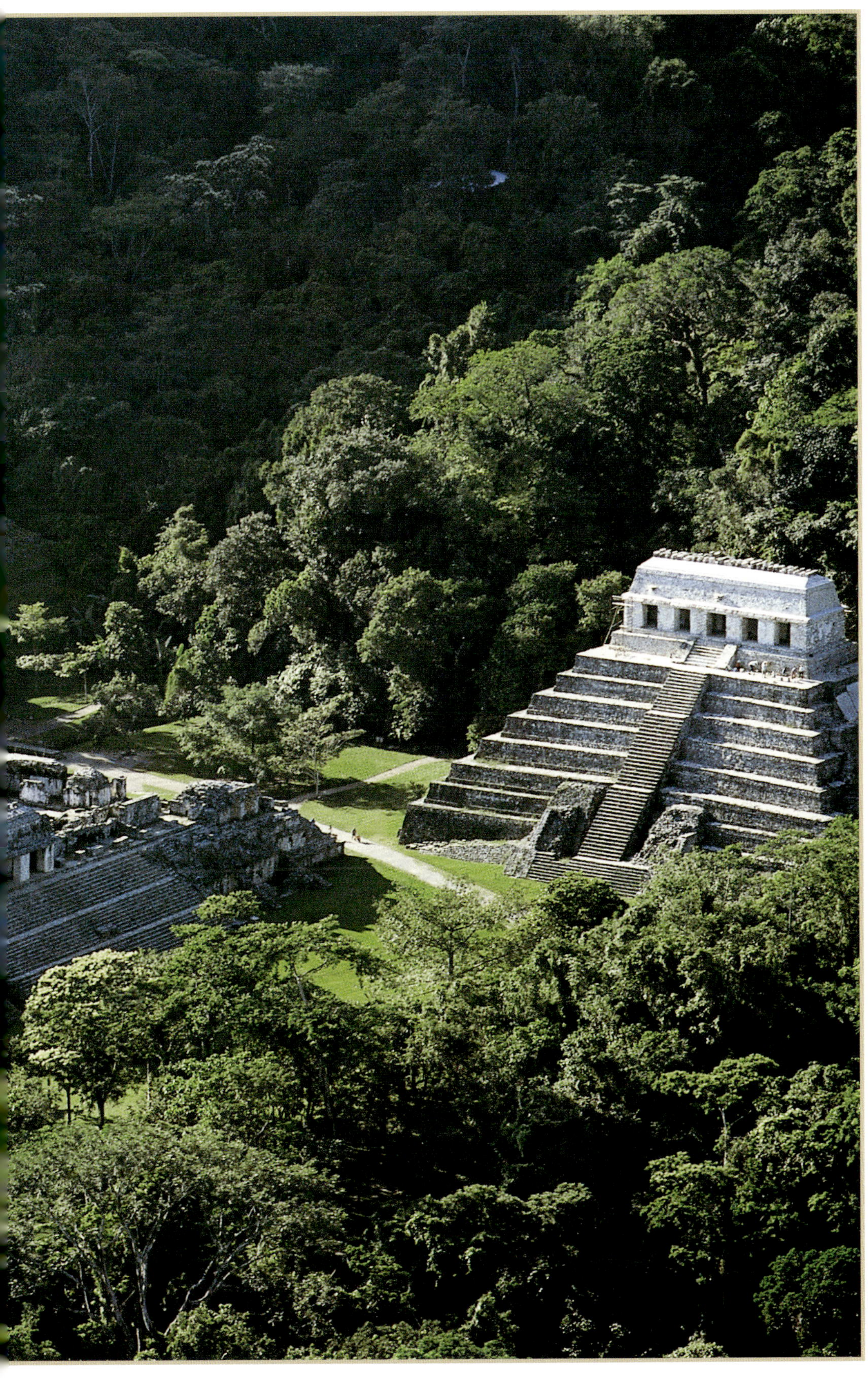

Baumgiganten, sind die überwucherten Tempel und Ruinen der versunkenen Hochkultur aus der Luft nicht auszumachen – eine gewaltige grüne Hölle ohne Pforte. Maya-Experte Grube setzt deshalb auf andere Methoden: Nachfahren des großen Volkes, die sich zum Sammeln von Chicle, dem Harz eines tropischen Baumes, aus dem unser moderner Kaugummi entwickelt wurde, sind seine wichtigsten Informanten. Immer wieder entdecken sie auf ihren Streifzügen weit von ihren Siedlungen entfernt geheimnisvolle Glyphensteine, eindeutige Indizien für eine Maya-Siedlung. Selbst, wenn manchmal auch vom Wasser ausgewaschene Steine als uralte Stelen »verkauft« werden, hin und wieder ist tatsächlich ein Volltreffer dabei.

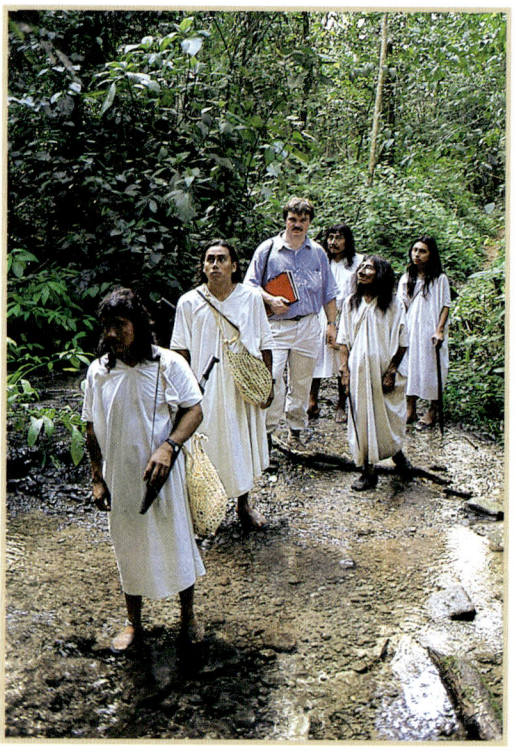

▲ *Lakandonen, Nachfahren der legendären Maya, führen Nikolai Grube durch den Regenwald*

»In kaum einem anderen Bereich der Altertumswissenschaften haben sich Kenntnisse und Ideen so massiv verändert wie in der Maya-Forschung. Glaubte man zum Beispiel noch vor einigen Jahren, die Maya seien friedliche Maisbauern gewesen, die von Priestern zur Beobachtung der Sterne und Verehrung der Zeit angehalten wurden, so hat sich mittlerweile herausgestellt, dass die Maya von Königen und Fürsten regiert wurden, die genauso machtversessen und eitel waren wie Potentaten überall sonst auf der Welt. Liest man noch in vielen Büchern, die Maya hätten einfache Brandrodung betrieben und ausschließlich Mais angebaut, so zeigt sich jetzt, dass sie schon seit der Präklassik, also von 2600 v. Chr. bis 250 n. Chr., intensive Formen der Landwirtschaft entwickelt hatten, Hochbeete und Kanäle in Sumpfgebieten anlegten, Gartenbau betrieben und komplexe Bewässerungssysteme planten. Unbekannt waren bis vor wenigen Jahren auch noch die großen präklassischen Städte in Nordguatemala. Hier haben Ausgrabungen den Beginn städtischer Zivilisation im Tiefland um ein halbes Jahrtausend weiter zurückdatiert. Und erst seit einigen Jahren wissen wir sicher, in welcher Sprache die Schreiber der Maya ihre Botschaften verfassten. Wo immer Archäologen den Spaten ansetzen, ist mit Überraschungen zu rechnen. Und deshalb nehme ich diese ganze Tortur auch gerne auf mich«, erzählt uns Nikolai Grube und kann sich ein Grinsen über unsere schweißüberströmten Gesichter nicht verkneifen.

Gemeinsam mit Professor Grube sind wir auf der Suche nach dem verlorenen Heilwissen der legendären Gottkönige, Fürsten und Priester der Maya. Unsere Tour ist ein Wagnis – jeder, der schon einmal in den tropischen Regenwald vorgedrungen ist, weiß, dass man bereits nach wenigen Schritten durch das dichte Gestrüpp von Kratzern und Schnittwunden durch die scharfkantigen Palmblätter übersät ist. Das Wasser in den Bächen ist reichlich belebt von Mikroben, die schwere Infektionen und Diarrhö hervorrufen können; es muss mit Entkeimungsmitteln sorgfältig aufbereitet werden. Die Indios, die unsere kleine Gruppe führen, belächeln unser Sortiment an Pülverchen und Pillen – sie bevorzugen ein anderes Überlebensmittel: Bier. Das löscht den Durst und macht satt, finden sie.

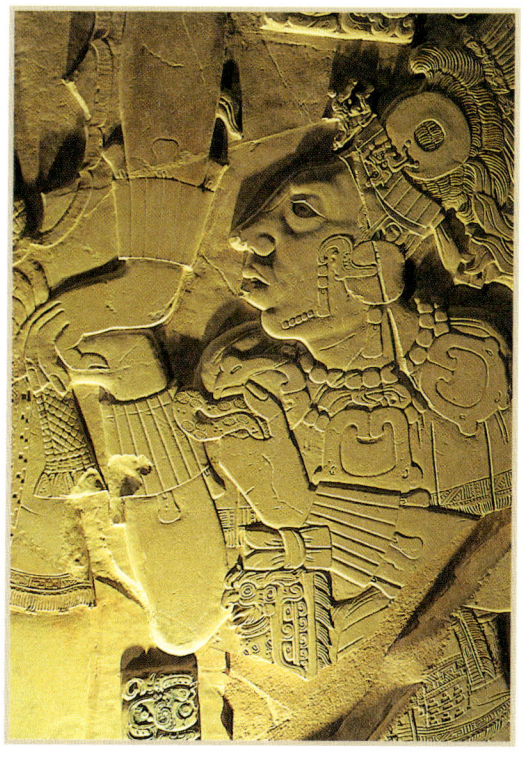

▲ *Dieses Relief auf einem Altar in Palenque wurde erst bei jüngeren Ausgrabungen entdeckt*

Neben diesen Unannehmlichkeiten bereiten uns die allgegenwärtigen Giftschlangen das größte Kopfzerbrechen. Unliebsame Begegnungen mit den im grünen Dickicht perfekt getarnten Kriechtieren sind an der Tagesordnung. Es nützt wenig, ein Serum gegen Schlangenbisse mitzunehmen. Zum einen müsste die rettende Substanz ständig gekühlt werden, zum anderen gibt es so viele verschiedene Schlangenarten, dass wir kistenweise Gegengifte mitführen müssten. Vorsicht ist also angebracht, denn »wer im Dschungel unterwegs ist, muss sich selbst zu helfen wissen«, erklärt Nikolai Grube. Für die Nachfahren der Maya ist dies natürlich sehr viel leichter als für uns. Sie leben seit Jahrhunderten im Regenwald und kennen unzählige Arzneipflanzen, deren Wirkung von Generation zu Generation weitergegeben wird. Rund 30 000 verschiedene Pflanzenarten sind der mexikanischen Wissenschaft heute bekannt, die traditionelle Volksmedizin spricht mehr als 5000 Gewächsen eine heilende Wirkung zu. Und ständig werden im unerschöpflichen Pflanzenparadies des Dschungels neue entdeckt.

Die Frage, die uns angesichts dieser »grünen Apotheke« umtreibt, ist, über welchen Zeitraum sich das Heilwissen der heutigen Maya zurückverfolgen lässt. Hatten bereits die Ärzte der alten Maya medizinische Kenntnisse, die ihnen halfen, diesen widrigen Lebensbedingungen im Regenwald zu trotzen? Und wenn ja, inwieweit ist dieses Wissen in der heutigen Volksmedizin erhalten? »Wir wissen über das Heilwissen der Maya der klassischen Zeit, vor allem der vorspanischen Zeit, immer noch sehr wenig; die Forschung steht gerade in diesem Bereich erst am Anfang. Die Hieroglyphen-Inschriften berichten zum Beispiel nicht explizit über das Heilwissen, es gibt auch kaum Darstellungen von Heilritualen oder -zeremonien. Dennoch ist es sehr wahrscheinlich, dass die Maya auch schon in der klassischen vorspanischen Zeit über fundierte medizinische Kenntnisse verfügten. Denn wir wissen, dass die modernen Maya Pflanzen und Methoden verwenden, die jahrhundertealt sind. Auch in aztekischen Quellen ist dokumentiert, dass die Indios in Zentralmexiko, wo die aztekische Kultur noch zur Zeit der spanischen Eroberung blühte, sehr viel über Pflanzen und ihre heilkundliche Nutzung wussten.«

Das Gemetzel von Mani

• • •

Genau wie die Azteken haben auch die Maya ihr medizinisches Wissen einst schriftlich festgehalten – in ihren heiligen Büchern, den Codizes. Diese umfangreichen leporelloartigen Bücher enthielten Chroniken, Kalender, astronomisches und mathematisches Wissen, praktische Unterweisungen in Landwirtschaft, Kunst und Handwerk, medizinische Heilmethoden sowie Weissagungen künftiger Ereignisse. Den spanischen Mönchen, die seit der gewaltsamen Kolonialisierung 1542 n. Chr. den Volksglauben ausmerzen wollten, waren die heiligen Bücher der Maya ein Dorn im Auge – nichts als Ketzerei. Am 12. Juli des Jahres 1562 kam es vor dem Franziskanerkonvent von Mani auf der Halbinsel Yucatán nach einem kirchlichen Tribunal zu einem blutigen Gemetzel an tausenden Ureinwohnern. Den wehrlosen Opfern wurde das Haar abgeschnitten und diejenigen, die ihren Göttern nicht abschwören wollten, wurden gefoltert. Viele kreuzigte man zu Tode. Anschließend wurde vor den Toren des Klosters ein gewaltiger Scheiterhaufen errichtet. Der spätere Bischof von Yucatán, Diego de Landa, ließ unzählige Götzenbilder, Statuen und andere Heiligtümer der Maya ins Feuer werfen – darunter auch die kostbaren Codizes.

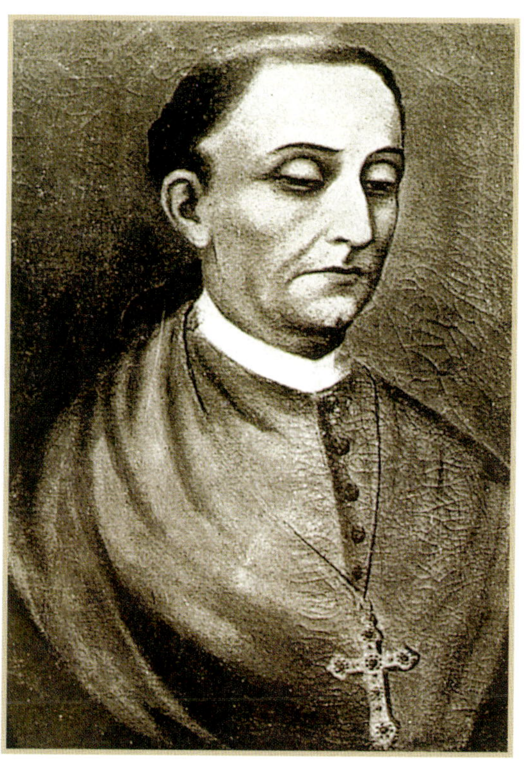

▲ Für den späteren Bischof von Yucatán, Diego de Landa, waren die Riten der Maya Teufelswerk

Überraschenderweise geriet Diego de Landa, der doch eigentlich nur »Teufelszeug« vernichten wollte, bald nach seiner »Heldentat« ins Kreuzfeuer der Kritik. Die neuen Herrscher über die vom spanischen König verteilten Latifundien warfen ihm vor, er habe sich an den Ureinwohnern vergangen, die Schandtat müsse gesühnt werden. Während de Landa, zurück in Spanien, auf seinen Prozess wartete, verfasste er seine Verteidigungsschrift »Über die Verhältnisse auf Yucatán«, ganz so, als ahnte er, was er angerichtet hatte. Seine Aufzeichnungen, die das gesamte damalige Wissen der Franziskaner über die Maya beinhalteten, galten jahrhundertelang als verschollen. Erst um 1862 wurde eine Abschrift entdeckt, in der sich auch Hinweise auf das pflanzenkundliche Heilwissen der Indios finden. Sollte am Ende ausgerechnet de Landa dafür gesorgt haben, verloren geglaubtes Wissen zu bewahren?

Bei genauerer Analyse der priesterlichen Schrift wird allerdings rasch klar, dass der Spanier selbst nach damaligen Standards

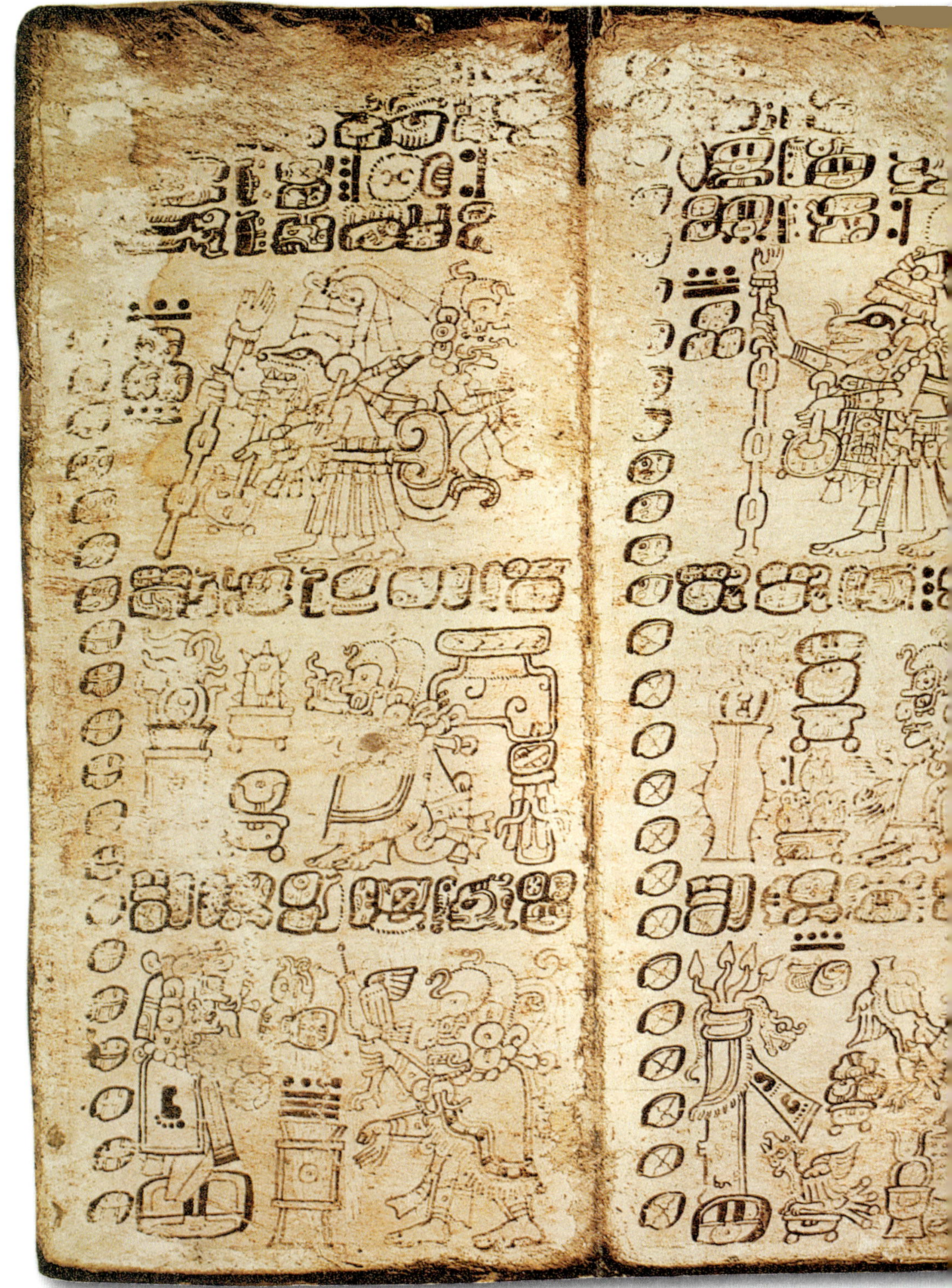

nicht korrekt gearbeitet hatte: So verzichtete er unter anderem darauf, seine Pflanzenbeschreibungen mit Hilfe von Zeichnungen und farbigen Tuschebildern botanisch eindeutig identifizierbar zu machen. Und da sich darüber hinaus auch die Namen der meisten Gewächse im Lauf der Jahrhunderte oft änderten, ist sein Werk für die Suche nach vergessenen Heilpflanzen nur bedingt verwendbar.

Neue Erkenntnisse erhoffen sich Wissenschaftler vor allem durch die Analyse der wenigen, wie durch ein Wunder erhaltenen Originalcodizes der Maya. Der so genannte Dresdner Codex ist nicht nur eines von vier heiligen Büchern, die das Inferno von Mani überdauert haben, er ist auch der am besten erhaltene. Das heilige Buch der Maya gelangte auf merkwürdigen Wegen in die sächsische Hauptstadt. Die dortige Landesbibliothek hat die Reise dieser einzigartigen prachtvollen Mayaschrift rekonstruiert: »1739 kaufte Johann Christian Goetze, der Bibliothekar der königlichen Bibliothek am Hof zu Dresden, aus einer Wiener Sammlung von einer Privatperson, deren Identität er nicht preisgeben wollte, ein ›unschätzbares Buch mit hieroglyphischen Figuren gar leicht umsonst‹, das er 1744 katalogisierte.« Der Bibliothekar des Königs vermutete, dass das Werk aus dem Nachlass eines Spaniers stammte, der es selbst mit nach Europa gebracht hatte. Unklar ist nach wie vor, wie das vollständige Exemplar der Katastrophe von Mani 1562 unbeschadet entgehen konnte. Einige Wissenschaftler sind der Ansicht, dass der spanische Eroberer Hernando Cortez (1485–1547) persönlich den Dresdner Codex schon 1519 an den Hof Kaiser Karl V. nach Wien gesandt hatte. Dort verstaubte er jahrhundertelang in den Regalen der kaiserlichen Bibliothek, ohne dass der Wert des heutigen Kleinods der Maya-Forschung erkannt worden wäre. Erst Alexander von Humboldt verstand die Bedeutung des über drei Meter langen Leporellos aus Feigenbastpapier, das die anderen drei geretteten Codizes in seiner Schönheit und Vollständigkeit bei weitem übertrifft. Alle vier heiligen Bücher wurden nach

◂ Der Dresdner Codex, wohl die schönste noch erhaltene Schrift der Maya, gelangte auf verschlungenen Pfaden von Yucatán in die Elbmetropole

ihrem heutigen Aufbewahrungsort benannt: So lagern der Codex Persianus in Paris, der Codex Cortesianus in Madrid und der nur noch in Bruchstücken erhaltene Codex Grolier befindet sich in der Bibliothek des mexikanischen Nationalmuseums.

Die Maya schrieben ihre heiligen Texte nicht nur auf Steine, Knochen, Metall, Muscheln, Stuck, Textilien oder Keramik, sondern auch auf einem aus Baumrinde hergestellten Papier nieder, wie im Fall des Dresdner Codex. Die langen Papierstreifen wurden zu einem Leporello zusammengefügt und anschließend in Jaguarfell oder Holz eingebunden. Da die heiligen Schriften im feucht-schwülen Klima schnell verwitterten, wurden sie immer wieder abgeschrieben. Dennoch kann man annehmen, dass bereits vor der spanischen Eroberung und de Landas Inferno von Mani ganze Bibliotheken verloren gingen. Belege dafür finden sich selbst in den spanischen Chroniken aus der Kolonialzeit.

Die ersten heiligen Bücher müssen bereits in der klassischen Periode ab dem 3. Jahrhundert n. Chr. verfasst worden sein. Immer wieder in speziellen Priesterschulen kopiert und ergänzt, bargen sie das gesamte Wissen der Maya. Im Dresdner Codex finden sich sogar weiße Seiten, die für Nachträge vorgesehen waren. Über ihre Verwendung schrieb Bischof de Landa in seinem Bericht aus Yucatán: »Die Priester kamen mit ihren Geräten im Haus des Häuptlings zusammen, zunächst trieben sie den Teufel aus, wie es bei ihnen Brauch war, dann holten sie ihre Bücher hervor und breiteten sie auf dem frischen Grün aus, das sie hierfür hergebracht hatten; in ihren Gebeten und Andachtsübungen riefen sie einen Götzen an, den sie Cinchau-Izamná nannten und von dem sie erzählen, er sei der erste Priester gewesen; ihm brachten sie ihre Gaben und Opfer dar, und vor ihm verbrannten sie ihre Weihrauchkügelchen mit dem neuen Feuer; inzwischen lösten sie in einem Gefäß ein wenig Grünspan mit jungfräulichem Wasser auf, das, wie sie sagten, aus dem Wald geholt würde, wohin keine Frau gekommen sei: Mit dieser Flüssigkeit bestrichen sie die Platten der Bücher, um sie zu reinigen; hiernach öffnete der gelehrteste Priester ein Buch und prüfte die Voraussagen für jenes Jahr und erklärte sie den Anwesenden und empfahl ihnen die Mittel, um dem Übel abzuhelfen.« Zwar fanden sich auch auf vielen Keramiken und Wandfriesen mythische Darstellungen für die Gläubigen, doch für die besonderen Feste im religiösen Leben waren die heiligen Bücher offenbar unverzichtbar. Zeremonien zum neuen Jahr und die Anwendung des Wahrsagekalenders waren ohne die astronomischen Kalender aus den Codizes nicht möglich. De Landa war sich der Bedeutung der Bücher, die er verbrennen ließ, offenbar sehr bewusst. So lange die Kultbücher der Maya-Priester existierten, waren ihr Glauben und ihre strengen Rituale eine Gefahr für die angestrebte Christianisierung.

Doch waren die Codizes, die von so herausragender Bedeutung für den Alltag der Maya waren, auch gleichzeitig die Lehrbücher der Priesterärzte? »Wir können das nur vermuten. Denn leider findet sich in den vier überlieferten Codizes kein Wort darüber. Nichtsdestotrotz ist es nahe liegend, dass sich in den verbrannten Schriften wichtige Hinweise zum Thema Heilwissen befanden. Wie so etwas ausgesehen haben könnte, lässt sich aus einem in spanischer Zeit verfassten Ritualbuch erkennen«, erläutert Nikolai Grube. In »El Ritual de los Bacabes« ist folgende Passage zu lesen:

»Um die Schmerzen der Knochen (zu heilen)
und auch die Pocken.
Dies ist das Kraut: Knochenkraut.
Wenn (der Patient) geheilt ist,
kann man ihn transportieren.
Damit es verschwinde,
musst Du dreizehn Gebete sprechen,
an die rote Anikab-Ranke,
an die weiße Anikab-Ranke.
Dreizehn Gebete musst Du sprechen.«

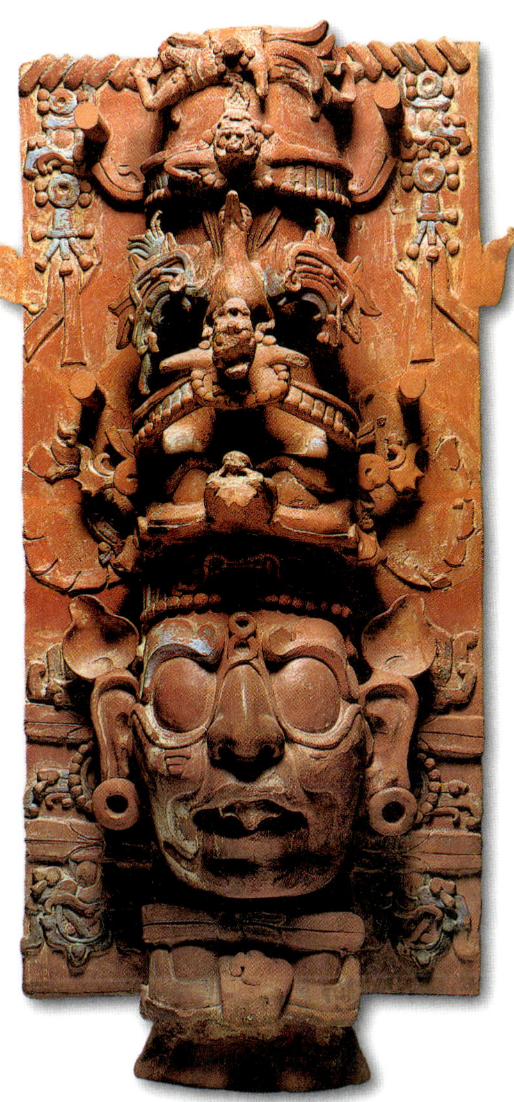

▲ Das Abbrennen von Weihrauch in kunstvoll gearbeiteten Gefäßen war ein wesentlicher Bestandteil vieler Rituale

Alexander von Humboldt und die Tücken der Ethnobotanik

Prof. Michael Heinrich, University of London

◆ ◆ ◆

Ein historisches Beispiel für die Entwicklung eines Arzneimittels aufgrund der ethnobotanischen Beobachtungen eines Forschungsreisenden sind die Berichte von Alexander von Humboldt. Berühmt wurden vor allem seine detaillierten Beschreibungen der Curare-Zubereitung in Esmeralda am Orinoco aus dem Jahr 1800. Curare ist die allgemeine Bezeichnung für pflanzliche Pfeilgifte, die in den tropischen Regionen Südamerikas eingesetzt werden. Humboldt konnte in Esmeralda die Herstellung von Curare beobachten: »Er (ein alter Indianer) war der Chemiker des Ortes. Wir fanden bei ihm große Siedekessel aus Ton zum Kochen der Pflanzensäfte; flachere Gefäße, welche die Ausdünstung durch die dafür dargebotene weite Oberfläche begünstigten; Bananenblätter, die, tütenförmig zusammengerollt, zum Durchseihen der mehr oder weniger Fasersubstanz enthaltenden Flüssigkeiten gebraucht wurden. Es herrschte die größte Ordnung und die höchste Reinlichkeit in dieser zum chemischen Laboratorium umgewandelten Hütte.«

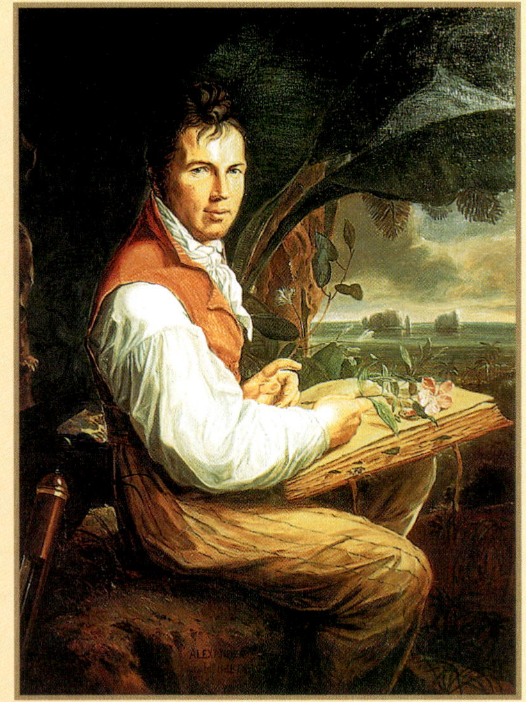

▲ *Der Universalgelehrte Alexander von Humboldt erwies auch der Ethnobotanik große Dienste*

Während er zwar die Zubereitung des Pfeilgiftes verfolgen konnte, schlug sich Humboldt beim Versuch, die dafür benötigten Pflanzen zu bestimmen, mit dem klassischen Problem ethnobotanischer Feldforschung herum: »Weil dieser Baum (der den Rohstoff für die Curare-Gewinnung liefert) in sehr großer Entfernung von Esmeralda wächst und sich damals ... ohne Blüten und Früchte fand, sind wir nicht imstande, ihn botanisch zu bestimmen. Ich habe schon mehrmals von dieser Art Missgeschick gesprochen, das die merkwürdigsten Gewächse der Prüfung des Reisenden entrückt, während andere, deren chemische Eigenschaften uns bekannt sind, sich tausendfach mit Blüten und Früchten beladen darstellen.«

Die Stammpflanzen von Curare konnten erst in den folgenden Jahrzehnten identifiziert werden, darunter *Chondrodendron tomentosum Ruiz et Pavon* aus der Familie der *Menisspermaceae,* das das so genannte Tubocurare (benannt nach der röhrenförmigen Verpackung in Bambusröhren) liefert. Die wissenschaftliche Beschäftigung mit diesem Gift ist sicherlich eines der interessantesten Beispiele für die Transformation einer von Ethnien genutzten Droge in einen modernen Medizinalstoff. Die ersten systematischen physiologisch-pharmakologischen Untersuchungen des Pfeilgifts gehen auf den französischen Wissenschaftler Claude Bernard (1813–1878) zurück: »Wenn Curare mit einem Pfeil oder einem vergifteten Instrument in die lebenden Gewebe eingeführt wird, verursacht es den Tod desto eher, je schneller das Gift in die Blutbahnen eindringt. Eine der Tatsachen, die allen Leuten, die über Curare berichtet haben, am meisten auffiel, ist die Unschädlichkeit des Giftes in den Verdauungswegen. Die Indianer gebrauchen auch wirklich Curare als Heilmittel im Magen.«

Bernard konnte im Tierversuch auch zeigen, dass eine Lähmung der Atemmuskulatur das »hauptsächlichste Kennzeichen des Todes durch Curare« ist. Die dafür verantwortliche Verbindung, das Bisbenzylisochinolinalkaloid D-Tubocurarin, konnte 1898 erstmals aus *Chondrodendron tomentosum* isoliert werden und wurde 1947 endgültig in ihrer Struktur aufgeklärt. In Deutschland steht Curare seit 1949 in größerem Umfang zur Verfügung, wird heute aufgrund der Nebenwirkungen allerdings nur noch selten verwendet. Anders in Frankreich, wo der Stoff nach wie vor bei Operationen eingesetzt wird, um plötzliche Muskelkontraktionen zu verhindern.

Von Alexander von Humboldts erstmaliger Beschreibung des mesoamerikanischen Pfeilgifts bis zur Analyse der für die Wirkung verantwortlichen Verbindung dauerte es rund hundert Jahre. Auch heute noch rechnet man mit zwanzig oder mehr Jahren von einem ›Hit‹ bis zur Markteinführung eines neuen Medikaments. Eine kleine Ewigkeit für die Patienten.

Zwischen Vulkanen und Regenwald

Wir wollen von Nikolai Grube mehr über jenes sagenhafte Volk wissen, dessen uralte Kenntnisse durch die spanische Eroberung dem Untergang geweiht waren. Die Maya lebten in drei sehr unterschiedlichen Landschaften: im Hochland von Guatemala, das vulkanischen Ursprungs und besonders wegen der prächtigen Federn der Quetzal-Vögel und der Jade bekannt ist, die die Maya als Schmuck verwendeten. Hier finden sich bedeutende, wenn auch eher unbekannte Zeugnisse der Hochkultur. Auf der karstigen Halbinsel Yucatán, die von hohem Buschwerk bewachsen ist, errichteten die Maya Bauten von Weltrang, wie die berühmte Pyramide von Chichen Itzá oder die Tempel von Tulum am Strand der Karibik. Aufgrund der Karststruktur des Untergrundes bilden sich auf der Halbinsel Kavernen, die die Maya damals wie heute als Trinkwasserreservoir nutzten. An diesen natürlichen Zisternen – in der Sprache der Maya »cenotes« genannt, wurden auch Menschenopfer vorgenommen, wie zahlreiche Funde bestätigen. Im Tiefland des Peten, knapp 200 Meter über dem Meeresspiegel, siedelte das Volk inmitten einer typischen Regenwaldvegetation. Hier wurden in den letzten Jahrzehnten immer wieder neue erstaunliche Ruinen gefunden. Im dichten Tropenwald dominieren Mahagony, Zedern und Zapote-Bäume; zahlreiche Tiere wie Jaguare, Papageien und Affen leben in diesem Gebiet, das nicht nur aufgrund des massiven Vorkommens von Moskitos als Brutstätte für zahlreiche Seuchen gilt. So nennt der Medizinhistoriker Francisco de Guerra die beiden Affenarten Alouatta und Ateles als Überträger von Gelbfieber. Biologen und Ärzte glaubten lange, dass unbekannte Seuchen, eventuell sogar Malaria, die Maya einst aus dem Regenwald ins Tiefland getrieben haben könnten. Denn zwischen 800 und 950 n. Chr. verschwanden viele Maya-Staaten – bis heute konnten die Hin-

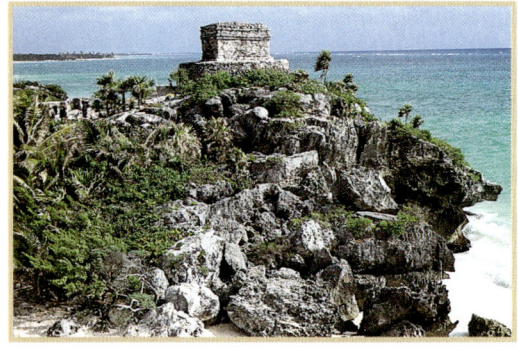

▲ *Tulum, oberhalb einer Steilküste gelegen, ist eines der schönsten Beispiele für die Architektur der Maya*

tergründe für den plötzlichen Niedergang nicht eindeutig geklärt werden.

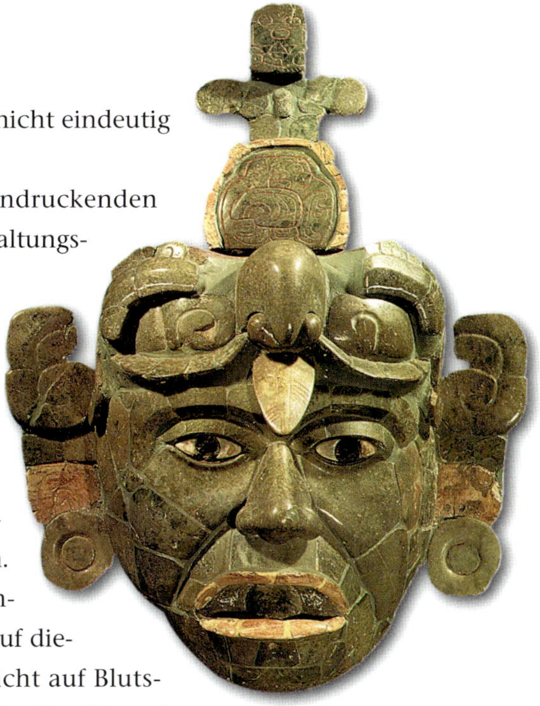

Die Maya-Herrscher lebten in beeindruckenden Städten, die als religiöse Zentren und Verwaltungssitze für die untergebenen Ländereien und kleineren Städte der Umgebung fungierten. Ausgedehnte Tempelanlagen, administrative Gebäude und zahlreiche Werkstätten prägten das Stadtbild. Bauern und Handwerker wohnten in einfachen Hütten, während Adelige und Fürsten in repräsentativen Privathäusern und Palästen residierten. Die Adeligen waren meist mit den regierenden Fürsten verwandt – und sparten sich auf diese Weise eine Menge Kosten. Denn wer nicht auf Blutsbande verweisen konnte, war tributpflichtig. Die Herrscher, die nach Maya-Glauben von den Göttern selbst abstammten, dankten ihren adeligen Gefolgsleuten die Treue mit kostbaren Geschenken. Mancher Aufsteiger von Königs Gnaden konnte sich bald selbst einen teuren Palast in den kulturellen Zentren errichten lassen. Lakamha, »großes Wasser«, war eine dieser prachtvollen Residenzstädte, die heute den Namen Palenque trägt.

▲ *Die Maya fertigten zahlreiche Kunstwerke wie diese Maske aus Jade*

Neue Tempel in Palenque

• • •

Palenque, eine der wichtigsten Tempelanlagen aus der klassischen Periode der Maya (250–900 n. Chr.), gilt mit ihren großen Bauten, der bedeutenden Pyramide und zahlreichen weiteren kleinen Tempeln als eine der schönsten Anlagen der versunkenen Hochkultur. Rund 150 Kilometer entfernt von Villa Hermosa in der mexikanischen Provinz Chiapas gelegen und seit langem für Forschung und Tourismus zugänglich, offenbart das weite Areal den Archäoligen noch immer neue Geheimnisse.

Der Mönch Pedro Lorenzo de Nada gilt als einer der ersten Bewunderer der Tempelanlage – ihren wahren Wert erkannte er indes nicht. De Nada hatte 1567 in der Nähe von Palenque die befestigte

Stadt Otulum errichten lassen, um die Lakandonen, eine Untergruppe der Maya, zu christianisieren. Ein erfolgloses Unterfangen; denn während rund 24 Millionen der Ureinwohner Mexikos der spanischen Eroberung zum Opfer fielen, flohen die Lakandonen in die unzugänglichen Regenwaldgebiete von Chiapas, wo sie bis zum Beginn des 20. Jahrhunderts unbehelligt lebten. Der Stamm geriet

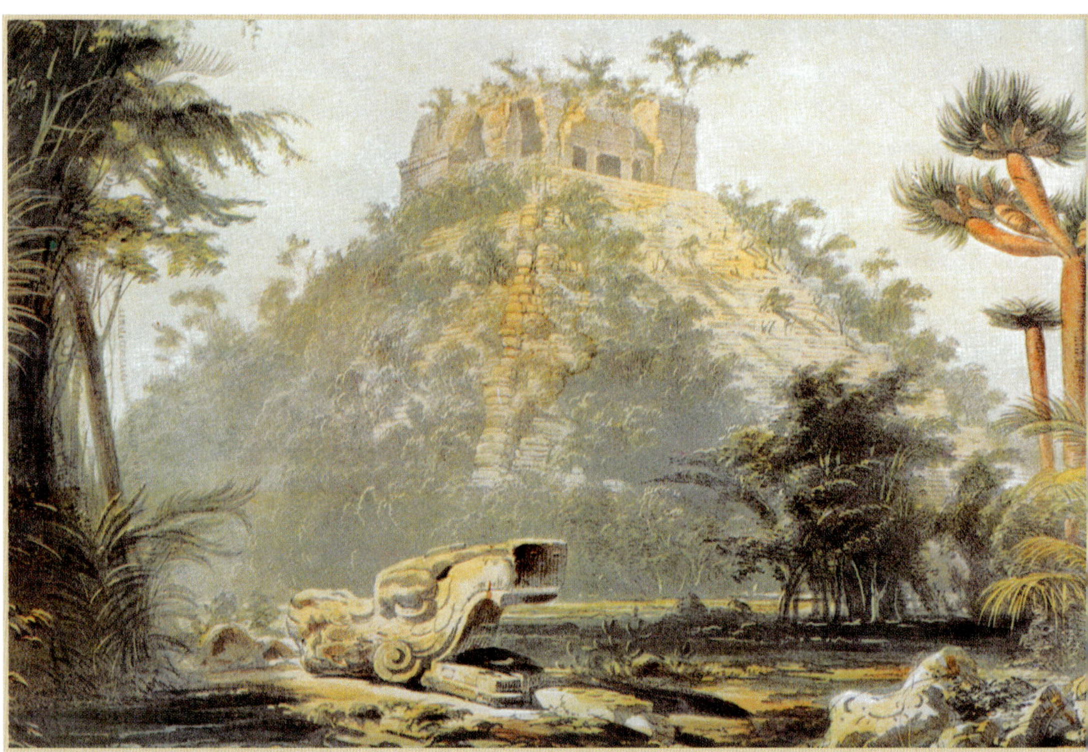

▲ *Mit Zeichnungen der Maya-Ruinen begeisterten Forschungsreisende im 19. Jahrhundert das europäische Publikum*

ebenso wie die Ruinen von Palenque für Jahrhunderte in Vergessenheit. Erst 1784 untersuchte Leutnant José Antonio Calderón die Tempelstadt und fertigte die ersten Zeichnungen an. Calderón war überzeugt, dass die Anlage von Karthagern oder Römern, vielleicht auch von spanischen Adeligen errichtet worden sei. Dass die Maya die kunstvollen Bauten geschaffen haben könnten, schien ihm nach Jahrhunderten spanischer Herrschaft und Unterdrückung der Ureinwohner, von denen gerade noch eine Million Menschen am Leben war, nicht der Überlegung wert.

Weitere Studien erfolgten 1807 im Auftrag des Königs von Spanien. Die Berichte der Untersuchungskommission lösten einen regelrechten ersten »Tourismusboom« aus: bürgerliche Abenteurer und adelige Forschungsreisende wie J.F. Graf Waldeck, John L. Stephens und Frederick Catherwood, dem wir die beeindruckendsten Zeichnungen der Ruinen verdanken, reisten nach Palenque. Doch erst zu Beginn des 20. Jahrhunderts begann man unter Leitung des Briten Alfred Maudslay mit der archäologisch korrekten Erforschung der gewaltigen Tempelanlage. Eine Arbeit, die noch immer fortgesetzt wird. Erst kürzlich entdeckten Nikolai Grube und sein Grabungsteam ein weiteres unberührtes Grab eines Fürsten.

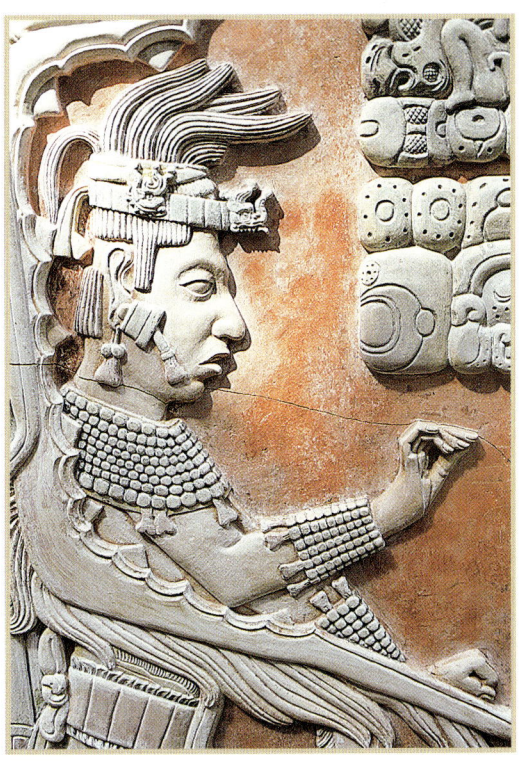

▲ *Diese Stele, die König Pakal Kinich zeigt, wurde aus 3000 Einzelteilen rekonstruiert*

Seit 1997 wird abseits der bisher bekannten Bauten die so genannte Kreuzgruppe freigelegt. Drei Plätze, die von großen, mit vielen Steingravuren versehenen Gebäuden eingerahmt werden, geben diesem Teil der Anlage ihre charakteristische Struktur. Die Wissenschaftler erhoffen sich von diesen Hieroglyphen und zahlreichen Fresken etwa an den Tempeln der Sonne und des Kreuzes Angaben über die Entstehung und Geschichte dieser Bauten.

Nikolai Grube führt uns zum Tempel IXX. Gemeinsam mit dem mexikanischen »Instituto Nacional de Antropología e Historia« (INAH) haben Archäologen der University of Texas dieses beeindruckende Bauwerk unter Federführung von Grube und dem mexikanischen Archäologen Alfonso Morales freigelegt. Es ist 33 Meter lang, acht Meter breit und hat einen auffallend großen Eingang mit einer hohen kunstvollen Stele aus Stuck, die die Forscher bis ins Detail rekonstruieren konnten. Ein Geduldsspiel, denn das Gebäude war größtenteils in sich zusammengestürzt. Allein an zwei großen Teilen der Säule arbeiteten die Archäologen sieben Monate lang – über 3000

Einzelstücke mussten zusammengesetzt werden. Doch die Mühe sollte sich lohnen. Vor den Augen der Wissenschaftler entstand das Bild eines Mannes mit einem prachtvollen Vogelkopf-Kostüm, dessen Namen und Funktion schließlich die Hieroglyphen freigaben: Pakal Kinich, einer der Herrscher Palenques im 8. Jahrhundert nach Christus. Auf einem weiteren Fries konnte Akhal Mo 'Nab identifiziert werden. Neben dem Herrscher, der das gleiche Vogelkostüm wie die Figur auf der Stuckstele trägt, sind zwei kniende Figuren zu sehen. Nach gegenwärtigem Stand der Forschung handelt es sich hierbei um den Onkel des Regenten und einen Priester mit dem Titel »Bewahrer des Feuers«.

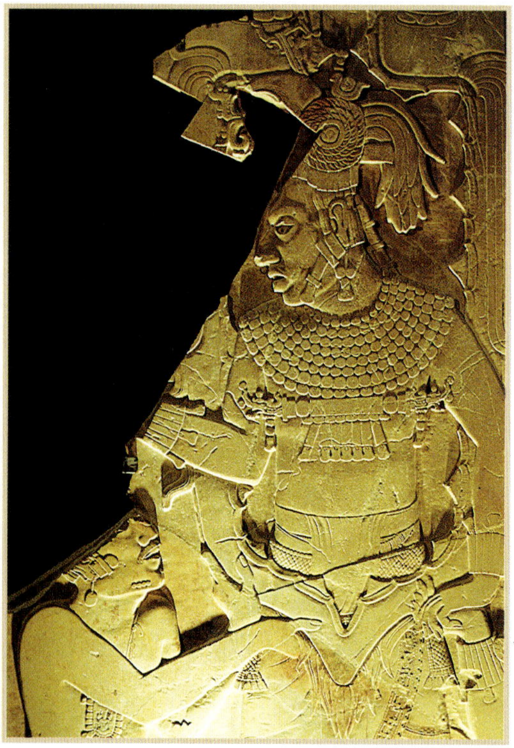

Für unsere Suche nach dem verschütteten Heilwissen der Hochkultur ist allerdings ein anderer Fund von Bedeutung: In einer Ecke der Tempelanlage befindet sich ein niedriger Altar mit einem feinen Relief an den Seiten. Es zeigt eine Zeremonie, in der ein Priester von Palenque Akhal Mo 'Nab einen rituellen Kopfschmuck überreicht. Auf der schmalen Seite des Altars dann die Sensation: Umgeben von filigranen Verzierungen erkennen wir eine Person auf einem Thron, die ein verschnürtes Bündel in der Hand hält. »Dieser Altar gilt, vor allem im Bereich der Schriftforschung, als eine der bedeutendsten archäologischen Entdeckungen der letzten zwanzig Jahre«, erklärt uns Grube sichtlich beeindruckt. »Eine der Hieroglyphentafeln zeigt die Inthronisationszeremonien eines der späten Könige von Palenque, über den wir bislang sehr wenig wussten. Auf der anderen Seite des Altars ist die Erschaffung der Welt und des Universums abgebildet, sowie die Götter, die als Patronatsgottheiten die Könige von Palenque beschützen. Man erkennt hier auch eine Serie von drei Adeligen. Einer von ihnen sitzt auf einem großen Thron und hält dieses mit Seilen zusammenge-

▲ *Das Bündel, das Akhal Mo 'Nab in der Hand hält, gibt auch heute noch Rätsel auf*

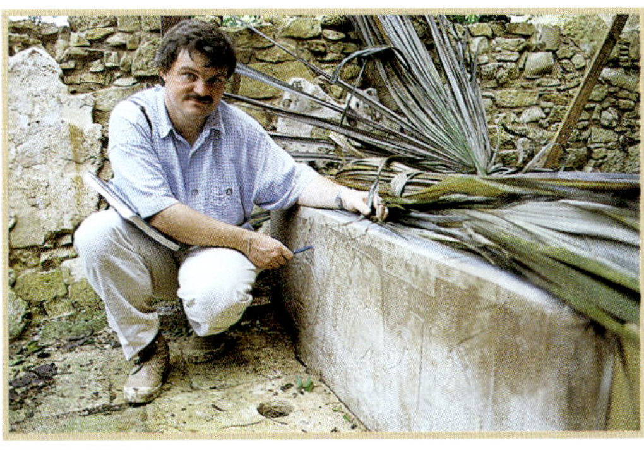

▲ Nikolai Grube erläutert das Relief an einem erst kürzlich entdeckten Altar in Palenque

knotete Bündel in der Hand. Man kann die verschiedenen Seillagen sehr gut erkennen. Nur, was befindet sich in diesem Bündel, das für die Inthronisation des Königs Akhal Mo'Nab offensichtlich von sehr großer Bedeutung war? Sakrale Schriften? Pflanzen?« Unsere Spannung steigt. »... leider gibt der Altar dieses Geheimnis nicht preis«, hören wir Grube sagen. Doch bevor unsere Enttäuschung allzu groß wird, erzählt uns der Archäologe von einem weiteren Relief, das eine wichtige Spur auf unserer Suche nach dem Heilwissen der Maya sein könnte. Es befindet sich tief unten in der Pyramide von Palenque, im so genannten Tempel der Inschriften.

Das Rätsel in der Gruft

Der Tempel der Inschriften, der im 7. Jahrhundert n. Chr. errichtet wurde, ist sicher einer der schönsten und ungewöhnlichsten. Denn, außerordentlich für einen Tempel der klassischen Periode, war er offenbar von Anfang an als Grabpyramide geplant und besticht durch eine beeindruckende Treppe an der Frontseite.

1949 hatte der Forscher Alberto Ruz auf der obersten Plattform der Pyramide etwas entdeckt, womit niemand gerechnet hatte: In den Boden waren zwölf Verriegelungsvorrichtungen in eine große Steinplatte eingelassen. Als Ruz die Platte anheben ließ, stieß er auf eine steile, vollständig mit Erde bedeckte Stufe. Bald hatte man die nächste freigelegt, dann die übernächste – nach vier Jahren zeigte sich die geheimnisvolle dreißig Meter lange Treppe in die Unterwelt endlich in ihrer ganzen Pracht. Und sie gab den Blick frei auf einen nach Westen führenden Gang. Anfangs glaubte Ruz, einen geheimen Zugang zum Tempel entdeckt zu haben, den die Priester als unsichtbaren Aufgang nutzten, um so ihre magischen Auftritte auf der Spitze der Pyramide zu inszenieren. Doch dann legte das Grabungsteam eine weitere, noch halsbrecherische Treppe frei, an deren Ende sich ein Podest und die zusammengekauer-

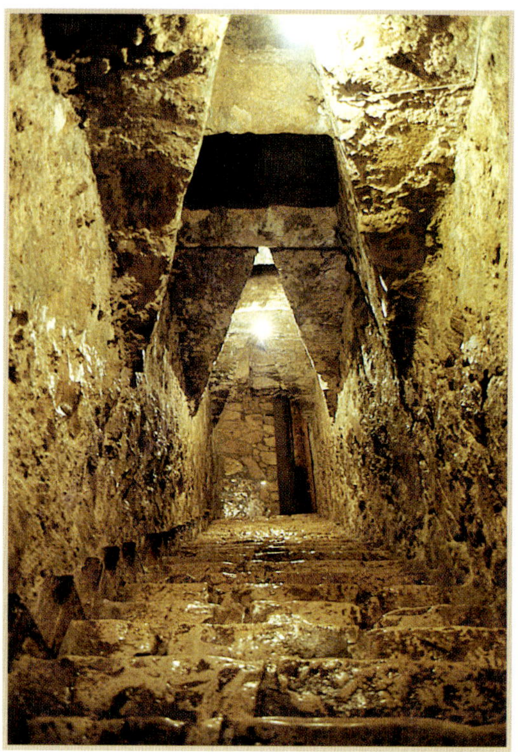

▲ *Eine steile Treppe führt im Tempel der Inschriften hinab in die Grabkammer König Pakals*

ten Skelette einiger Männer befanden – die Wächter eines dreieckigen steinernen Tores, des Eingangs zu einer beeindruckenden Gruft. Ein Rohr führte aus der Grabkammer bis zur Spitze der Pyramide nach oben: ein so genanntes Psychodukt. Ähnlich einem Aquädukt, dem Trinkwasserkanalsystem der Römer, sollte dieses Rohr der Seele der Verstorbenen einen geschützten Weg bieten, um wieder aufzusteigen und mit den Lebenden am oberen Tempel der Grabpyramide in Verbindung zu treten. Als Ruz die mächtige Steintür der über tausend Jahre unberührt gebliebenen Grabkammer öffnen ließ, stockte ihm der Atem. Im Dämmerlicht der Gruft wurden die Umrisse eines steinernen Sarkophags sichtbar – der größte, der bisher auf dem amerikanischen Kontinent entdeckt wurde. Hier fand der große König Pakal, der 683 im hohen Alter von achtzig Jahren nach einer 68 Jahre währenden Regentschaft über Palenque starb, seine letzte Ruhestätte.

Das Geheimnis des Sarkophags

◆ ◆ ◆

Der Zugang zur Krypta tief unten in der Pyramide ist seit vielen Jahren gesperrt. Allein der Atem von Besuchern könnte die schon stark verwitterten einmaligen Fresken endgültig zerstören. Nur weil uns der renommierte Wissenschaftler Nikolai Grube begleitet, hat uns die oberste Behörde der INAH ausnahmsweise die Erlaubnis erteilt, mit einer speziellen Kameraausrüstung zum Sarkophag hinabzusteigen. Doch vor Ort müssen wir erfahren, dass eine Genehmigung aus der Hauptstadt in der mexikanischen Provinz nur eingeschränkt gültig ist. Unser Aufnahmeleiter Ortolf Karla führt endlose Gespräche mit den Sicherheitsbeauftragten der archäologischen Zone von Palenque und erklärt ein ums andere Mal, wie wichtig die

Untersuchung dieses Sarkophags für unsere Suche nach dem verschwundenen Heilwissen der Maya ist. Erst als wir sie überzeugen können, dass wir mit unseren hoch empfindlichen Kameras nur wenig künstliches Licht benötigen und uns bereit erklären, sämtliche zusätzliche anfallenden Kosten zu übernehmen, dürfen wir in die geheimnisvolle Gruft hinunter.

Vorsichtig, Schritt für Schritt, tasten wir uns auf schlüpfrigen Stufen in die Tiefe – eine Reise in die Vergangenheit. Hinter dem gewaltigen dreieckigen Steintor erblicken wir endlich den Sarkophag. Der Koloss aus Sandstein füllt fast die gesamte Krypta aus. Die Deckelplatte des Sarkophags war bereits von Ruz abgehoben und auf zwei Stahlträger gebettet worden, um die Untersuchung der sterblichen Überreste des Königs und der Grabbeigaben zu ermöglichen. Die vier mal zwei Meter messende Grabplatte ist mit einem kunstvollen Relief geschmückt, das in Schrift- und Bildzeichen schildert, was dem Maya-Herrscher Pakal zum Zeitpunkt seines Todes widerfuhr. Die berühmte amerikanische Archäologin Linda Schele hat den Sarkophag genau analysiert und die Inschriften und Reliefs interpretiert. Einige der Abbildungen zeigen Gottheiten, die den Bau des Tempels und der Grabkammer beaufsichtigten. Symbole für Blumen, Muscheln, Knochen, Blut und Pflanzensaft, aber auch Berge, Flüsse, Häuser und Verwaltungsutensilien schmücken Pakals letzte Ruhestätte. Besonders dominierend ist das Abbild einer großen Schlange, die als Sak-Bak-Nakan identifiziert werden konnte. Sie galt den Maya als Symbol für die Verbindung zwischen der Welt der Lebenden und der Welt ihrer verstorbenen Vorfahren. Weitere Bilddarstellungen von übernatürlichen Vögeln und eines »Baums der Welten« symbolisieren das Tor, das der sterbende König nach der Vorstellung der Maya auf seinem Weg ins Jenseits durchschreiten muss.

Pakal selbst ist als eine Variante des Maisgotts verewigt. Nach einem Mythos der Maya wurden die Maisgötter, schöne junge Ballspieler, wegen Missbetragens vom Herrn des Todes gehenkt. Doch sie wurden wiedergeboren, von schönen jungen Frauen angekleidet und von älteren Göttern, genannt die »Paddler«, in einem Kanu zur Stätte der Wiedergeburt gefahren. Durch eine Öffnung

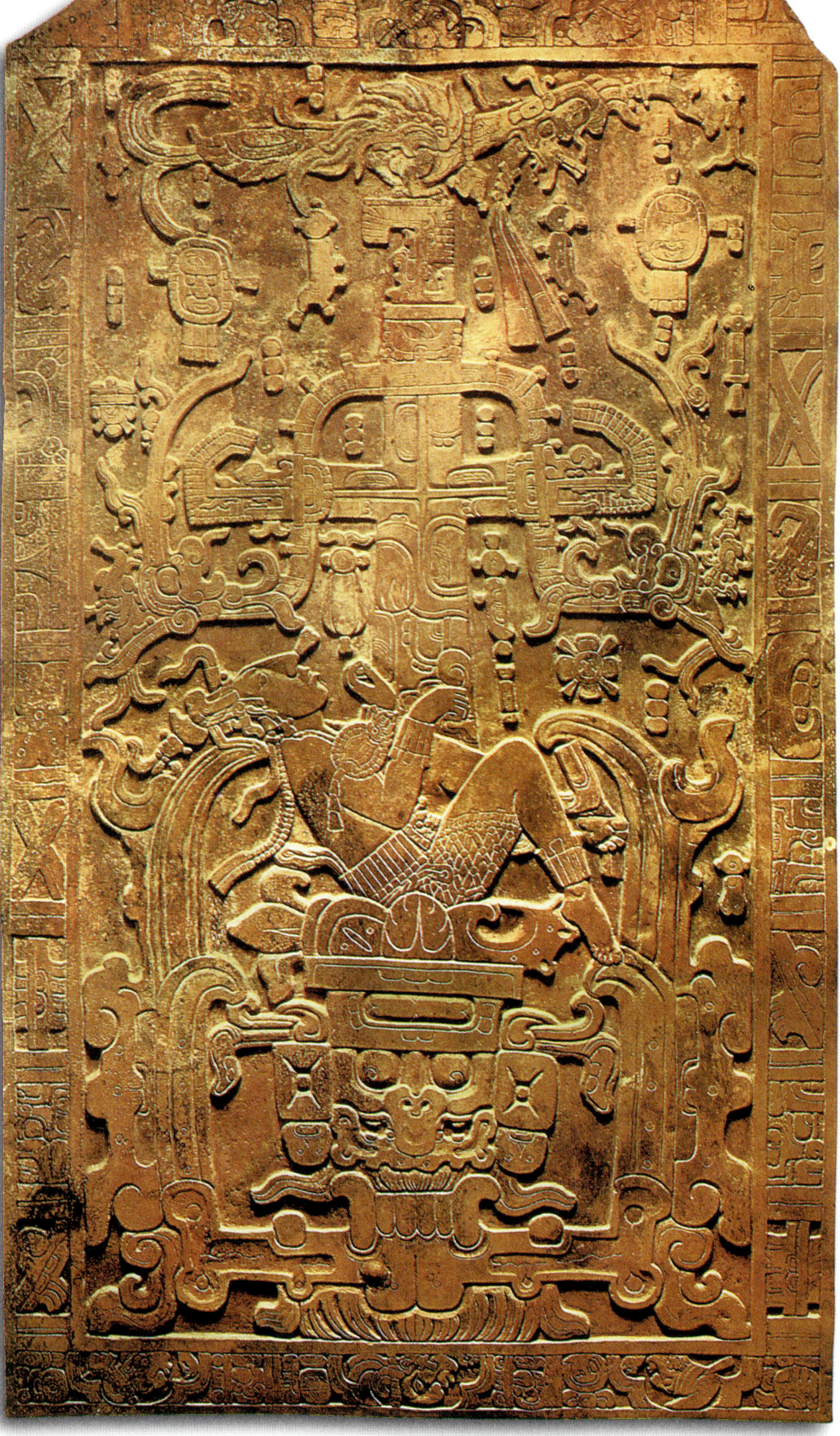

im Rücken der »kosmischen Schildkröte«, die wir heute als Sternzeichen Orion kennen, traten sie hinaus, schufen das erste Herz und entzündeten das erste Feuer in einer neuen Welt.

Nikolai Grube macht uns auf die Pflanzendarstellungen an den Seitenplatten des Sarkophags aufmerksam. Kunstvolle Reliefs zeigen die Vorfahren Pakals inmitten verschiedener Pflanzen. Doch um welche handelt es sich? Archäologen haben in der Vergangenheit die Vermutung geäußert, dass es sich bei der Pflanze, die in Verbindung mit dem Fürsten K'aán -Hoỳ -Chitam abgebildet ist, um einen Avocadobaum *(Persea americana)* handeln könnte. Einer seiner Söhne ist neben dem »haás«, dem Zapote-Baum, *Calocarpum mammosum*, dargestellt. Die Bedeutung der anderen zehn dargestellten Pflanzen liegt dagegen noch im Dunkeln. Grube vermutet, dass es sich dabei um Heilpflanzen handelt, auch wenn bislang noch kein Biologe die Darstellungen botanisch analysiert hat.

◂ *Der Maya-Herrscher Pakal steigt als junger Maisgott aus dem Rachen der Unterwelt ins Jenseits empor*

Volksmedizin in Mexiko

◆ ◆ ◆

Wir wollen einen der bekanntesten Ethnopharmakologen und Ethnobiologen, Professor Michael Heinrich von der School of Pharmacy der Universität London, hinzuziehen, um die rätselhaften Pflanzendarstellungen am Sarkophag zu identifizieren. Wesentliches Forschungsziel der Ethnobotanik ist die Untersuchung der Pflanzennutzung und ihrer Bedeutung innerhalb einer Volksgruppe oder einer Gesellschaft. Die Ethnopharmazie wiederum befasst sich vor allem mit der Rolle von Arznei- und Nutzpflanzen einer Kultur. Die Wissenschaftler dieser im deutschsprachigen Raum kaum bekannten Forschungsrichtung versuchen, die Kenntnisse und Erfahrungen der Volksmedizin zu erfassen und die dabei verwendeten Arzneipflanzen auf ihre tatsächlichen medizinischen Wirkungen zu untersuchen.

Professor Heinrich beschäftigt sich seit vielen Jahren intensiv mit dem Heilwissen der Nachfahren der Maya. Bei den mexikanischen Einwohnern indianischen Ursprungs stehen Pflanzenheilkunde und Volksmedizin noch heute hoch im Kurs, denn viele von ihnen misstrauen Ärzten, die an Hochschulen ausgebildet wurden.

Hinzu kommt, dass es vielen Dörfern abseits der großen Zentren noch immer an Apotheken mangelt und die arme Landbevölkerung kaum das Geld für teure importierte Medikamente aufbringen kann. Das jahrhundertealte Wissen, das von weisen Männern, Heilern und Pflanzenkundigen über Generationen weitergegeben wurde, hat also nicht nur eine ideelle Bedeutung, sondern ist oft überhaupt die einzige Art der medizinischen Versorgung. Unterschiedliche Gruppen von Heilern kümmern sich um das Wohl ihrer Patienten. Es gibt Kräuterkundige, die erfolgreich Heilpflanzen einsetzen, ebenso aber auch religiöse Heiler, die mit rituellen Reinigungen das Böse – und damit die Krankheit – vertreiben. Diese Prozedur, die »limpia«, wird trotz über fünfhundert Jahren Christianisierung immer noch angewendet; viele der mexikanischen Bauern finden nichts dabei, am Sonntagmorgen die katholische Messe zu besuchen, und sich am Abend des gleichen Tages einer rituellen Heilung zu unterziehen.

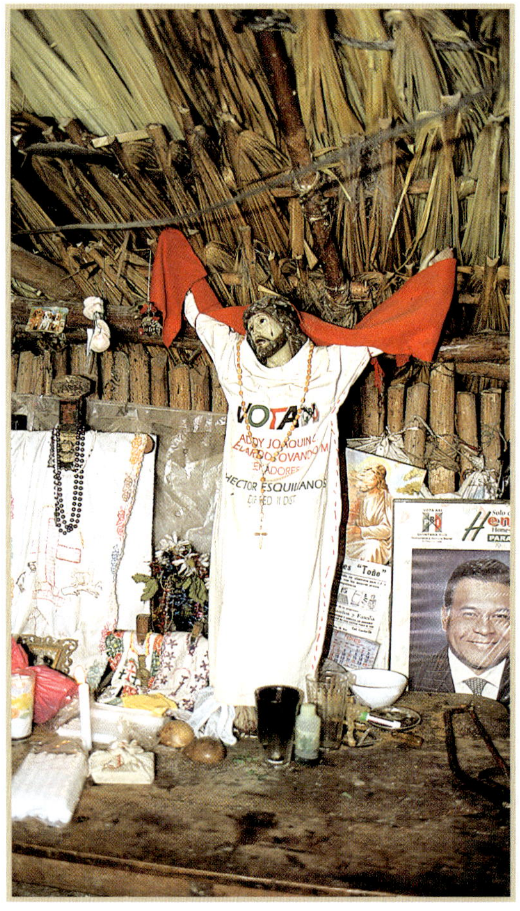

▲ *Magie und Christentum – der Altar eines Heilers in Quintana Roo*

Die Arzneipflanzennutzung durch die indianische Bevölkerung Mexikos wurde bisher nur in sechs großen unabhängigen Studien wissenschaftlich korrekt erfasst. Untersucht wurden die Maya auf Yucatán, die Mixe und Zapoteken in Oaxaca, die Nahua in Veracruz und die Tzelatal in Chiapas sowie die Popluca. Die Ethnobiologen arbeiteten dabei meist eng mit den Heilern und Heilerinnen der betreffenden Stämme zusammen. Obwohl die Nachfahren der Maya hunderte von Heilpflanzen kennen und nutzen, werden jedoch nur wenig mehr als ein halbes Dutzend von allen Völkern für den gleichen Zweck angewendet – ein möglicher Hinweis auf eine besonders hohe Wirksamkeit. So wird zum Beispiel die echte Guave, *Psidium guajava,* bei Durchfallerkrankungen angewendet, während

Byrsonima crassifolia bei Magen- und Bauchkrämpfen verabreicht wird. Gegen die unter den hygienischen Bedingungen in weiten Teilen Mesoamerikas häufig auftretenden Wurmerkrankungen verabreichen die Heiler den Wurmtee *Chenopodium ambrosioides* – aus einem Kraut, das von vielen indianischen Heilern als Allheilmittel erster Güte genannt wird.

Sofern die Heiler ihre Pflanzen nicht direkt aus dem Regenwald beziehen, gelten die Gärten der heutigen Maya-Dörfer als »Apotheken«; zahlreiche Heilpflanzen werden in unmittelbarer Nähe der Hütten gezogen: »k'ambalhaw«, *Dorstenia contrajerva,* ist eines jener heute noch gebräuchlichen Heilkräuter. Die heutigen Nachfahren der Maya schwören bei Schlangenbissen und anderen Erkrankungen auf die unscheinbaren, am Boden wachsenden grünen Blätter. »Majorga«, *Pedilanthus tithymaloides,* das »Rückgrat des Teufels« wird gegen Kopfschmerzen verwendet, eine andere Pflanze soll sogar Krebserkrankungen und Diabetes vorbeugen: die Kakteenart *Nopalea cochenillifera.* Und gegen Hauttumoren empfehlen die traditionellen Heiler »X-Canan«, *Hamelia patens,* zu Deutsch Kolibristrauch, der orangefarbene Röhrenblüten zeigt, als Badezusatz. Das enorme Wissen der heutigen Heiler kann uns entscheidende Hinweise auf das mögliche pharmakologisch-klinische Potenzial der genannten Arten geben und damit eine wichtige Grundlage für die weitergehende Forschung liefert«, meint Professor Heinrich.

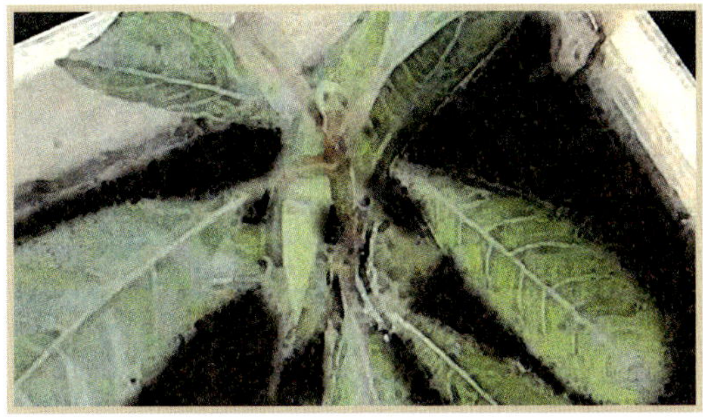

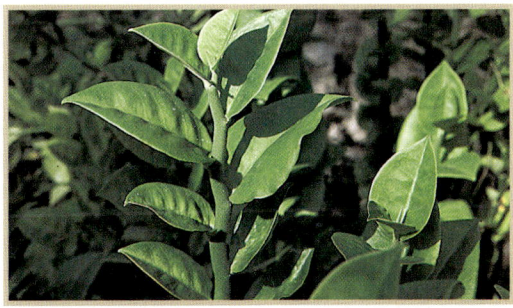

▲ *Byrsonima crassifolia soll Krämpfe mildern*

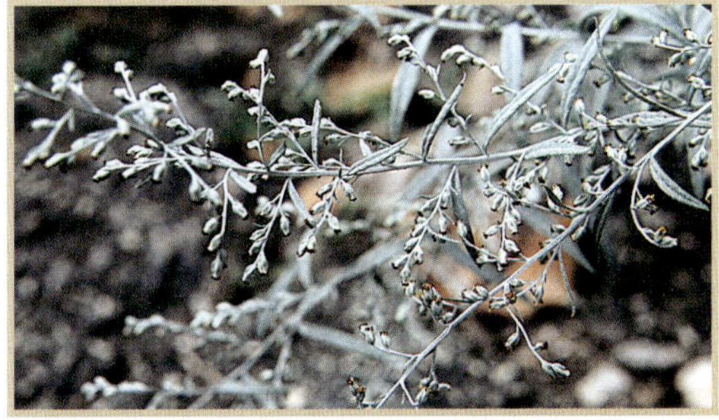

▲ *Aus Chenopodium ambrosioides wird ein Tee bereitet*

▲ *Pedilanthus tithymaloides hilft bei Kopfschmerzen*

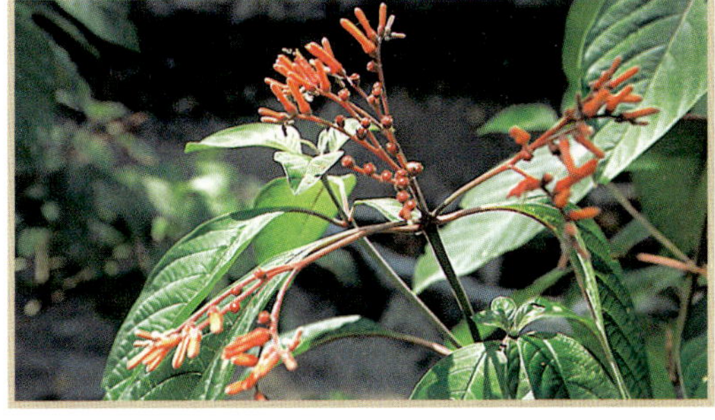

▲ *Hamelia patens, der Kolibristrauch*

HEILPFLANZEN MESOAMERIKANISCHER KULTUREN

• • •

Die Darstellungen von Pflanzen in der Bildhauerei, der Malerei und der Keramik liefern wertvolle Informationen über die verwendeten Arten, unter denen der Mais, der Kakao, der »cempoalxóchtl« *(Tagetes)* und der Peyote eine besondere Stellung einnahmen. Pflanzen dienten den Völkern Mittelamerikas nicht nur als Nahrungsmittel, sondern auch zur Linderung und Heilung ihrer Leiden sowie zur Bewusstseinserweite-

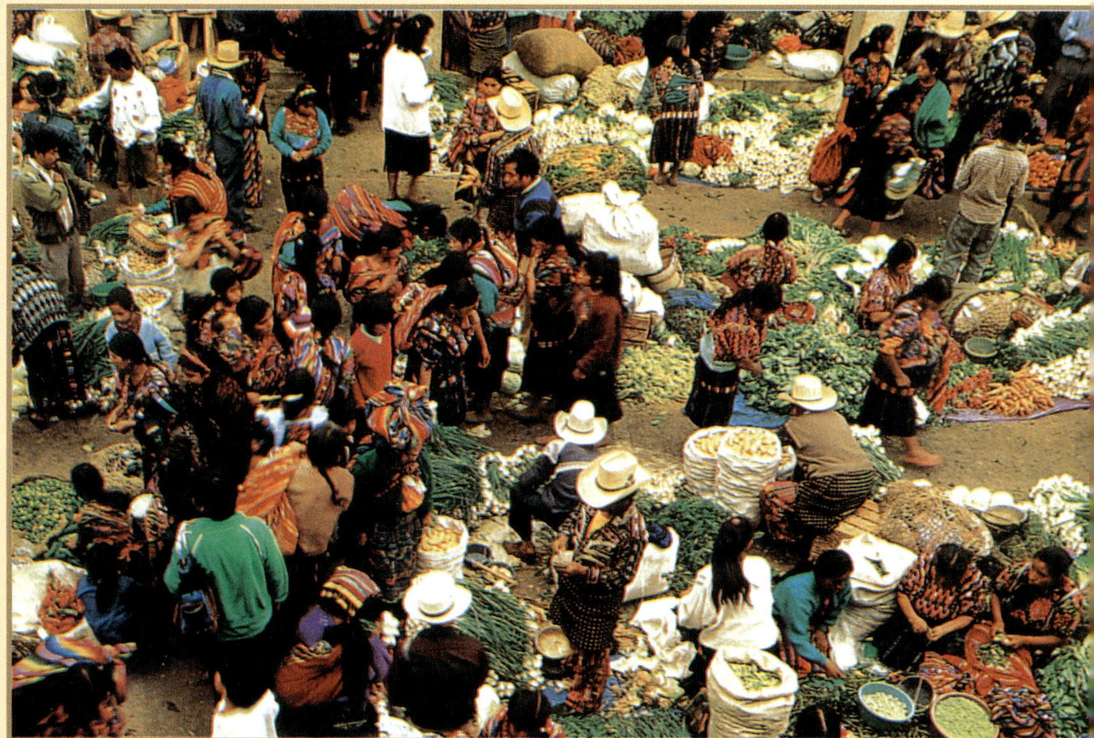

▲ *Früchte und Gewürze Mesoamerikas werden auf dem Markt feilgeboten*

rung. Sie waren essenzielle Hilfsmittel bei verschiedenen magischen Zeremonien und schmückten zahlreiche dafür benötigte handwerkliche Objekte. Die Palette der Verwendungen von Pflanzen vor allem in der Antike war also recht groß. Für uns von besonderem Interesse ist die

Nutzung von Pflanzen als Nahrungsmittel und damit als Teil des Gesundheitskonzepts der Maya. Von der Nahrung erhoffte man Wohlbefinden und die Erhaltung des Gleichgewichts zwischen Körper und Geist. Die Pflanzen wurden dazu, wie auch die restliche Natur, in dualen und gegensätzlichen Kategorien klassifiziert, darunter: kalt – warm, leicht – schwer, weiblich – männlich, feucht – trocken. Eigenschaften, die auf die Art der Nahrung, die eine bestimmte Person in Übereinstimmung mit ihrem Alter, ihrem Geschlecht und ihrer sozialen Stellung zu sich nehmen sollte, Einfluss hatten.

Problematisch für die heutige Ethnobotanik ist dabei die genaue Identifikation und Interpretation der Pflanzen, weil sie in der Regel nicht botanisch, sondern symbolisch dargestellt werden und Ideen beziehungsweise Konzepte vermitteln sollen. Die sehr häufig vorkommende vierblättrige Blume etwa hat verschiedene Bedeutungen, und repräsentiert unter anderem die vier Richtungen des Universums. Einige Gewächse lassen sich dennoch botanisch zuordnen und im historischen und kulturellen Kontext aus den Skulpturen, Wandmalereien und der Keramik einiger mittelamerikanischer Gesellschaften als Heilpflanzen genauer interpretieren.

◆ Der Mais (»Zea mays«) spielt in der Geschichte der mesoamerikanischen Ernährung bis heute eine fundamentale Rolle. In einem Mythos heißt es, dass die Götter den Mais einst den Menschen von Tamoanchau gaben, um sie zu stärken und ihnen den Atem und die Kraft des Lebens einzuhauchen. Seit der Zeit der Olmeken entwickelte sich ein Kult um den Mais, der von den späteren Kulturen der Maya, Zapoteken und Teotihuacanos fortgeführt wurde. Die Pflanze wurde Teil des Schmucks der Götter, in verschiedenen Formen und Gerichten als Opfergabe präsentiert und in Ritualen eingesetzt, die mit dem Übernatürlichen verbunden waren. Kranken wurde Mais zu Heilbehandlungen gereicht, die von Zeremonien begleitet waren, zum Beispiel geröstet und gemahlen in Form von »atolli«, einem Gericht aus Maismehl, das je nach Leiden des Patienten mit verschiedenen Kräutern versehen wurde. Roh gemahlen und

▾ *Die Geburt des Maisgottes Hun Ye Nal, der aus einer Schildkröte, dem Symbol für die Erde, steigt*

mit Wasser versetzt mischte man aus ihm ein Getränk, das die Azteken »yólatl«, Lebenswasser, nannten und das bei Ohnmachtsanfällen eingesetzt wurde. Maissamen schließlich spielten eine zentrale Rolle bei Prophezeiungen – auch, wenn es darum ging, die Natur einer möglichen Krankheit zu bestimmen – und bei Beschwörungen.

◆ Die Kakaopflanze *(Theobroma cacao)* ist auf den beeindruckenden Wandbildern von Tepantitla in Teotihuacan verewigt. Seine Samen, gemahlen, geröstet und anschließend mit Chili, Honig, Mais und Blumen vermischt, wurden vor allem für die Zubereitung verschiedener Getränke verwendet, die in Tenochtitlan hauptsächlich von Beamten zur Herzstärkung getrunken wurden. Eine wilde Kakaoart, die nach Alfredo Barrera *Theobrem. bicolor* benannt ist, war den Maya ebenfalls bekannt, und zwar als »balamte«,»Baum des Jaguar« oder »Baum des Hexers, der sich versteckt bewegt«. Sie schrieben, ebenso wie die früheren Kulturen Mexikos, dem Kakao eine stimulierende oder betäubende Wirkung zu. Die Macehualtin nutzten ihn etwa zur Munddesinfektion und um die »Schwielen auf der Zunge« zu lindern. In Kombination mit der Tlilxóchitl-Blume, der Vanille, wurde er Personen, die nichts mehr essen konnten, als Getränk verabreicht. Die Maya nutzten die gleiche Rezeptur, um blutigen Stuhl, die Ruhr, zu heilen. Moderne Untersuchungen belegen die Stimmung aufhellende Wirkung des Kakao. Doch müsste ein normal schwerer Mensch rund vierzig Pfund Schokolade am Tag verzehren, um ein feststellbares Resultat zu erzielen.

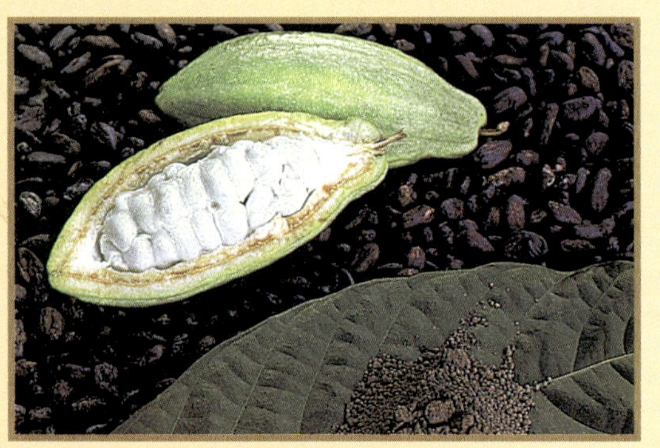

▲ *Dem Kakao schrieben die Maya eine stimulierende Wirkung zu*

Im Templo de la Agricultura von Teotihuacan konnten aufgrund von Wandmalereien weitere Heilpflanzen identifiziert werden:

◆ »Amamalócotl« *(Hydrocotyle spp.)*, das in flachen, sumpfigen Flussbetten wächst, wurde als Nahrungsmittel und Medizin gegen Fieber und Leberleiden verwendet.

◆ In Zusammenhang mit Wassermotiven werden Blüten und Knospen der *Dorstenia contrajerva* dargestellt, die zur Familie der Maulbeergewächse gehört und in der Region von Teotihuacan auch zu Heilzwecken verwendet wurde. In der Sprache der Maya heißt die Pflanze »xambalhau«, »Die von hier über den Boden nach unten Gedrehte«.

◆ »Cempoalxóchtl« und *pericon. Tagetes* findet sich in der mesoamerikanischen Kultur in zwei Formen: *T. maxima* und *T. lucida.* Erstere heißt zu Deutsch » zwanzig Blüten«, Totenblume oder Nelke; die Pflanzen wurden wegen ihres intensiven Dufts und der auffälligen Farbe vor allem bei magischen Riten in Zusammenhang mit Feuer und Wasser, aber auch medizinisch eingesetzt. Die Tatsache, dass sie sich selbst am Kopfschmuck der Göttin Coyolxanhqui finden, deutet möglicherweise darauf hin, dass diese in früheren Zeiten die Göttin der Nahrungsmittel gewesen sein könnte. Die Azteken nutzten »cempoalxóchtl« therapeutisch in Form von Infusionen gegen Durchfall; der Duft wurde inhaliert gegen Kopfschmerzen und oral gegen Magenschmerzen verabreicht. Pericón wurde und wird vielfältig medizinisch und magisch verwendet: zur Fiebersenkung, gegen Menstruationsbeschwerden, Diarrhö, als Schutz beim Überqueren eines Flusses, gegen Blähungen, zum Schutz der Maisfelder, um Verletzungen des Auges und Magenbeschwerden durch Völlegefühl zu heilen. Bei diesen Pflanzen verliefen die Grenzen zwischen Heiligem und Heilendem fließend.

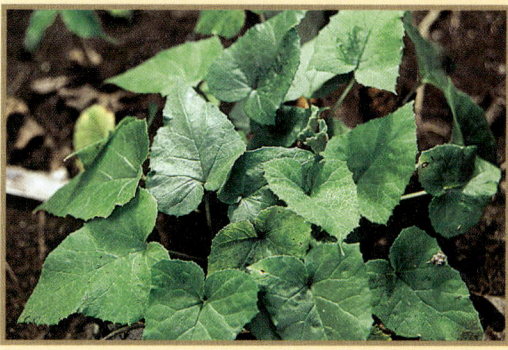

▲ *Die Dorstenia contrajerva nannten die Maya »Die von hier über den Boden nach unten Gedrehte«*

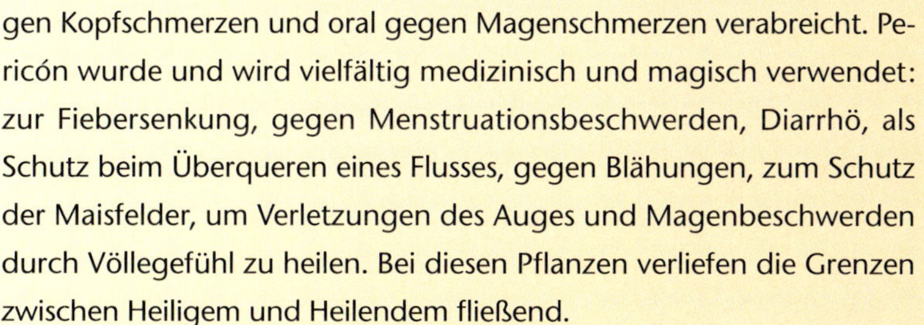

◆ Der Peyotl-Pilz wurde wegen seines psychoaktiven Charakters verwendet, um mit Hilfe des Göttlichen die Krankheit, ihren Verlauf und ihre Behandlung vorherzusagen. Übersetzt heißt der Pilz »der Funkelnde« oder »der Knospende«. Peyotl *(Lophophora lewinii)* wurde, wie anderen magischen und heiligen Pflanzen, eine »heiße« Natureigenschaft zugerechnet; daher setzte man ihn häufig gegen die Leiden durch Kälte und gegen Wechselfieber ein.

◆ Für die Krankheitsdiagnose nahmen sie Peyotl, Tabak und »ololiuhyqui«. Bei den Maya wurden Tabak zur Heilung von Wunden und als lokales Analgetikum eingesetzt.

Das Heilwissen der Maya von Yucatán

♦ ♦ ♦

1997 untersuchten Anita Ankli und Professor Michael Heinrich in einem gemeinsamen Forschungsprojekt die Verwendung von Heilpflanzen bei den Nachfahren der Maya – die erste detaillierte Untersuchung der medizinischen Ethnobotanik in diesem Bereich. Im Zentrum ihrer Untersuchungen standen die einheimischen Heiler des kleinen Dorfes Chikindzonot südlich der Stadt Valladolid auf Yucatán. Das von den Spaniern auf den Grundmauern der von ihnen eroberten und vernichteten wichtigen Maya-Stadt Zací gegründete Valladolid macht heute auf den Reisenden einen modernen Eindruck. Viele nutzen den Ort als Zwischenstation auf dem Weg zu den berühmten Pyramiden von Chichen Itzá. Wenige Kilometer abseits der neuen Straßen findet man jedoch noch heute dörfliche Strukturen, die sich scheinbar seit Jahrhunderten kaum verändert haben. Unbefestigte Straßen, einfache Lehmhütten, Schweine stöbern auf der »Hauptstraße« nach Essbarem. Fast jeder zweite Erwachsene in diesen Dörfern ist Analphabet. Die Bewohner leben vom Anbau von Mais, Bohnen und Zitrusfrüchten sowie der Produktion von Honig. Junge Männer versuchen, sich durch die Jagd etwas dazuzuverdienen, die Frauen verkaufen in Valladolid Handarbeiten, Obst und Gemüse an Touristen. Kaum einer ihrer zumeist europäischen oder nordamerikanischen Kunden ahnt, unter welch schlechten wirtschaftlichen und medizinischen Bedingungen die adrett gekleideten Verkäuferinnen leben. Chronische und infektiöse Augenerkrankungen, Diabetes, quälende Magen-Darm-Erkrankungen und nicht verheilende Wunden sowie Atemwegsbeschwerden gehören zu den am häufigsten

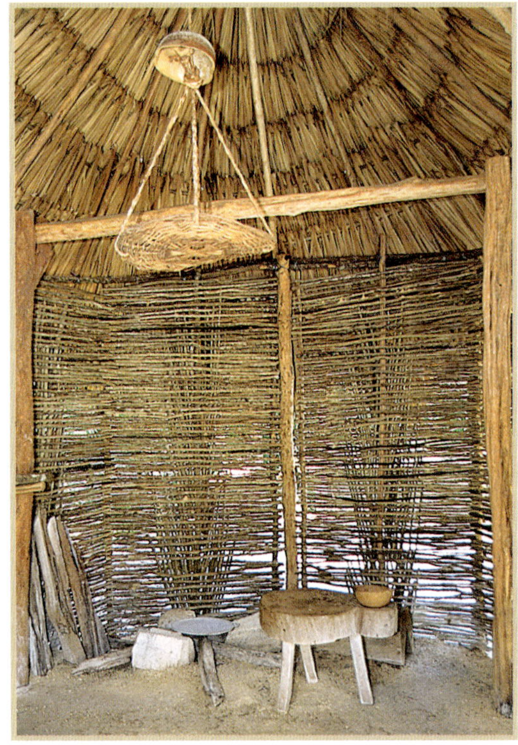

▲ *Typische Einrichtung einer nachgebauten historischen Maya-Hütte*

auftretenden Leiden der Bevölkerung. Kein Wunder also, dass die MayaHeiler als die wichtigsten Bewohner der Dörfer gelten. Die bekanntesten Heilkundigen sind die »hmèen«, die gleichzeitig die Rolle des Priesters ausüben. Sie kennen sich nicht nur mit der Behandlung von Krankheiten aus, sondern bitten auch den Regengott um Hilfe und Schutz für die »milpas«, die kleinen brandgerodeten Felder der Bauern im Dschungel. Dabei benutzen sie den »sastun«, einen magischen Stein, der auch heute noch für Vorhersagung der Zukunft verwendet wird. Neben den »hmèen« gelten die Kräuterkundigen »herbateros« sowie Hebammen ebenfalls als Heilkundige,

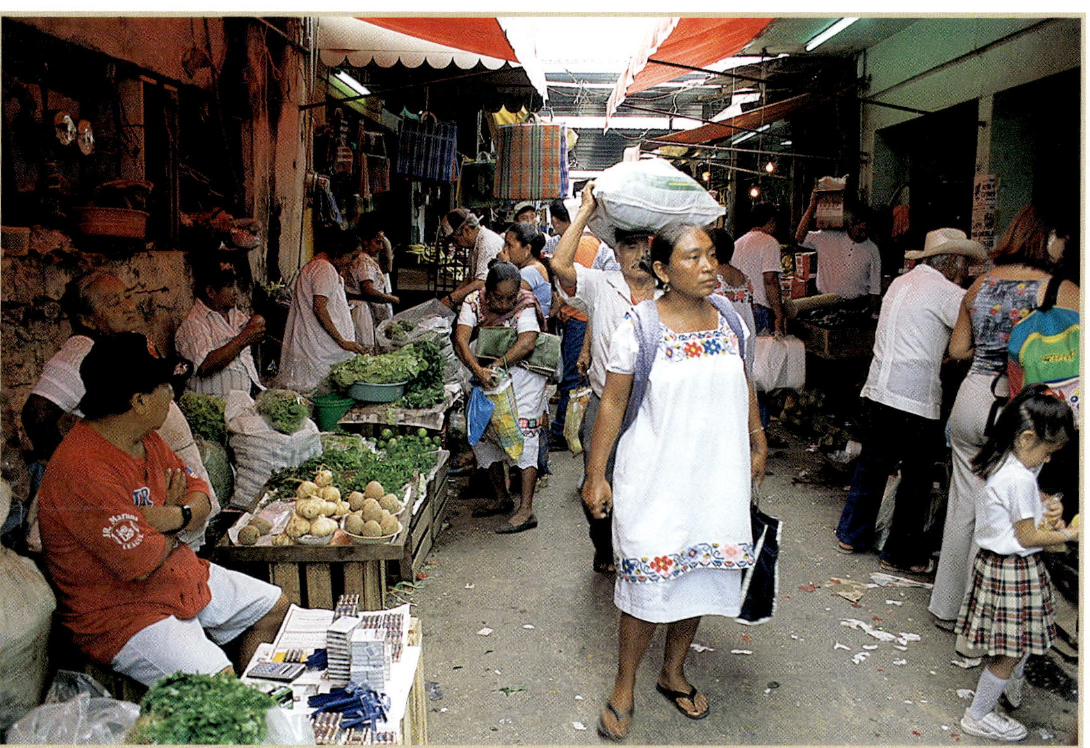

▲ *Auf den lebhaften Märkten werden Obst, Gemüse, Kräuter und Handarbeiten angeboten*

die den Fluch des »bösen Blicks« brechen können. Auch für die heutigen Maya ist der »böse Blick«, mit dem Betrunkene, Frauen während der Menstruation und Menschen, die an einem Dienstag oder Freitag geboren wurden, andere Menschen belegen können, Auslöser für viele Krankheiten. Bei der Behandlung allerdings setzen die Heilkundigen auf fundiertes pflanzliches Wissen. Ankli und Heinrich hatten nach ihrer 18 Monate dauernden Befragung sage und schreibe 320 Heilpflanzen aufgelistet:

- Gegen Augenentzündungen setzen die Maya *Callicarpa acuminata* ein. Auch bei grünem Durchfall und der Ruhr wird diese Pflanze angewendet. Labortests müssen allerdings noch klären, ob die in ihr enthaltenen Wirkstoffe einen messbaren pharmakologischen Effekt haben.
- *Lippia alba* wird bei Magen-Darm-Beschwerden genutzt. Viele Arten dieser Gattung sind reich an ätherischen Ölen und könnten daher tatsächlich als Mittel gegen Blähungen wirken. Wurzeln von *Dorstenia contrajerva* werden ebenfalls bei Darmbeschwerden, insbesondere bei Krämpfen, eingesetzt.
- *Psidium guajava* ist ebenfalls ein Hausmittel der Maya gegen Durchfall. Moderne Labortests haben mittlerweile bestätigt, dass die Blätter in der Lage sind, Escherichia coli-Bakterien in ihrer giftigen Wirkung zu beeinträchtigen.
- Gegen Parasiten ziehen die Maya *Teloxys ambrosioides,* einen besonderen Wurmtee, heran. Auch hier konnten medizinische Effekte nachgewiesen werden, allerdings wurden auch unerwünschte Nebenwirkungen beobachtet.
- *Artemisia ludoviciana,* mexikanischer Wermut, wird gegen Erbrechen verabreicht; er ist reich an Sesquiterpenlaktonen und könnte deshalb tatsächlich wirken. Doch auch hier fehlen gegenwärtig pharmakologische Ergebnisse.
- *Mentha piperita, M. citrata,* Pfefferminze, und *Mentha arvensis* werden, genau wie in Europa, häufig bei Übelkeit und Erbrechen eingesetzt. Das Wissen um die Wirkung der Minze, die keine mesoamerikanische Kulturpflanze ist, scheinen die Maya von den spanischen Mönchen übernommen zu haben. Viele hilfreiche Rezepte aus den mittelalterlichen Klostergärten, insbesondere solche mit Arnika, wurden nach Mexiko importiert und mit der Zeit von den Maya bei ihren Medizinpraktiken verwendet. Da die Arnika in Mexiko jedoch schlecht wächst, nahmen die Heiler kurzerhand ähnlich aussehende einheimische Pflanzen wie gelb blühende *Asteraceen* als Ersatz bei den Heiltrünken.

So pragmatisch die Maya dabei auch gehandelt haben mögen, für Ethnobotaniker wie Professor Heinrich wird die Suche nach dem verschollenen Heilwissen der Maya dadurch erschwert. Denn das Beispiel des Minzgebräus zeigt, dass man von der heutigen Anwendung nicht ohne weiteres auf den Gebrauch zu vorspanischer Zeit schließen kann. Ein weiteres Problem ergibt sich für die Forscher daraus, dass die pharmakologischen Untersuchungen nach modernem Standard oft Jahre dauern und aufgrund der notwendigen teuren Technik, des Mangels an wissenschaftlichem Personal und der großen Anzahl der Pflanzenarten in Schwellenländern wie Mexiko und Guatemala nur in langwieriger Arbeit zu meistern sind. Das Interesse der Pharmaindustrie vor Ort ist vielfach niedrig, denn da die meisten Heilpflanzen kostenlos im Hausgarten wachsen, sind die Profiterwartungen denkbar gering.

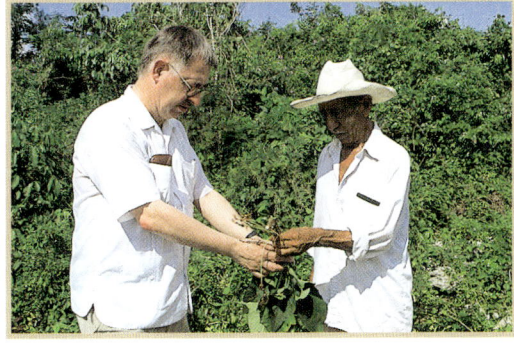

▲ *Professor Smailus lässt sich von einem alten Heiler in die Geheimnisse der Volksmedizin einweihen*

Für Wissenschaftler wie Professor Heinrich birgt die Pflanzenapotheke der Gottkönige dagegen enormes Potenzial. Die westliche Welt kann neue Forschungswege beschreiten, und auch einheimische Wissenschaftler und Heiler täten gut daran, die jahrtausendealte Volksmedizin gründlich zu studieren. Tatsächlich bergen viele Gewächse, die zu medizinischen Zwecken verwendet werden, auch Gefahren in sich. Wenn die alten Rezepte ungenau überliefert werden, kann eine Therapie im schlimmsten Fall sogar tödlich enden: »Eine der Arzneipflanzen, die in Chiapas häufig vorkommt, ist *Asclepias curassavica,* die Glykoside enthält, die sehr stark auf das Herz wirken und bei einer Überdosierung zum Tod führen. Die Leute verwenden die Pflanze im Wesentlichen bei gastrointestinalen Beschwerden. Macht der Heiler auch nur einen winzigen Fehler, kann der Patient sterben.«

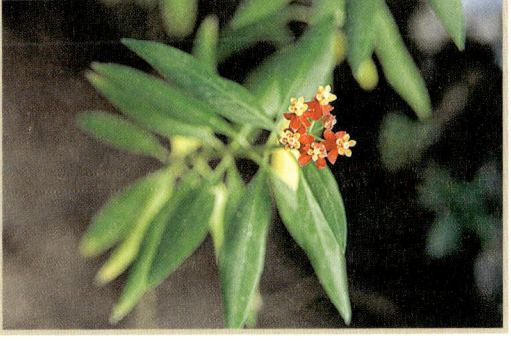

▲ *Asclepias curassavica kann bei falscher Anwendung tödlich sein*

Mensch und Arzneipflanzen – Medizinische Ethnobotanik in Mexiko

Prof. Michael Heinrich, University of London

♦ ♦ ♦

Bei unserer über ein Jahr andauernden Untersuchung der Medizinalpflanzennutzung im heutigen Mexiko waren die Tiefland-Mixe wichtige Partner für uns. Sie leben im feucht-heißen Tiefland des mexikanischen Bundesstaates Oaxacas und nutzen auch heute noch eine Vielzahl von Arzneipflanzen. Die Mixe sind eine bäuerliche Kultur, deren Lebensgrundlage der Anbau von Mais und anderen Feldfrüchten sowie der Verkauf verschiedener Zitrusfrüchte und – bis Anfang der neunziger Jahre – Kaffee ist. Die Mixe dieser Region wurden vor allem durch die Verwendung des vorspanischen rituellen Kalenders bekannt, der auch heute noch bei der Aussaat, dem Neubau eines Hauses und anderen wichtigen Aktivitäten eingesetzt wird.

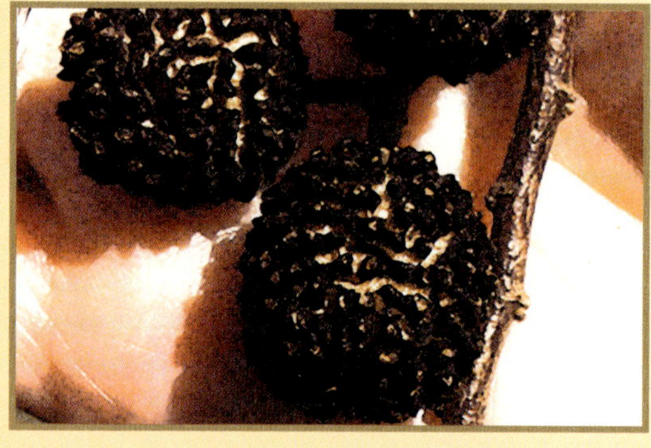

▲ *Die etwas eigenwillig aussehenden Früchte der Guazuma ulmifolia werden bei Durchfall verabreicht*

In der Medizin sind Pflanzensubstanzen ein wesentlicher Teil der von den Heilern verordneten Therapie von Erkrankungen. Am häufigsten werden Arzneipflanzen zur Behandlung von Hautkrankheiten und gastrointestinalen Problemen eingesetzt. Bei Durchfall etwa finden die Früchte von *Guazuma ulmifolia (Sterculiaceae)*, bei den Mixe »ëëk«, auf Spanisch Caulote genannt, als Tee Anwendung. Auch die Rinde verschiedener Eichenarten (insbesondere *Quercus perseafolia*) wird genutzt. Hierbei ist interessant, dass die verschiedenen Eichenarten unter anderem anhand der Farbe der Rinde unterschieden werden: Die dunkleren und vermutlich gerbstoffreicheren gelten als therapeutisch wirksamer als die helleren Arten wie zum Beispiel *Qu. sapotifolia.*

Für die Mixe sind Geschmack und Geruch einer Droge ein wichtiges Kriterium, ob eine Pflanze arzneilich verwendet werden kann, und wenn ja, für welche Zwecke. Adstringierende Arten gelten als besonders geeignet zur Behandlung von Durchfall, ein Konzept, das auch in der europäischen Phytotherapie bedeutsam ist. Andererseits gelten bittere Drogen, zum Beispiel *Artemisia ludoviciana ssp. mexicana*, als besonders Erfolg versprechend bei der Behandlung von Magenschmerzen.

Interkultureller Vergleich

In insgesamt fünf voneinander unabhängigen Studien wurden die von sechs Indianergruppen Mexikos genutzten Arzneipflanzen sorgfältig dokumentiert: die Maya (Yucatán), Mixe und Zapoteken (Oaxaca), Nahua (Veracruz) und Tzeltal/Tzotzil (Chiapas). In drei dieser Studien arbeiteten die Wissenschaftler gezielt mit Heilerinnen und Heilern zusammen, während sich die beiden anderen Studien bei den Mixe und den Tzeltal/Tzotzil auf Informationen aus der Gesamtbevölkerung der jeweiligen Region stützten.

Obwohl bis auf die benachbarten Stämme der Tzeltal/Tzotzil und der Mixe/Zapoteken ein direkter Kontakt zwischen den Gruppen kaum möglich ist, wurde eine Reihe von Arzneipflanzen von verschiedenen Ethnien zu gleichen therapeutischen Zwecken eingesetzt. Es gibt mehrere mögliche Gründe für diese Parallelität:

- eine zufällige Übereinstimmung der Nutzung
- alle genannten Kulturen besitzen ähnliche Kriterien für die Auswahl von Pflanzen zur Behandlung einer bestimmten Krankheit, sodass sie aufgrund dieser Kriterien die gleichen Pflanzen oder Pflanzen mit ähnlichen Eigenschaften auswählen
- die Information über die Nutzung dieser Pflanzen ist über den Umweg anderer Kulturen (in diesem Fall vermutlich der mexikanischen Mestizo-Kultur) zwischen den indigenen Kulturen ausgetauscht worden oder ist bereits seit vorspanischer Zeit bekannt.

Was auch immer zutreffend ist, in jedem Fall zeigt die vielfach identische Nutzung, dass nach den Vorstellungen der jeweiligen Indianergruppen Pflanzen eine bestimmte »erwartete« pharmakologische Wirkung haben. Für die moderne Wissenschaft ein wichtiger Hinweis für die spätere Analyse im Labor.

Die Maya Yucatáns wurden im Rahmen der Studie nach den Auswahlkriterien für Arzneipflanzen gefragt. Dabei wurden zehn Heiler gebeten, neben zehn von ihnen arzneilich genutzten Arten auch zehn Nicht-Arzneipflanzen zu benennen. Diese wurden anschließend von den Heilern, der Übersetzerin und der Ethnobotanikerin gekostet, die subjektiven Geschmacks- und Geruchsempfindungen entsprechend dokumentiert. Das Fehlen eines merklichen Geschmacks oder Geruchs zeigte an, dass eine Art keine arzneiliche Nutzung besitzt. Süße und aromatisch (»gut riechende«) schmeckende Arten sind besonders häufig unter den Arzneipflanzen zu finden. Dagegen ist der Anteil an bitteren und scharfen Arten in der Gruppe der Arzneipflanzen und der Nicht-Arzneipflanzen gleich hoch.

Die lokalen Herkunftsgebiete von Arzneipflanzen

Am Beispiel zweier benachbarter Gruppen – der Mixe und Zapoteken – im Isthmus von Tehuantepec haben wir die Herkunft der Arzneipflanzen in Bezug auf die verschiedenen ökologischen Regionen um die Ortschaften untersucht. Oft wird angenommen, dass Arzneipflanzen direkt aus dem tropischen Regenwald kommen. Unsere Daten zeigen eine sehr viel komplexere ethnoökologische Nutzungsstrategie. Für die Auswertung wurden die indigenen Konzepte über die Umwelt verwendet. Sowohl die Mixe wie auch die Zapoteken teilen die Umwelt in fünf Hauptregionen auf, die am besten als Landnutzungstypen aufgefasst werden können:

- den Hausgarten (»solar«)
- den Bereich des Ortes
- Ortsrand, Wege
- Felder und Weiden
- Wälder.

Außerdem spielen noch auf Märkten gekaufte Arzneipflanzen eine Rolle. Beide Ethnien erhalten einen Großteil ihrer Arzneipflanzen aus dem Ort (insbesondere den Hausgärten) und seiner direkten Umgebung – bei den Mixe sogar über siebzig Prozent. Nur ein vergleichsweise kleiner Teil stammt aus Wäldern. Diese Auswertung zeigt, dass direkt um den Ort herum wachsende Pflanzen mit sehr viel größerer Wahrscheinlichkeit als Arzneipflanzen ausgewählt werden als solche, die weiter weg wachsen. Ist dennoch eine der weiter weg wachsenden Arten von besonderem Interesse, versuchen die Heiler mitunter, einzelne Pflanzen in ihren Hausgärten zu kultivieren. Arzneipflanzen sind ein wichtiger Bestandteil der Umwelt von vielen bäuerlichen Kulturen. Die Verwendung in der Medizin ist dabei nur eine Form der Nutzung. Viele Arten fungieren zusätzlich als Nahrungsmittel, Baumaterial, Feuerholz, Spielzeug und so weiter. Diese Vielfalt wissenschaftlich zu erforschen, ist eine faszinierende Aufgabe.

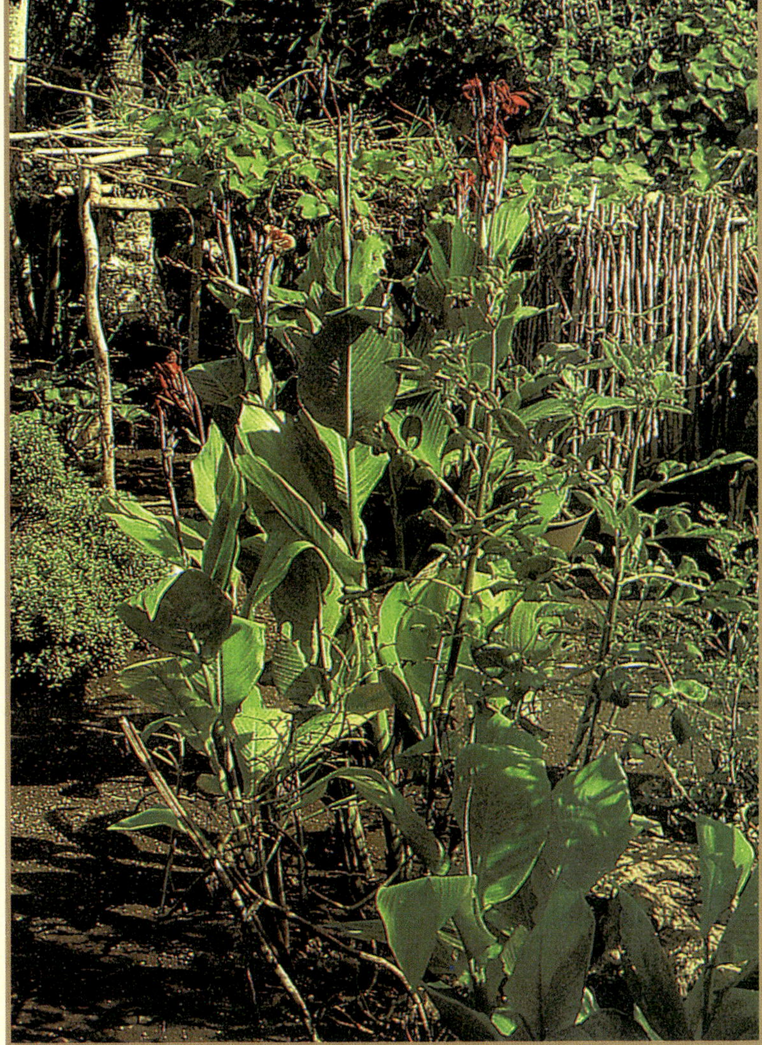

◂ *In Küchengärten ziehen die Nachfahren der Maya viele Arzneipflanzen*

Eine Spur im Königspalast

Am Ufer des Usumacinta besteigt Nikolai Grube einen altertümlichen Einbaum – bis vor wenigen Jahren das einzige Fortbewegungsmittel auf dem breiten Grenzfluss zwischen Mexiko und Guatemala. Von Palenque aus waren wir am Vortag einige Stunden lang durch den immer dichter werdenden Regenwald bis nach Frontera Corozal gefahren. Die Straße war überraschend gut ausgebaut – sie ist von strategischer Bedeutung, immer wieder treffen wir auf Militärsperren. Wir sind in einer Gegend, die noch vor wenigen Jahren Aufstandsgebiet der Zapatisten war. Nur im Konvoi mit anderen Fahrzeugen sollte man diese Strecke befahren, immer wieder wird von Überfällen berichtet.

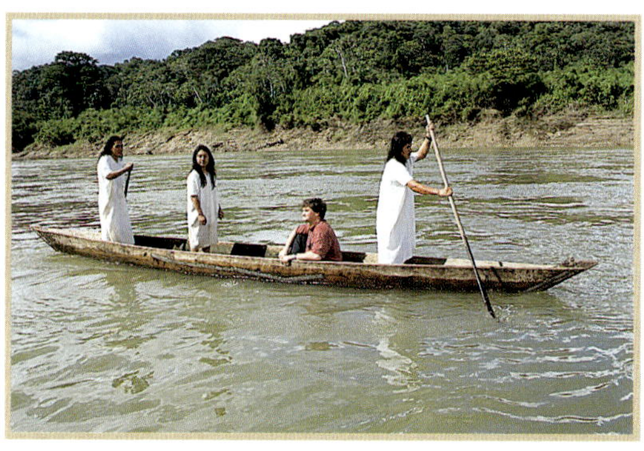

▲ *Im Einbaum unterwegs auf dem Usumacinta, einem wichtigen Handelsweg der Maya*

Unsere Fahrt endet in einem Dorf, in dem wir Quartier in einfachen Holzhütten beziehen. Über den Betten hängen Moskitonetze, und sogar unsere mexikanischen Fahrer warnen uns vor den gefährlichen Anopheles-Mücken – wir sind im Malaria-Gebiet. Am nächsten Morgen erwarten uns acht Männer der Lakandonen, jenes Stammes, der einst vor den spanischen Konquistadoren in den unzugänglichen Regenwald geflüchtet war. Es sind klein gewachsene, freundliche und intelligente Menschen mit sehr feinen Gesichtszügen. Ihre langen weißen Gewänder und ihr hüftlanges schwarzes Haar geben ihnen etwas Geheimnisvolles. Die wenigen hundert Lakandonen siedeln noch heute in ihrem einstigen Rückzugsgebiet am Usumacinta; auch jahrhundertealte Kulte und Riten sind hier noch lebendig.

Die Fahrt auf dem Usumacinta ist eines der schönsten Erlebnisse unserer Forschungsreise. Die tropischen Regenwolken haben sich verzogen, und der blaue Himmel über dem grünen Strom zeigt faszinierende Wolkenformationen. Doch die Idylle ist trügerisch – der längste Strom Mittelamerikas birgt einige Gefahren: Strudel und Stromschnellen fordern die Bootsführer heraus, an manchen Stellen warten Krokodile auf Beute, doch das sagt man uns klugerweise erst am Ende der Flussfahrt. Hätten wir doch sonst auf die angenehme Kühlung der Arme und Beine im Wasser verzichtet.

Wir sind auf dem Weg nach Yaxchilán, einer alten Maya-Siedlung, die noch heute nur auf dem Wasserweg oder aus der Luft zu erreichen ist. Mitten im Dschungel an einer Flussschleife gelegen, ist selbst vom Ufer aus nicht zu erkennen, was sich hinter der sandigen Steilstufe verbirgt: In der klassischen Zeit war Yaxchilán die Hauptstadt eines großen und einflussreichen Königtums. Der Gründer der sagenhaft anmutenden Siedlung, die ihre Blüte zur Zeit Palenques erlebte, war König Ahau Yat Balam, »Penis Jaguar«. Die Stadt wurde von Claude-Joseph Charnay, einem französischen Reisenden, im Jahr 1882 entdeckt. Der deutsch-österreichische Fotograf und Architekt Teobert Maler gab der Ruinenanlage ihren Namen: »Verstreut im Grün« könnte man Yaxchilán übersetzen. Rund einhundert Bauten liegen um den Königspalast und die Akropolis auf einem hohen Hügel . Dazwischen beeindrucken zahllose Stelen, die den Lauf der Jahrhunderte unbeschadet überstanden haben. Mehr als einhundert steinerne Zeugen ließen die Fürsten hier aufstellen. Die kunstvoll gemeißelten Steinmonumente erreichen die Höhe von mehrstöckigen Häusern. Heute sind die einzigen Bewohner dieser beeindruckenden Anlage hunderte Brüllaffen, die mit ohrenbetäubendem Geschrei gegen die Eindringlinge protestieren.

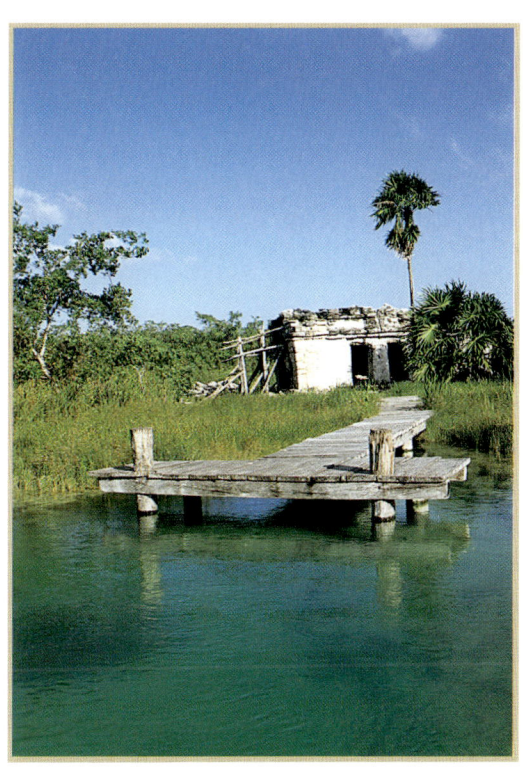

▲ *Am Flussufer liegen zahlreiche alte Ruinen der einstigen Hochkultur verstreut*

Das Blutopfer des Adels

◆ ◆ ◆

Für die Forscher ist das Tempelareal vor allem aufgrund der zahlreichen Abbildungen von Ritualopfern eine wahre Fundgrube. So

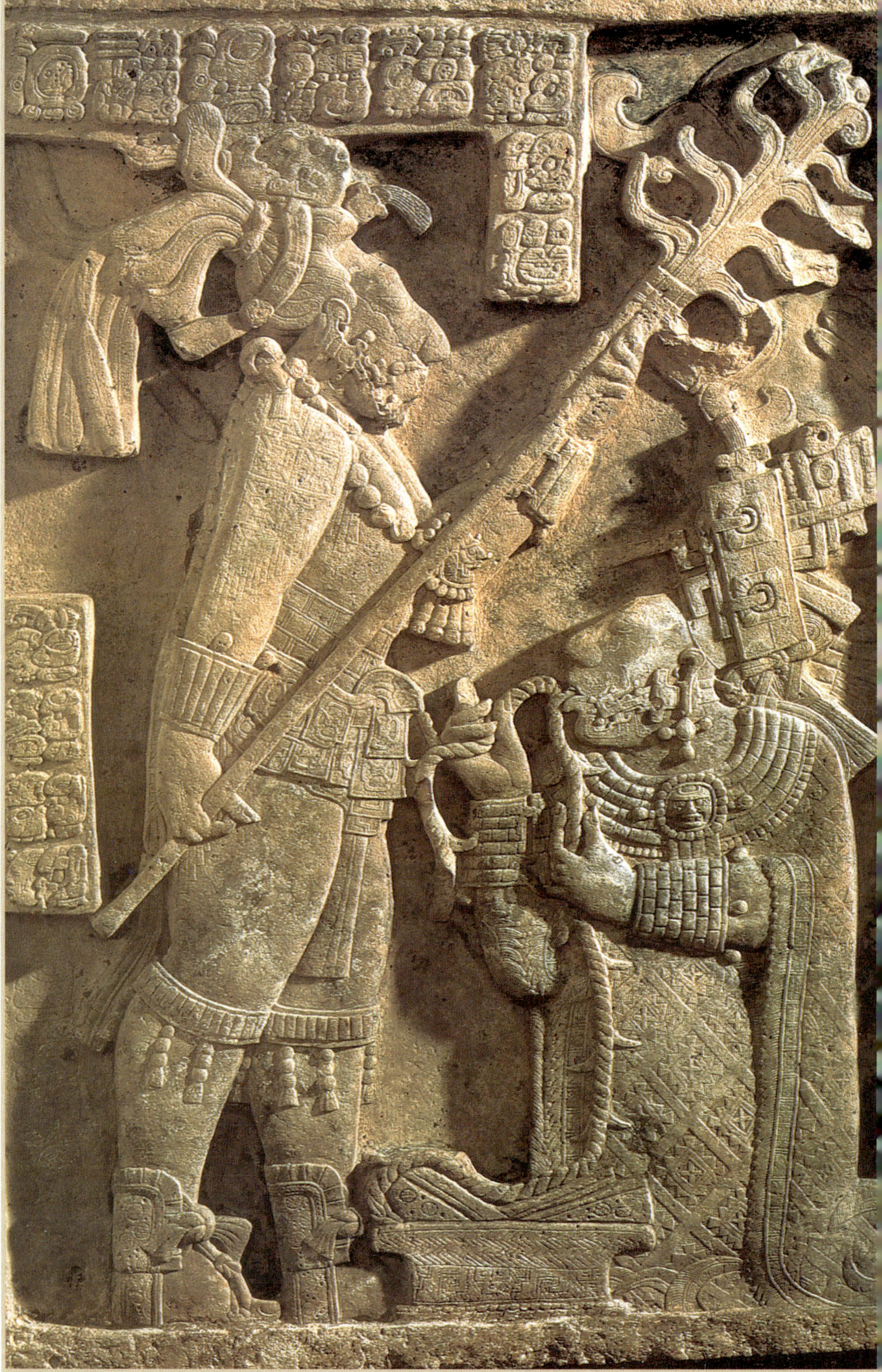

ist zum Beispiel Frau K'abal Xook »Xoc«, Priesterin und eine der Frauen des Königs Itzamnaaj Balam, in vielen kunstfertigen Reliefen von Yaxchilán verewigt. Grube zeigt uns eine der Stelen, auf der ein Opferritual dargestellt ist: »Hierbei handelt es sich um ein besonders schönes Bild eines königlichen Blutopfers. Man kann zwar nicht erkennen, wie der König mit Hilfe eines Rochenstachels oder Obsidiansplitters sein Geschlechtsteil durchbohrt, um das Blut abzuzapfen. Das würde den Konventionen der Maya-Kunst widersprechen. Aber aus der Hand, die man hier sehr schön erkennen kann, ergießt sich, das ist deutlich zu sehen, ein Blutstrom nach unten in einen Korb. Vor dem König kniet noch ein Gehilfe.«

◂ Die mächtige K'abal Xook durchbohrt ihre Zunge mit einem Dornenband, um den Göttern zu huldigen

Wir folgen Grube die lange Steintreppe hinauf zum Königspalast. Erbaut von König »Vogel-Jaguar«, dem Sohn von Frau K'abal Xook, thront das imposante Bauwerk hoch über der gesamten Siedlung. Einst konnte man von hier oben wohl auch den Usumacinta überblicken, der eine wichtige Handelsstraße der Maya war. Für die Lakandonen, die uns begleiten, ist der Palast noch heute Sitz ihres Sonnen- und Lebensgottes.

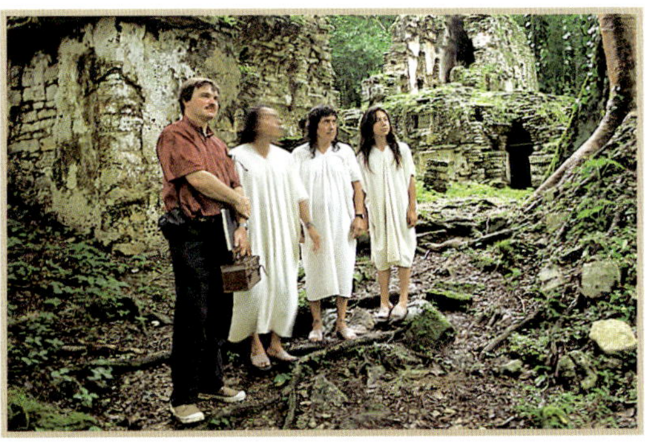

▴ Die Vorfahren der Lakandonen flohen einst vor den Spaniern in die unzugänglicheren Waldregionen Yucatáns

Beim Betreten des Palasts macht uns Grube auf ein sehr filigranes Deckenfries in einem der Türstürze aufmerksam: »Wir sehen hier den König in einer tanzenden Pose, hinter ihm eine seiner vielen Frauen mit einem Bündel in der Hand. Die drei Hieroglyphenzeichen auf dem Bündel bedeuten ›Ikatsi‹, heiliges Bündel. Genau wie bei der Betrachtung des Sarkophags im Tempel der Inschriften stellt sich hier die Frage, was sich in diesem heiligen Bündel verbirgt. Für mich liegt es nahe, dass es sich um Heilpflanzen, halluzinogene Substanzen oder Kräuter handelt, weil die Frau, die hier abgebildet ist, eine Verkörperung der Mondgöttin war, die nach der Vorstellungswelt der Maya die Geburt beeinflusste. Sie war eine Gottheit der Frauen und vermutlich auch der Heilkunst.«

Es dämmert bereits, als wir den Palast verlassen. Im Dunkeln wieder auf dem tückischen Usumacinta heimzufahren, ist zu gefährlich. Wir müssen uns beeilen, aber Grube will uns noch etwas Besonderes zeigen – eine künstliche Unterwelt. Dunkle Gänge, in die nie Tageslicht fällt, ein unterirdisches Labyrinth, das vor allem die Adeligen nutzten. Heute besiedeln nur noch Fledermäuse die unheimlichen Katakomben von Yaxchilán. Grube geht mit einer Taschenlampe voran: »Aus Hieroglypheninschriften wissen wir, dass das königliche Blutopfer im Dunkeln stattfand, wahrscheinlich in einer Art Unterwelt. Dieses künstliche Labyrinth haben die Maya geschaffen, um den Göttern und ihren Vorfahren näher zu sein. Hier, auf solchen Bänken, wurden Opferrituale durchgeführt, die vermutlich mit der Einnahme von halluzinogenen Substanzen einhergingen. Teobert Maler, der erste und immer noch bedeutendste Fotograf der alten Maya-Siedlungen, lebte von 1901 bis 1903 in dieser Abgeschiedenheit. Er nutzte das stockdunkle Labyrinth allerdings auf etwas andere Art und Weise als die Gottkönige: als Fotolabor.«

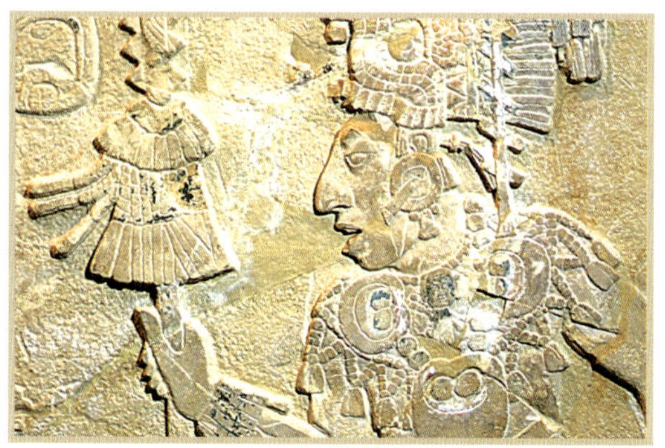

▲ *Die Maya-Herrscher schmückten sich mit aufwändigem Kopfputz*

Die märchenhaften Fresken von Bonampak

• • •

Am nächsten Morgen brechen wir zu den Tempelanlagen von Bonampak auf. Schon Teobert Maler hatte bei seiner Reise durch die Region Ende des 19. Jahrhunderts von den Ruinen gehört, konnte sie aber nicht finden; stattdessen war er an den Ufern des Usumacinta gelandet. Der Legende nach soll der Lakandone Chan Bor 1946 drei Forschungsreisende, zwei Nordamerikaner und einen Mexikaner, zu dieser geheimnisvollen Anlage geführt haben. Die beiden Forscher aus den Vereinigten Staaten sollen sich später darüber gestritten haben, wem nun die Ehre der sensationellen Entdeckung gebühre. Der Streit fand ein tragisches Ende, als einer der beiden Forscher in einem nahen Urwaldfluss ertrank.

Tatsächlich führten einige Lakandonen im selben Jahr den amerikanischen Filmemacher Giles Healy zu den Ruinen. Healy, der einen Film über das Leben der Maya-Nachfahren drehen wollte, erkannte die Bedeutung der heiligen Stätte und informierte umgehend führende Maya-Forscher über seine Entdeckung. Herausragend waren nicht nur die Architektur der Anlage, sondern vor allem die einmaligen Wandgemälde. Die Fresken aus Wasserfarbe und Kreide, die leider zunehmend verblassen, zeugen von der künstlerischen Fertigkeit ihrer Maler. Perfekte Linienführung, lebhafte Farben und Detailfreude erzeugen eine plastische Wirkung der Figuren. Dargestellt sind an den Wänden des Templo de las Pinturas hunderte von Maya-Fürsten, andere Fresken handeln von Krieg und Unterwerfung sowie von politischen Zwistigkeiten. Eines der Bilder zeigt eine fürstliche Audienz – der Herrscher erhält offenbar eine Steuerzahlung in Form von 40 000 Kakaobohnen. Andere Gemälde wiederum illustrieren den Quetzal-Tanz, bei dem die Krieger den typischen üppigen Federschmuck tragen.

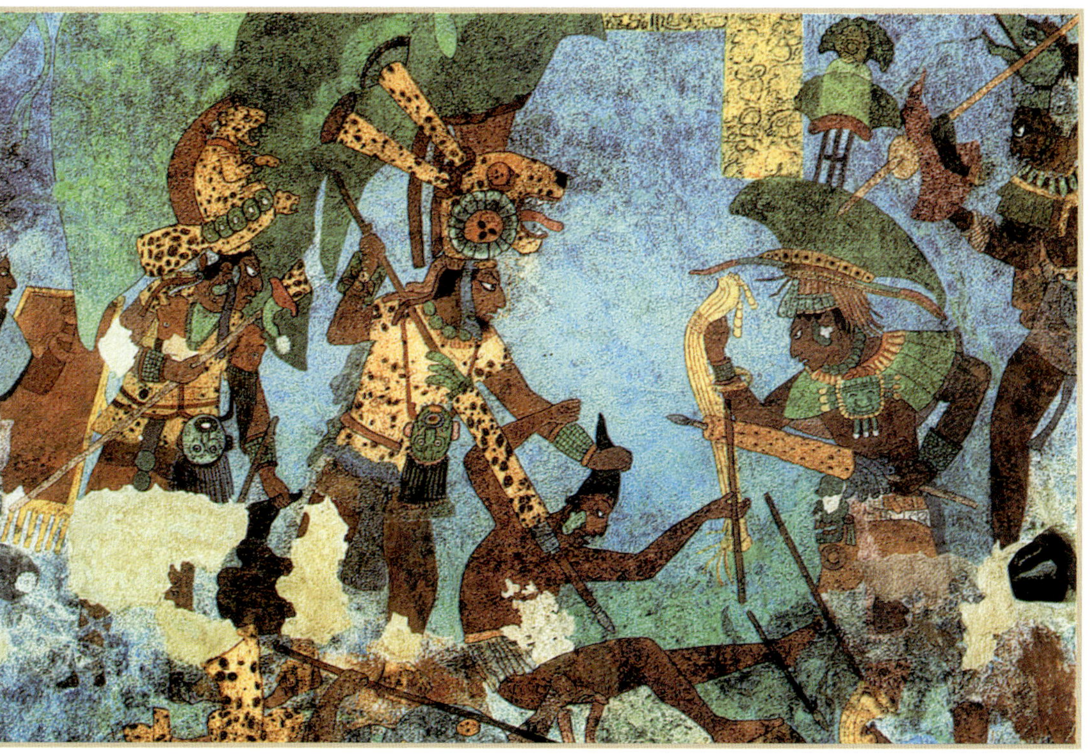

▲ *Dieses Wandgemälde von Bonampak zeigt die Unterwerfung feindlicher Stämme durch Krieger der Maya*

Für uns Laien ist bei den Fresken von Bonampak besonders auffällig, dass viele der dargestellten Figuren eine abgeflachte Kopfform aufweisen – ein Beleg, dass die Maya sich als frühe Schönheitschirurgen betätigten. Sie pressten die Köpfe von Neugeborenen zwischen zwei Holzbretter und schraubten sie mit einer Art Zwinge zusammen, um die eigentümliche Kopfform zu erreichen. Schielen war ein weiteres Schönheitsideal der frühen Kultur. Da der Sonnengott Kinich Ahaw, der Herr des Himmels, einen Silberblick hatte und ihm möglichst viele Kinder gleichen sollten, befestigten die Mütter kleine Kugeln über der kindlichen Nase, um so die Kleinen zum edlen schiefen Blick zu verführen. Und für die Großen, das haben Grabungsfunde belegt, kannten die Ärzte der Gottkönige sogar Zahneinlagen aus Jade und Pyrit.

Das Vermächtnis der medizinischen Handschriften

Ein paar Tage nach unserem Ausflug in die Welt des Regenwaldes treffen wir den Hamburger Archäologen und Sprachforscher Professor Ortwin Smailus in der Bibliothek der alten Universitätsstadt Meridá. Smailus, der perfekt Maya spricht, übersetzt alte Schriften, in denen er nach Hinweisen auf das verlorene Heilwissen der Maya sucht. Für uns hat er eine alte lateinische Handschrift aus dem 16. oder 17. Jahrhundert bereitgelegt. Smailus, der Doktorvater von Nikolai Grube, erläutert uns die Zusammenhänge: Kurz nach der spanischen Eroberung erlernten einige Maya-Priester die lateinische Schrift und hielten ihr Wissen zum Teil auch in dieser Sprache fest. Die Bücher, die auf diese Weise entstanden, erhielten den Namen »Chilam-Balam« und wurden durch das Anhängen der Namen des Ortes, an dem sie verfasst wurden, voneinander unterschieden. In den folgenden Jahrhunderten wurden die Manuskripte mehrfach abgeschrieben, da die Originale un-

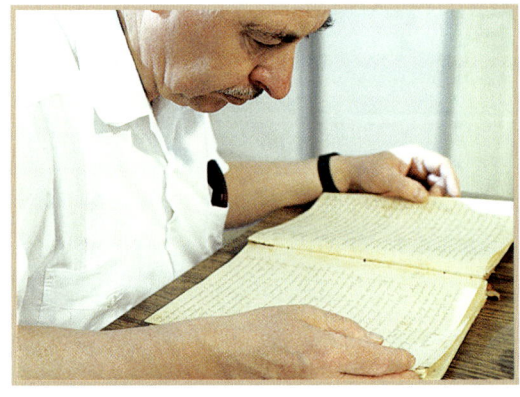

▲ *Professor Ortwin Smailus analysiert alte Handschriften aus dem 16. und 17. Jahrhundert*

ter den klimatischen Bedingungen in Mexiko nicht lange Bestand hatten. Von den insgesamt 18 Büchern aus der spanischen Zeit haben dennoch nur einige wenige die Zeiten überdauert: der »Chilam-Balam« von Chumayel, Ixil und Calkini. Neben den in yucatekischem Maya geschriebenen Exemplaren gab es noch zwei weitere, die in Kìnche-Maya verfasst wurden, darunter der erst in den letzen Jahren wieder bekannt gewordene »Popul Vuh«.

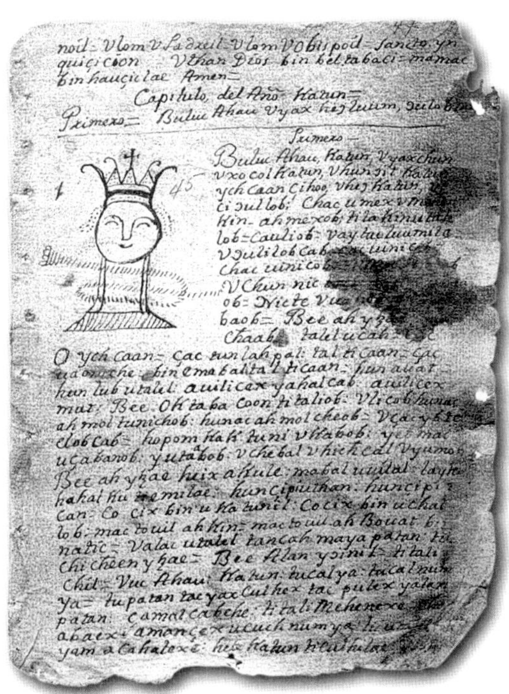

▲ Die Handschriften der »Chilam-Balam«-Bücher stammen aus vorspanischer Zeit

Werden wir in diesen Schriften endlich eine Spur zum verschollenen Heilwissen der Maya finden? »Ich halte das für sehr wahrscheinlich«, erklärt Professor Smailus, »weil es in der frühen Kolonialzeit ja sehr viele so genannte Libros der Mediziner gegeben hat. Man muss davon ausgehen, dass die Texte, die während der Kolonialzeit in Maya-Sprache, aber in Lateinschrift geschrieben wurden, zum großen Teil Kenntnisse enthalten, die es vorher schon in Hieroglyphen oder in ähnlicher Form kodifiziert gegeben hat. Da diese Texte nun ganz maßgeblich das Thema Medizin behandeln, muss man annehmen, dass die hier beschriebenen Heilmittel auch schon in vorspanischer Zeit angewandt wurden.«

Ortwin Smailus, der häufig im Dschungel von Quintana Roo südlich von Yucatán unterwegs ist, um mit traditionellen Heilern die überlieferten Texte zu diskutieren, zeigt uns zahlreiche Belege für die Vorstellungswelt der alten Maya in Bezug auf Krankheiten. Für das Auftreten von Epidemien machten sie den alten Schriften zufolge sündiges Verhalten, sexuellen Missbrauch und Ungehorsam verantwortlich. Im »Popul Vuh« wird ausgeführt, dass Krankheiten aufgrund abträglicher Handlungen von Feinden entstehen oder – einmal mehr – durch den »bösen Blick« hervorgerufen werden. In einem anderen Text, dem »Ritual von Bacabs«, sind fast fünfzig medizinische Beschwörungsformeln zu finden, die von den Priesterärzten zum Wohl der Patienten angewendet wurden. Und der Franziskaner Pedro Beltrán publizierte 1746 ein Wörterbuch, das nach seiner Auffassung die anatomischen Kenntnisse der Maya zur Zeit der spanischen Eroberung wiedergab. Dieser Bereich scheint nach der Invasion der Azteken im 15. Jahrhundert vermutlich einen dramatischen Aufschwung erlebt zu haben, denn mit den von ihnen eingeführten Menschenopfern wurde die Entfernung des Herzens auch bei den Maya zu einer heiligen Handlung. In Beltráns Wörterbuch finden sich 150 medizinische Eintragungen, darunter auch zahlreiche Begriffe für Körperteile wie das Gehirn, den Brustkorb und die Bauchorgane: Gehirn – Corel; Herz – Puczical; Magen – Ichputzikal; Lunge – Zacol; Galle – Kah; Milz – Pek; Leber – Tamnel; Darm – Hobél; Blase – Tem ix; Pulsschlag – Cil. Die Maya konnten mit diesem Vokabular die wesentlichen Körperfunktionen beschreiben und kannten sich auch in weiblicher Anatomie aus. Sie hatten Begriffe für Uterus und Plazenta und die Funktionen von Vagina und Eierstöcken.

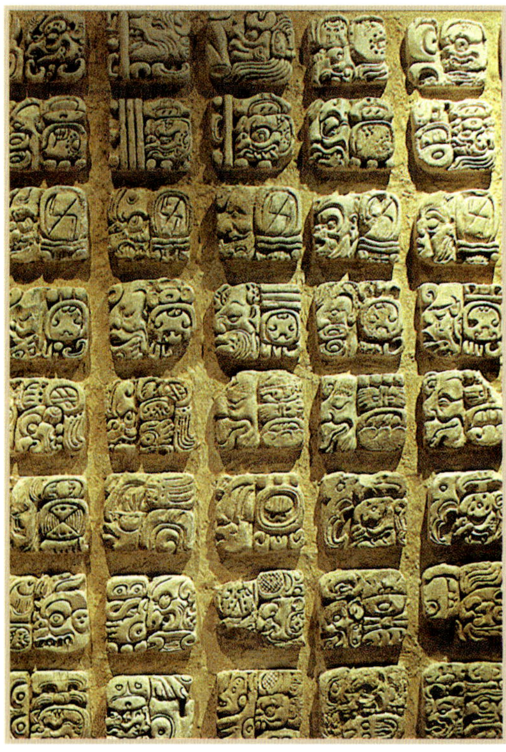

▲ *Die Hieroglyphentafeln der Maya, auf denen auch medizinisches Wissen festgehalten wurde, konnten lange Zeit nicht entschlüsselt werden*

Auch 200 verschiedene Krankheitssymptome finden sich in Beltráns Band: Koliken, Verdauungsstörungen, Verstopfungen und alle möglichen Arten von Durchfallerkrankungen sind erwähnt. Für Fieber und Lungenerkrankungen wie Asthma hatten die Maya Wörter in ihrer Sprache geschaffen. Besonders häufig werden psychische Erkrankungen erwähnt. Kaum verwunderlich bei einer Kultur, die sogar eine eigene Göttin für Selbstmord in ihrer Religion verzeichnete. Aufgeführt werden verschiedene Formen des Deliriums, Halluzinationen, Melancholie und Tobsucht, Epilepsie und Gesichtsnervenlähmung. Darüber hinaus hatten sie auch schon Kenntnis von Infektionskrankheiten, denn die Zuordnungen für diese Fiebererkrankungen wurden unter einem gemeinsamen Oberbegriff abgehandelt.

Worüber sich der gelehrte Mönch Beltrán allerdings ausschweigt, ist die Frage, ob dieses Wörterbuch, immerhin zweihundert Jahre nach Ankunft der Spanier verfasst, tatsächlich das Wissen der Maya zu vorspanischer Zeit widerspiegelt. Eindeutige Belege, was die medizinischen Kenntnisse anbelangt, konnten bislang nur Grabungsfunde liefern. Chirurgische Metallinstrumente, die importiert und nicht von den Maya selbst hergestellt wurden, hat man in Chichen Itzá gefunden. Für Aderlässe wurden Feuersteinmesser benutzt, größere Klingen kamen beim Herausschneiden des Herzens bei rituellen Opfern zum Einsatz. Gravierungen an einigen Monumenten und Zeichnungen in den Codizes zeigen auch medizinische Instrumente, die aus den Knochen und dem Kiefer des Schwertfisches gefertigt wurden. Es wird angenommen, dass die Maya Pflanzenfasern und Fischgräten als Nadeln für die Versorgung von Wunden nutzten. Das Richten von Knochen war das Arbeits-

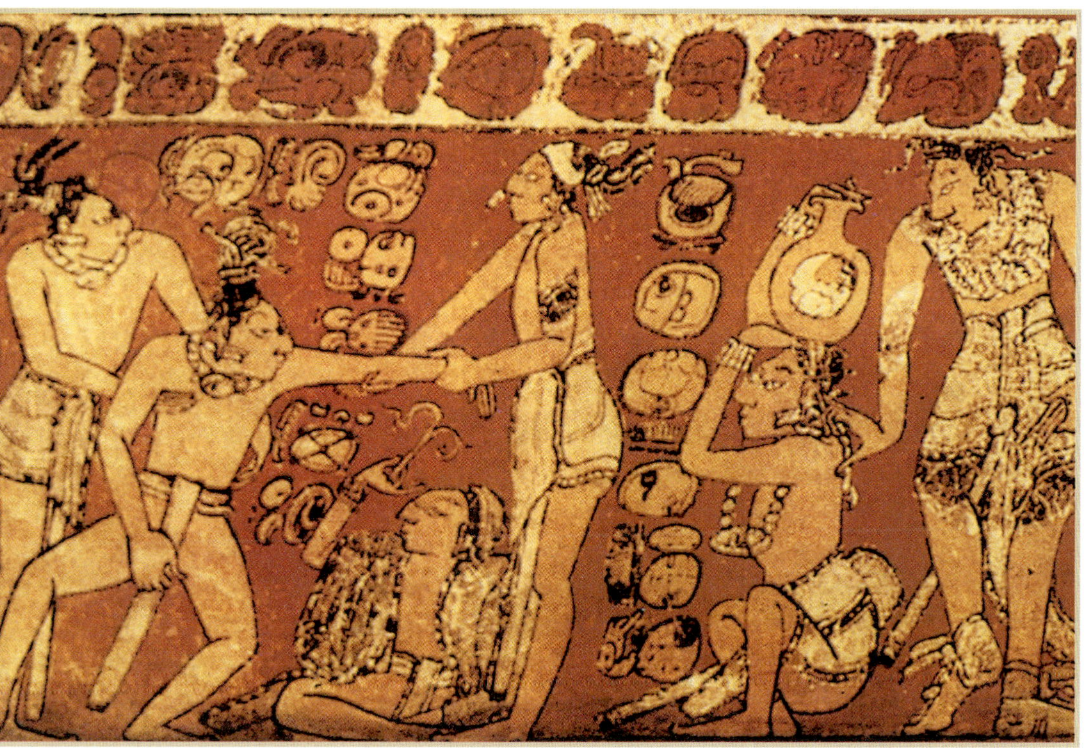

▲ *Die Maya berauschten sich gerne an vergorenem Agavensaft*

gebiet eines »Knochenbinders«,»Kay-bac« genannt. Möglicherweise griffen die Maya, die viel Stuck, der eine Beimischung von Gips enthielt, in ihren Bauten anbrachten, auch auf diesen Stoff zurück, um die Knochen ruhig zu stellen.

▾ *Mit Verbänden aus Blättern versorgten die Maya Wunden*

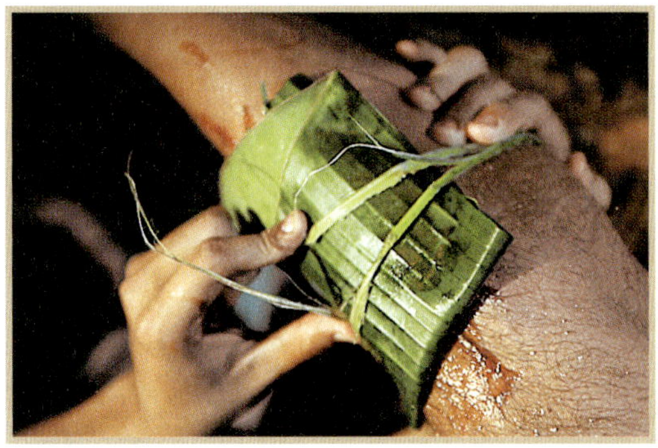

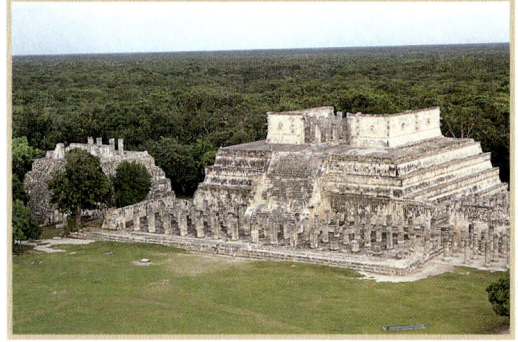

▴ *Die Tempelanlage von Chichen Itzá ist heute eines der wichtigsten touristischen Zentren des Landes*

Während es für chirurgische Eingriffe also handfeste Belege gibt, wird in der Wissenschaft nach wie vor darüber diskutiert, ob die Maya schon in der klassischen Zeit Gelbfieber kannten oder diese Krankheit erst durch afrikanische Sklaven nach Mesoamerika gelangte. Über eine erste Gelbfieber-Epidemie in Yucatán berichtete 1648 der spanische Geistliche Lopez de Cogullodo. Nach dessen Aufzeichnungen brach die Seuche in den südlichen Dschungelgebieten aus, und griff dann auf Campeche und Meridá im Norden der Halbinsel über. Der Pater beschreibt, dass die Erkrankten Blut spuckten, an schweren Schmerzen und an ruhrartigen Durchfällen litten – eine Schilderung, die einem Kapitel im »Chilam Balam de Chumayel« gilt; hier ist eine Krankheit Xekik auf das Jahr 1648 datiert. Zwei weitere »Chilam-Balams«, die Bücher von Tizimin und Kaua, schildern eine ebensolche Seuche im Jahr »katun 4 ahai den 11.14.0.0.0« nach dem Maya-Kalender. Das würde nach christlicher Zeitrechnung die Jahre 1481 bis 1500 umfassen. Die Bücher berichten, dass der König von Chichen Itzá blutigen Auswurf gehabt habe und vom Tod gezeichnet war. Auch Bischof de Landa berichtet in seinem Werk »Bericht aus Yucatán« von einer großen Pestilenz, die die Maya um 1480 befallen habe.

Die Maya hatten sogar Gottheiten, die in Verbindung zu diesen Krankheiten standen. Xoquiripat und Cuchumaquic konnten bei Männern blutige Ruhrerkrankungen hervorrufen. Ahalpuh und Ahalgauá ließen Pusteln auf den Beinen wachsen und das Gesicht gelb verfärben. Xix und Patan verursachten bei Männern blutiges

Erbrechen und ließen sie eines unerwarteten Todes sterben. In verschiedenen Codizes finden sich ebenfalls Hinweise auf Krankheiten mit blutigem Auswurf; so im Codex Borgia und im Selden Codex. In einem vatikanischen Codex wird die Venus-Göttin Tlazolteotl erwähnt, die als böses Omen eine weitere Epidemie mit blutigem Auswurf beschreibt. Eindeutige Belege für Gelbfieber? Oder litten die Maya an einer anderen, unbekannten Krankheit, für die es offenbar keine Heilung gab?

Die Medizinbücher der Mönche

♦ ♦ ♦

Während die Maya-Forscher in mühevoller Kleinarbeit das Wissen der untergegangenen Hochkultur rekonstruieren müssen, sind die Spezialisten für ein anderes faszinierendes Volk Mesoamerikas schon einen großen Schritt weiter. Der Eroberer von Mexiko, Hernando Cortez, berichtete in einem persönlichen Brief an Kaiser Karl V. Anfang des 16. Jahrhunderts erstmals von den Behandlungsmethoden aztekischer Ärzte. Cortez, der sich selbst hatte kurieren lassen, meldete nach Madrid, dass die einheimischen Mediziner ihre Arbeit mindestens genauso gut verstehen würden wie die spanischen.

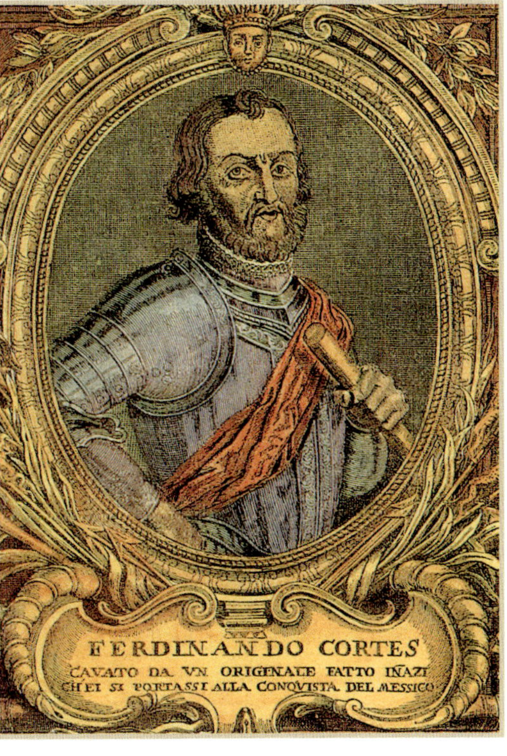

▾ *Der Eroberer Mexikos, Hernando Cortez, auf einem zeitgenössischen Gemälde*

Nach den brutalen Gemetzeln zu Beginn der spanischen Herrschaft erforschten gelehrte Mönche der Franziskaner und Dominikaner die Sitten und Gebräuche ihrer neuen Untertanen und gründeten in Tlateloco im Norden des heutigen Mexiko-City ein Institut zum Studium der indianischen Kulturen. Dort sollten das Wissen der Azteken und ihre Rituale erfasst werden, um die Christianisierung vorzubereiten. Auch der Franziskanermönch Bernardino de Sahagún lehrte an jenem Kollegium Santa Cruz, das unter der Schirmherrschaft des Vizekönigs stand. Der Pater, der schon 1529, nur acht Jahre nach der Eroberung Mexikos, ins Land gekommen war, bemühte sich, die Sprache der Azteken zu erlernen. Von ihm stammt die umfangreichste überlieferte Darstellung der aztekischen Kultur, denn die Original-Codizes und ausführlichen Bilderfriese ereilte das gleiche Schicksal wie die Schriften der Maya. Sie wurden auf Befehl von Juan de Zumaraga, dem ersten Bischof von Mexiko, verbrannt. Von Sahagúns Originalwerk, das sich heute in Madrid und Florenz befindet, sind noch drei Manuskripte erhalten. Das so genannte Tpepulco-Manuskript wurde um 1560 in Nahuatle verfasst. Ein eigenes

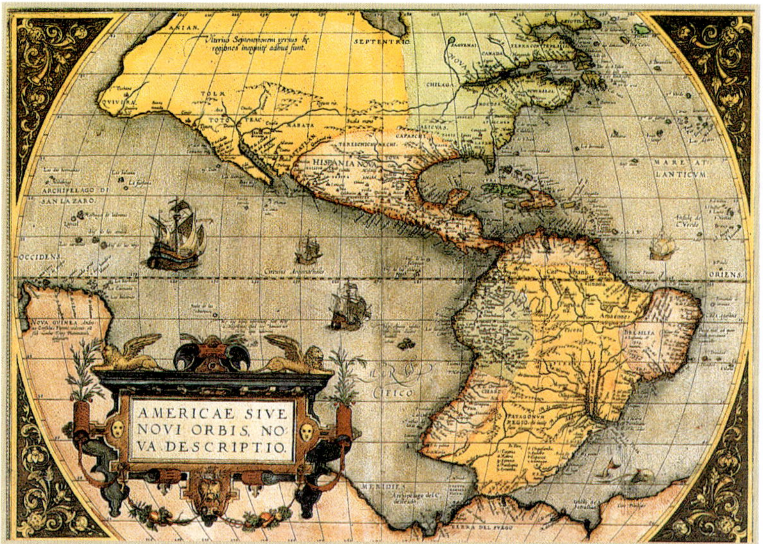

▸ Diese Landkarte aus dem Jahr 1587 zeigt die damals bekannte »Neue Welt«

Kapitel über die »irdischen Dinge« liefert einen erstaunlichen medizinischen Überblick, denn es listet nicht nur die Körperorgane, sondern auch Krankheiten und Mittel zu ihrer Heilung auf.

Nach seiner Versetzung nach Tlateloco schrieb der Mönch in den folgenden Jahren eine detaillierte Fassung des Textes nieder, dessen medizinischer Teil noch einmal deutlich erweitert wurde. Während sich das erste Manuskript hauptsächlich auf die damals noch vorhandenen Codizes der Azteken stützte, zog er nun erfahrene Ärzte und ortsansässige Gelehrte hinzu. Gedruckt wurde das Werk erst 1830. Vorher hatte die detaillierte und respektvolle Darstellung wohl nicht in das Bild des barbarischen Heiden gepasst, das die christliche Gesellschaft von den Ureinwohnern Mittelamerikas haben wollte.

Die einzigen aus der Zeit der spanischen Eroberung überlieferten Darstellungen von den Heilpflanzen der Azteken stammen von einem indianischen Arzt: Martin de la Cruz, der ebenfalls am Franziskanerkonvent von Tlateloco studiert hatte. Seine getuschten farbigen Abbildungen ziehen heute noch jeden Betrachter in ihren Bann. Bekannt wurde sein Werk unter dem Namen Codex Badianus – doch Juan Badiano hatte das Lebenswerk des hervorragenden Zeichners lediglich ins Lateinische übersetzt. Erst 1929 wurde das Manuskript in der Vatikanischen Bibliothek entdeckt. Im Codex Badianus sind 251 Heilpflanzen erwähnt. Der Mönch Sahagún verzeichnete insgesamt 123. Die Könige der Azteken verfügten sogar über eigene botanische Gärten, wie die Spanier bei der Eroberung von Tenochtitlán erstaunt feststellten. Und der Arzt Hernandez bemerkte mit großer Verwunderung, dass die Azteken bei weitem mehr Heilpflanzen als die Römer kannten. Er selbst listete 1200 Medizinalpflanzen der Azteken auf. Immer wieder haben sich in den letzten Jahrhunderten Gelehrte mit den Heilkräutern Mexikos befasst. Der königliche Leibarzt Dr. Francisco Hernandez schrieb im Auftrag von König Philipp II. eine große Enzyklopädie der Natur der Neuen Welt. Das 25-bändige Werk umfasst allein zehn Bände mit Pflanzendarstellungen. Es wurde 1628 gedruckt und enthält einige Hinweise auf die damals genutzten Heilkräuter, befasst sich aber nicht spezifisch mit dem Heilwissen der Maya. Auch ein Arzt aus Sevilla, Nicolas Monardes, schrieb 1565 ein Buch über die Medizinpflanzen Mesoamerikas. Nur war der Verfasser nie selbst in die Region gereist. Sein Werk stützt sich nur auf die Untersuchungen nach Europa importierter Arzneipflanzen – ein idealer Nährboden für Fehler. Eine weiteres wichtiges Werk ist das Wörterbuch des Franziskaners Alfonso de Molina, der schon 1524 als elfjähriges Kind nach Mexiko kam und die Nahuatl-Sprache lernte. Der Ordensmann zielte besonders auf die spanischen Ärzte ab: Es wäre schwer für sie, ein verstecktes Leiden zu heilen, wenn sie nicht wüssten, was die einheimischen Patienten meinten.

Aztekische Anatomie

• • •

Nach aztekischer Überlieferung gelten die Tolteken als Begründer des Heilwissens. Ihr Windgott Quetzalcóatl und die Priester Oxomoco, Cipactonal, Tlatetecui und Xochicaoca kannten nicht nur die heilsamen oder schädlichen Eigenschaften von Pflanzen, sondern waren auch Experten für Astrologie. Heilwissen und Magie

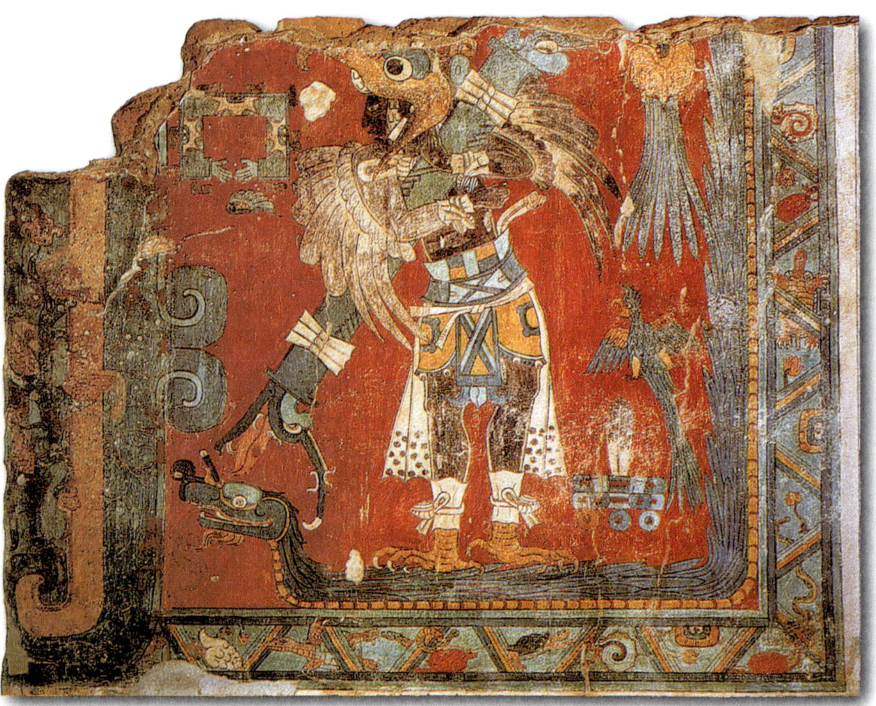

▲ *Der Windgott Quetzalcóatl, dargestellt als bärtige Federschlange*

gehörten auch für die Azteken zusammen. Neben den heilenden Priestern gab es die praktizierenden Ärzte. In der Hauptstraße von Tenochtitlán befand sich eine Gasse für Heilkräuterverkäufer, in der die frühen Apotheker selbst gemischte Arzneien feilboten. Spezialisten für Durchfallerkrankungen, die ersten Zahnärzte, Chirurgen, selbst Hebammen und weibliche Ärzte boten ihre Dienste an: »Ein weiblicher Arzt ist kenntnisreich und erfahren in Bezug auf Pflanzen, Wurzeln, Bäume und Steine. Sie kann Prognosen stellen; man kann ihrer beruflichen Tüchtigkeit vertrauen. Die gute Ärztin stärkt und verschafft die Gesundheit, belebt und entspannt, verbreitet Wohlbehagen und bedeckt Leute mit Asche. Sie gibt Heiltränke, Abführmittel und andere Arzneien. Sie heilt Störungen des Afters. Sie salbt, reibt, massiert, schient, richtet Knochen ein, macht Einschnitte, behandelt Eiterblasen und Gicht, schneidet Gewächse aus den Augen. Eine schlechte Ärztin spiegelt berufliche Kenntnisse vor. Sie ist lüstern, tut Böses, hext, bereitet alkoholische Getränke, tötet Leute mit Arzneien, gefährdet die Kranken. Sie täuscht die Leute und verführt sie, verdirbt sie, hängt ihnen Böses an, befreit sie von Fremdkörpern, liest ihr Schicksal aus dem Wasser, prophezeit durch Fadenknüpfen, betreibt Loswerfen mit Maiskörnern, zieht Würmer aus ihren Zähnen. Sie saugt Würmer, Papier und Steine aus ihren Leibern«, schreibt Bernardino Sahagún über die aztekischen Ärztinnen. Dem Mönch galt alles, was ihm irgendwie heidnisch vorkam, als schlechte medizinische Versorgung. Besonders mag ihn damals wohl die enge Verbindung von Medizin und Wahrsagerei befremdet haben: Wahrsager stellten einen Tag, nachdem die ersten Symptome aufgetreten waren, ihre Prognosen. Da nach der damaligen Ansicht viele Krankheiten gottgewollt waren, konnten die Götter auch über die Therapie bestimmen. Fatal für so manchen Patienten, der während der letzten fünf Tage eines Jahres erkrankte – in dieser Zeit verboten die Götter jede Behandlung.

Sahagúns Bedenken zum Trotz, die Azteken verstanden ihr medizinisches Handwerk. Einer der Gründe für ihre fundierte Kenntnis der menschlichen Anatomie war ein grausames heidnisches Ritual – das Menschenopfer. Auch wenn die Zahl der Menschenopfer in der Forschung lange überschätzt wurde, vieles auch auf katholische »Propaganda« zurückzuführen war, hatte dieses Ritual einen hohen Stellenwert in der aztekischen Religion: »Den rückwärts über einen Opferstein gebeugten Gefangenen wurde nach einem schnell ausgeführten sauberen Schnitt mit dem Feuersteinmesser unterhalb des Rippenbogens das pulsierende Herz mit Gewalt aus dem Brustkorb gerissen und dem Sonnengott geopfert. Anschließend wurden die Leichen in Stücke geschnitten und an die wartenden Hausfrauen zur Zubereitung des rituellen Opfermahls verteilt«, beschreibt Kurt Pollack, ein Kenner des Heilwissens mesoamerikanischer Kulturen, die Zeremonie. »Das Ritual des Menschenopfers liefert auch die Erklärung dafür, dass in den aztekischen Codizes die einzelnen Fett- und Muskelpartien des menschlichen Körpers und ihre Eignung als Lebensmittel ausführlich beschrieben wurden. In manchen Fällen wurde den Opfern bei lebendigem Leib die Haut abgezogen. Diese Opferhandlungen vollführten die Angehörigen der höchsten Priesterklasse, aus der auch ein großer Teil der Ärzteschaft hervorgegangen sein dürfte.«

Die Azteken hatten auch detaillierte Kenntnisse über das menschliche Skelett. Für fast alle Knochen konnte Sahagún Namen in einer der Nahuatl-Sprachen finden. Selbst die einzelnen Gewebeschichten des Augapfels konnten die Ureinwohner Mexikos benennen. Für die Nieren hatten sie einen etwas skurrilen, wenn auch bezeichnenden Namen: »große Bohnen am Rücken«. Sie hielten die Nieren für ein Sexualorgan und vermuteten in ihnen den Sitz der »Wollust«. Die Ärzte der Azteken kannten den Unterschied zwischen Arterien und Venen und wussten auch Sehnen und Nerven zu erkennen. Selbst die Lymphgefäße waren ihnen bekannt. Sie verfügten bereits über einige anatomische Instrumente aus Lavagestein oder Feuersteinen, kannten chirurgische Messer und verwendeten Nadeln aus menschlichen oder tierischen Knochen. Litt der Kranke nicht unter äußerlich sichtbaren Verletzungen, Verbrennungen, Brüchen oder Hauterkrankungen, griffen die Mediziner zu ungewöhnlichen Methoden. Sie verabreichten halluzinogene Pilze, die den Patienten in einen Halbwachzustand versetzten, um durch deren Visionen der Ursache der inneren Krankheit auf den Grund zu gehen. In Fieber, Gicht, Störungen des Verdauungsapparates und Unterleibsleiden vermuteten sie Strafen der Götter für sündiges Handeln. Auch die Ärzte selbst griffen gerne auf die Zauberpilze zurück, um mit den Göttern zu sprechen. Tatsächlich verschwinden unter dem Einfluss des Psilocybin aus dem Pilz Teonanactl oder des Mescalin aus dem Peyotl-Kaktus die Grenzen von Raum und Zeit.

Rund einhundert verschiedene Krankheiten konnten die Ärzte der Azteken diagnostizieren. Sie kannten Kopfschmerzen und Schnupfen, Abszesse, Mandelentzündung und sogar den Grauen Star, ferner auch Leiden, die wir heute noch nicht deuten können.

Bei der Gesichtssternenkrankheit könnte es sich um den Grünen Star handeln, meint Kurt Pollack, ob mit der Blumenkrankheit allerdings die Syphilis gemeint ist, sei unter den Wissenschaftlern umstritten. Verbände wurden mit Pflanzensäften getränkt, um bei größeren Wunden Entzündungen vorzubeugen. Auch die Notwendigkeit des Verbandswechsels war ihnen bereits bekannt. Für nach blutigen Schlachten lädierte Nasen kannten sie Prothesen, teilweise nähten sie abgezogene Menschenhaut über großflächige Verletzungen. Diese Form der Hauttransplantation dürfte allerdings wenig erfolgreich gewesen sein. Brandwunden bestrichen sie mit Honig und Eigelb – die süße Paste half tatsächlich, denn Honig ist antiseptisch. Bei Brüchen wurden die Knochen wieder in ihre ursprüngliche Lage versetzt und die betreffenden Körperteile dann ruhig gestellt. Der Schienenverband wurde allerdings nur zwanzig Tage getragen, zu kurz für eine ausreichende Heilung. Zusätzlich wurden Heilkräuter zu Pasten gerieben und aufgetragen. Zur Freude der Zahnheilkundigen war die Mundhygiene den Azteken besonders wichtig. Sie verfügten bereits über eine Zahnpasta und einfache Reinigungs-

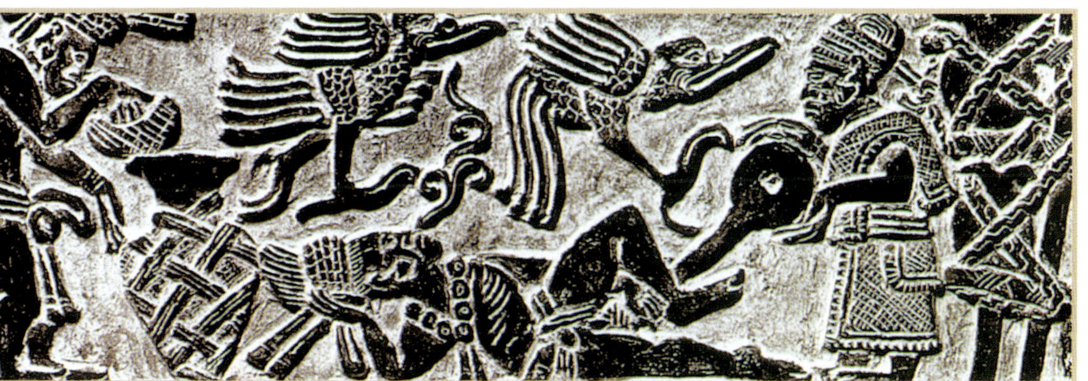

▲ Frühe Heilkunst – ein Patient erhält einen Einlauf

werkzeuge. Nach jeder Mahlzeit kamen Zahnstocher und -bürsten zum Einsatz, mit spitzen Dornen wurde stark entzündetes Zahnfleisch behandelt.

Die Ärzte der Azteken bemühten sich auch, Aussagen über den weiteren Verlauf der Krankheit vorzunehmen: »Der weise Arzt stellt die Prognose, ob der Kranke überleben oder sterben wird, an den Augen und Nasenlöchern. Wenn die Augen blutunterlaufen sind, ist das zweifellos ein Anzeichen des Überlebens, sind sie aber blass und blutleer, ist die Wiederherstellung ungewiss. Anzeichen des Todes sind eine gewisse rußige Verfärbung in der Mitte der Augen, ein kalter, gerunzelter und niedergedrückter Schädel, verdüsterte, glanzlose Augen, eine spitze hervorstehende Nase, steife Kiefer, eine kalte Zunge, schmierig-belegte Zähne mit Zahnstein, unfähig sie zu öffnen oder zu bewegen. Fest zusammengepresste Zähne und Hervorquellen von dunklem oder sehr hellem Blut nach einem Einschnitt sind Warnzeichen des nahenden Todes. Das Gleiche gilt, wenn sich das Gesicht bläulich oder aschgrau verfärbt oder wenn sein Ausdruck ständig wechselt. Schließlich auch, wenn er sich herumwälzen und unverständliche Worte von sich geben sollte, wie sich ein Papagei äußern würde«, berichtet Sahagún.

Die Sauna im Dschungel

Die Azteken im gemäßigten Hochlandklima nutzten oft heiße Dampfbäder, die in ihrer Funktionsweise durchaus mit den späteren europäischen Varianten zu vergleichen sind. Orgien in den aztekischen Schwitzbädern sollen allerdings zum Verbot des Badebetriebs durch die neuen christlichen Herren in Mexiko geführt haben. Das aztekische Dampfbad Temazcalli wurde in niedrigen, knapp ein Meter hohen, eigens dafür errichteten Bauten vorgenommen. Durch ein außerhalb der kleinen Steinhütte angefachtes Feuer wurden die Wände so sehr erhitzt, dass darauf gespritztes Wasser verdampfte. Mindestens dreißig Minuten sollten die Patienten sich dem heißen Dampf aussetzen. Möglicherweise handelte es sich bei dieser frühen Sauna auch nicht nur um ein medizinisches Bad, sondern vor allem um eine rituelle Säuberung.

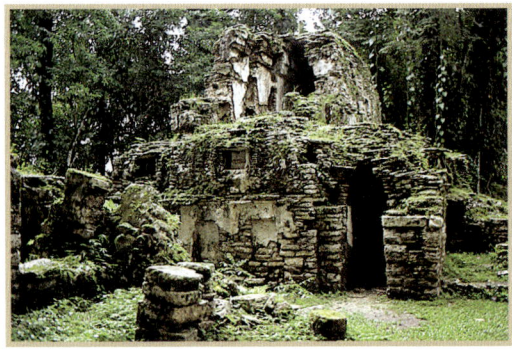

▲ *Das Bad der Königin in Palenque wurde als Sauna genutzt*

Auch die Maya nutzten trotz des feuchtheißen Klimas Schwitzbäder. Die so genannten Zumpulche erreichten eine Höhe von etwa drei Metern mit einer Grundfläche von drei mal vier Metern. Die Schwitzhäuser, in deren Innerem sich eine Art Kamin und ein Abfluss befanden, hatten nur einen sehr niedrigen Eingang mit einer Öffnung von neunzig mal sechzig Zentimetern. In Palenque ist sogar noch eine dieser Dschungelsaunen zu besichtigen. Über eine Hängebrücke, die vor einem schönen kleinen Wasserfall den Otulum überquert, führt uns Nikolai Grube zu einer auf den ersten Blick unscheinbaren Ruine. Vor der Kulisse eines weiteren Wasserfalls stoßen wir auf das Schwitzbad der Königin. Der heiße Dampf könnte nicht nur zu rituellen, sondern zu medizinischen Zwecken eingesetzt worden sein, erklärt der Maya-Forscher: »Es wird diskutiert, ob in solchen Schwitzbädern Hautkrankheiten, vielleicht sogar Syphilis behandelt wurden. Allerdings wissen wir noch nicht mit Sicherheit, wann und wo die Syphilis ihren Ausgang genommen hat, ob sie bereits in vorspanischer Zeit grassierte oder erst durch die Europäer eingeschleppt worden ist.«

Das Raritätenkabinett des Regenwalds

◆ ◆ ◆

Zurück beim Palast von Palenque erwartet uns Professor Michael Heinrich, der Heilpflanzenspezialist aus London. Gemeinsam mit Nikolai Grube begutachtet der Wissenschaftler verschiedene Ornamente der Anlage. Beide sind sich sicher, dass es sich um Pflanzendarstellungen handelt, doch welche Spezies dargestellt ist, kann auch der Botaniker nicht eindeutig erkennen. Zu stark ist der Grad der Verwitterung bei Farben und Gravuren. Grube will Heinrich die besser erhaltenen Ornamente am Sarkophag im Tempel der Inschriften zeigen. Noch einmal steigen wir den langen finsteren Weg zur Gruft hinab. Unsere Spannung steigt. Wird der Biologe Grubes Vermutung, dass es sich bei dem über tausendjährigen Steinfries um eine Darstellung der heiligen Nanche handelt, bestätigen? Die Nanche, *Byrsonima crassifolia*, ist Heinrich als Heilpflanze bekannt. Die auffälligen gelben Blüten dieses Baumes, der bis zu 15 Meter hoch wachsen kann, sind heute noch in vielen Maya-Dörfern zu sehen. Und tatsächlich: »Auffällig ist, dass die Früchte noch Reste des

Kelchblatts aufweisen, und das spricht eindeutig für Nanche.« Damit ist erstmals belegt, dass die Maya schon um 700 nach Christus eine Heilpflanze, die nach wissenschaftlichen Methoden pharmakologisch Wirkung zeigt, gekannt haben. Doch das Rätsel, ob die Maya diese Pflanze auch als Medizin nutzten, kann selbst Professor Michael Heinrich gegenwärtig nicht lösen.

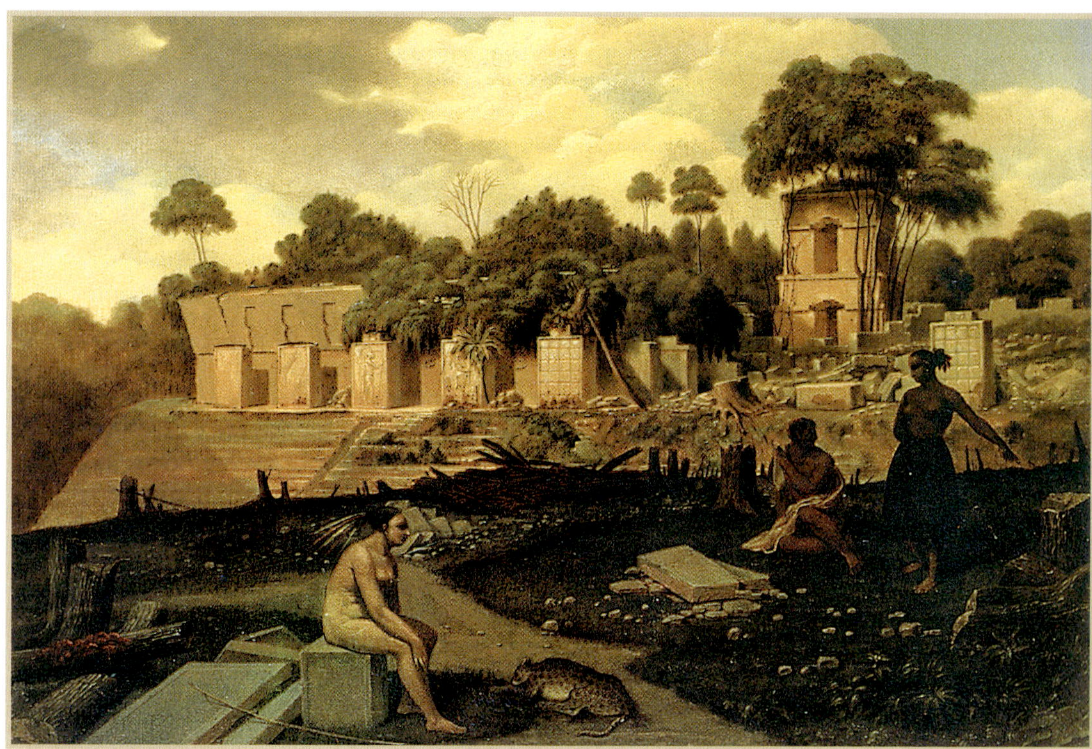

▲ *Der beeindruckende Palast von Palenque in einer historischen Darstellung*

Für das geübte Auge des Biologen ist die Anlage von Palenque eine wahre Schatzkammer: Zwischen einigen überwucherten alten Stufen des Tempels entdeckt er eine weitere Heilpflanze der Maya: die *Dorstenia contrajerva,* die bei Schlangenbissen helfen soll. Findet Heinrich solche Pflanzen, darf er sie nicht ohne weiteres zu wissenschaftlichen Zwecken mit in sein Labor nach London nehmen. Die Ursprungsländer fürchten die unkontrollierte Ausbeutung ihrer Artenvielfalt, die so genannte Biopiraterie. Sie haben die nicht unberechtigte Sorge, dass Pharmaunternehmen aus ihren Pflanzen

Wirkstoffe isolieren könnten, ohne dass die einheimische Industrie davon profitieren würde. Eine schwierige Situation: Einerseits verfügen Länder wie Mexiko nicht über ausreichende Forschungsmöglichkeiten, die 5000 Medizinalpflanzen gründlich zu analysieren, andererseits sind internationale Kooperationen nur aufwändig zu bewerkstelligen. Heinrich hatte in der Vergangenheit Glück und konnte einige Pflanzen, die ihm von ortsansässigen Heilern empfohlen wurden, testen lassen, darunter eine Begonienart. Die Verwandte unserer Zierpflanze, die Heinrich zwischen den Ruinen entdeckte, wird von den Maya nicht nur als Gemüse gegessen. Ihre Knollen werden auch medizinisch eingesetzt, die Stängel sollen bei Herzbeschwerden helfen. Bei wissenschaftlichen Untersuchungen konnten tatsächlich sehr stark wirkende, heilende Drogen in dieser Begonienart isoliert werden, erklärt Heinrich: »Die extrahierten Inhaltsstoffe, die sehr stark zytotoxisch, also zelltötend wirken, wurden sogar schon an verschiedenen Krebszelllinien getestet.«

Unweit des Tempels der Inschriften findet Heinrich eine weitere Heilpflanze: die Kaulotte, *Guazuma ulmifolia*. Traditionell nutzt man ihre Früchte bei Durchfall und Magenentzündungen. Auch hier ergaben Heinrichs Untersuchungen Erstaunliches: »Wir haben sie in verschiedenen Kulturen ethnobotanisch dokumentieren können. Wichtig sind zwei Verwendungen: einerseits bei Nierenerkrankungen als eine Art Diuretikum, andererseits, sehr, sehr weit verbreitet, eine Verabreichung der Rinde und der Früchte bei Durchfall. Interessant ist aber folgender Aspekt: Die *Guazuma* ist sowohl bei den Popoluca als auch bei den relativ eng verwandten Mixe dokumentiert. Obwohl diese beiden Gruppen sprachlich gesehen seit mindestens tausend, wahrscheinlich sogar zweitausend Jahren getrennt sind und auch kein direkter Kontakt zwischen den Stämmen bestand, hat die Pflanze in beiden Sprachen den gleichen Namen – ëëk beziehungsweise ëkë.«

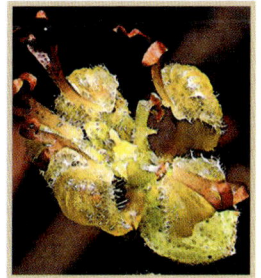

▲ Die Früchte der Kaulotte wirken lindernd bei Durchfall und Magenentzündungen

Für uns ist der Sprachvergleich anfangs etwas verwirrend, doch welch sensationelle Bedeutung diese linguistische Altertumsforschung hat, macht uns der Professor schnell klar: »Wir haben hier einen der wenigen Belege dafür, dass es eine historische Tradition der Arzneipflanzennutzung gab. Wir können mit Hilfe der linguistischen Daten schlussfolgern, dass diese Traditionen rund zweitausend Jahre zurückreichen. In vielen anderen Fällen wissen wir dagegen nicht, wie lange eine bestimmte Kultur eine Pflanze schon verwendet hat.«

Damit nicht genug – die Kaulotte wird auch modernsten Ansprüchen an eine Heilpflanze oder gar ein Medikament gerecht: »Die Pflanze, die von uns phytochemisch untersucht werden konnte, enthält Gerbstoffe, die direkt auf das Choleratoxin wirken. In einem pharmakologischen Modell unter Verwendung von In-vitro- beziehungsweise Ex-vivo-Systemen konnten wir nachweisen, dass die Rinde der *Guazuma* und die daraus isolierten polymeren Gerbstoffe eine Wirkung gegen Diarrhö haben«, erläutert der pharmazeutische Biologe.

▾ *Im Labor werden die Arzneipflanzen auf ihre Wirkung überprüft*

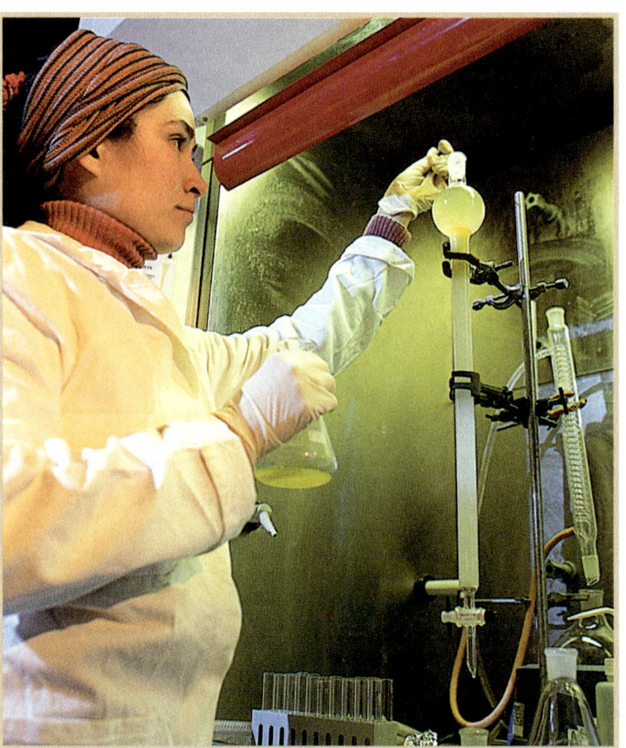

Wichtig sind auch giftige Inhaltsstoffe, die in einigen Arzneipflanzen vorhanden sind. Es gibt Pflanzen, die, als Medizin eingenommen, Krebs erzeugen können. Die Toxizität solcher in Mexiko verwendeten Pflanzen macht sich zum Teil erst nach zehn, fünfzehn Jahren bemerkbar – nicht nur ein Problem für die Heiler, sondern langfristig auch für die Gesundheitsbehörden des Landes. »Wir müssen die Grundlagenforschung über die Inhaltsstoffe und Wirkungen von tropischen Arzneipflanzen unbedingt vorantreiben. Das Wissen muss für die zukünftigen Generationen hier vor Ort erfasst werden, um Belege für die Wirksamkeit, aber auch für die Unbedenklichkeit von so vielen Arzneistoffen wie möglich zu sammeln«, meint Heinrich. »Denn dass es sich wirklich lohnt, diese Volksmedizin zu untersuchen, haben unsere Labortests ja bewiesen.«

Am Ende unserer Expedition haben wir die Erkenntnis gewonnen, dass die Maya tatsächlich schon Heilpflanzen kannten, die reale heilende medizinische Wirkungen haben. Sogar die Vorfahren der Maya, die ihr gesamtes Wissen vermutlich an diese Hochkultur weitervererbten, kannten Arzneipflanzen, die sich in

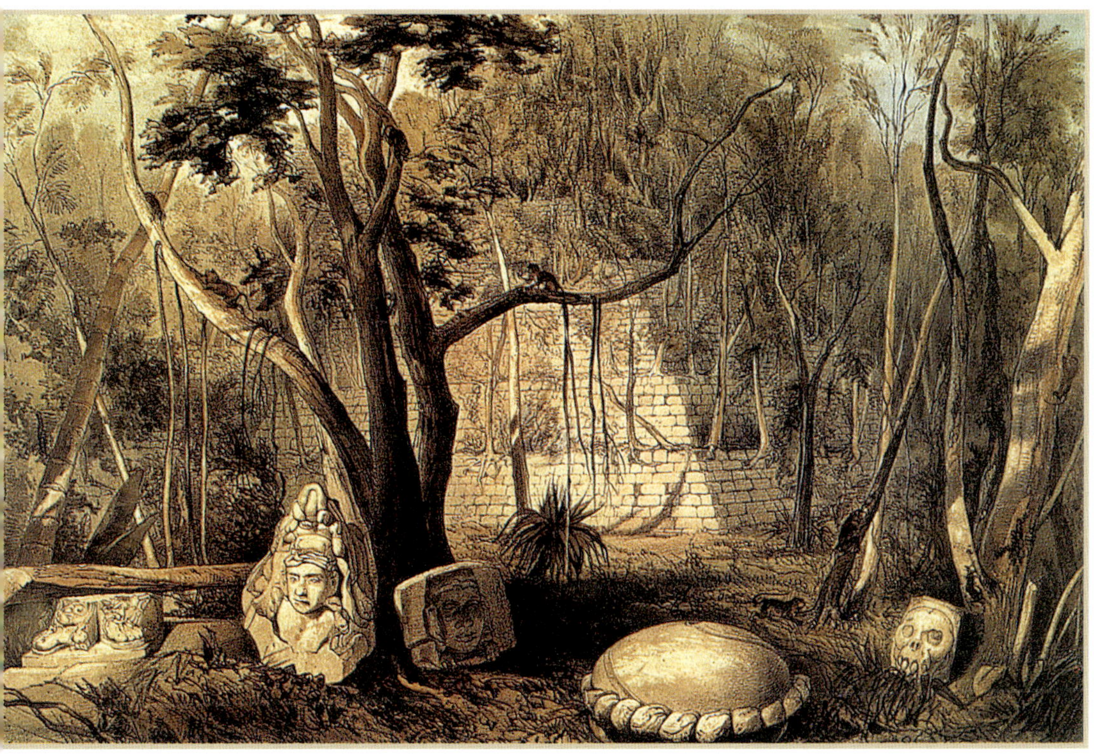

▲ *Wie viele Maya-Stätten wohl heute noch im tiefen Urwald auf ihre Entdeckung warten?*

modernen Untersuchungen als wertvolle Medizinalpflanzen erweisen. Andererseits wurden bei unserer Reise in die Welt der Gottkönige des Regenwaldes viele neue Fragen aufgeworfen; endgültig konnten wir das Rätsel um die Medizinalpflanzen der Maya noch nicht lösen. Aber jeden Tag kann es in einer Gruft oder einer trockenen Karsthöhle auf Yucatán einen Fund geben, der alle unsere Fragen beantworten könnte: eine Kopie der verschollenen und einst von den Spaniern verbrannten heiligen Bücher der Maya.

Andreas Orth

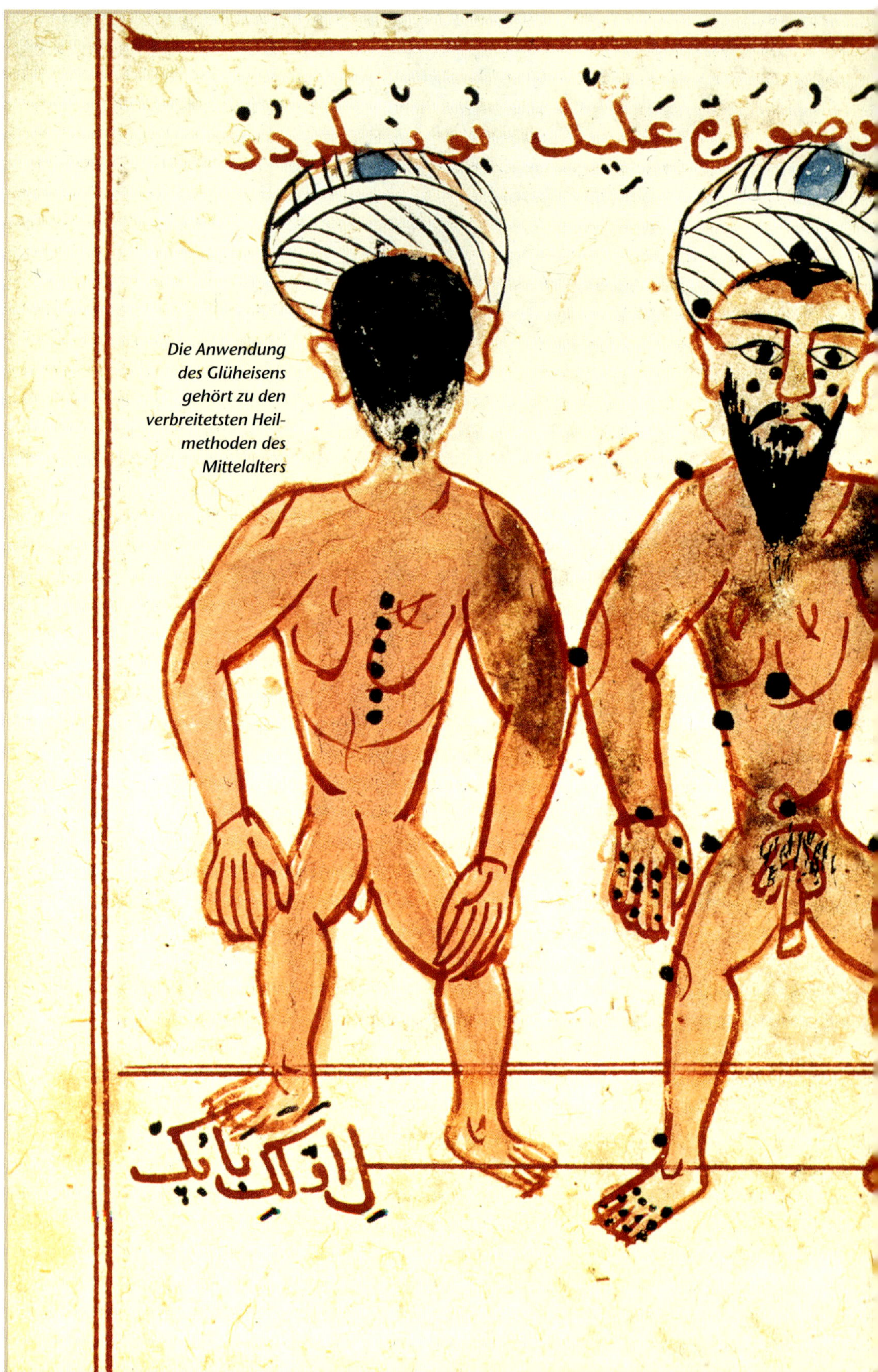

Die Anwendung des Glüheisens gehört zu den verbreitetsten Heilmethoden des Mittelalters

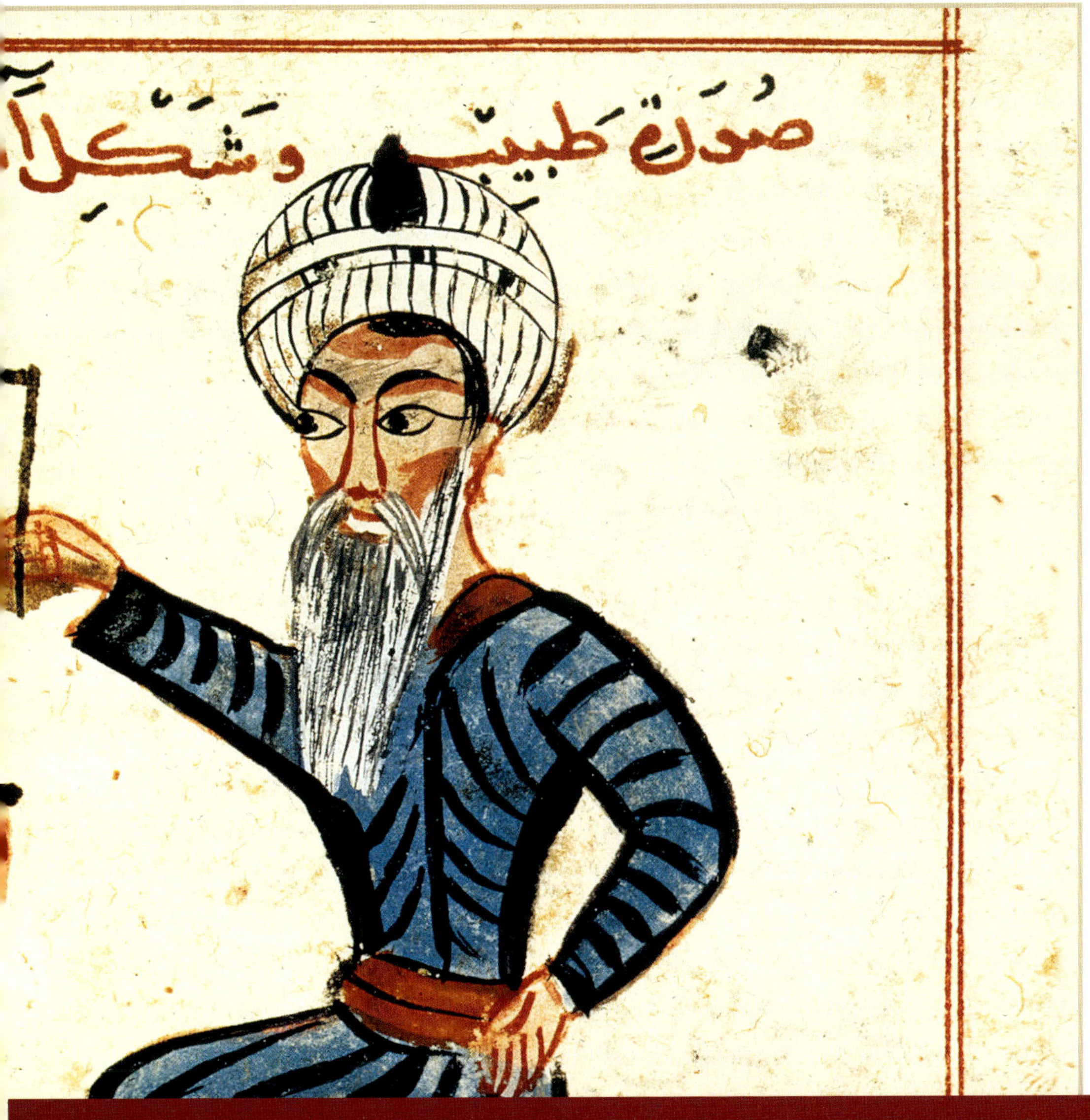

VIERTES KAPITEL

AVICENNA – DER ARZT DER KALIFEN

Über den Admonter Klostergarten wölbt sich eine Glocke aus schweren, würzigen Düften. Es riecht nach Kamille, Minze und Eukalyptus, und eine Gebirgsbrise weht von den Hängen der steirischen Alpen das kräftige Parfum von Fichtennadeln heran.

◆ ◆ ◆ ◆

▸ *Das Benediktinerstift Admont in der Steiermark verfügt über die größte Klosterbibliothek der Welt*

Ein Sommertag, wie geschaffen für einen Spaziergang zwischen den Beeten des Heilkräutergartens, den fleißige Benediktinermönche in vollkommen symmetrischem Schachbrettmuster angelegt und nach dem medizinischen Nutzen der Pflanzen eingeteilt haben. Doch Dr. Johannes Mayer, Medizinhistoriker aus Würzburg, ist offenbar nicht nach Blümchenpflücken zumute. Seine Augen schweifen unruhig umher, sein Gesicht wirkt angespannt. »Können wir nicht endlich hineingehen?« Überraschte Blicke richten sich auf unseren Experten. So ungeduldig haben wir den Wissenschaftler weder in den Vorgesprächen noch auf der Fahrt nach Österreich erlebt. Stets wirkte Mayer genau so, wie man sich einen Spezialisten für Klosterheilkunde vorstellen mag: höflich und kultiviert, umfassend gebildet und fast immer von tiefer Gelassenheit und Gemütsruhe. Nur seine graubraunen Augen blicken stets forschend umher und legen Zeugnis ab von der unstillbaren Neugier des Wissenschaftlers. Sein schon leicht ergrautes Haar trägt Johannes Mayer militärisch kurz, was unserem Kameramann Steffen Böttrich durchaus angenehm ist: »Wunderbar, keine Gefahr einer abenteuerlichen Sturmfrisur, wenn's beim Interview einmal windig ist«, hatte er zufrieden festgestellt.

Nun steht der Wissenschaftler mit verschränkten Armen neben der Kamera und zieht erwartungsvoll die Augenbrauen hoch. Doch einen Augenblick wird er sich noch gedulden müssen, bis die Außenaufnahme des Benediktinerstifts Admont in der Steier-

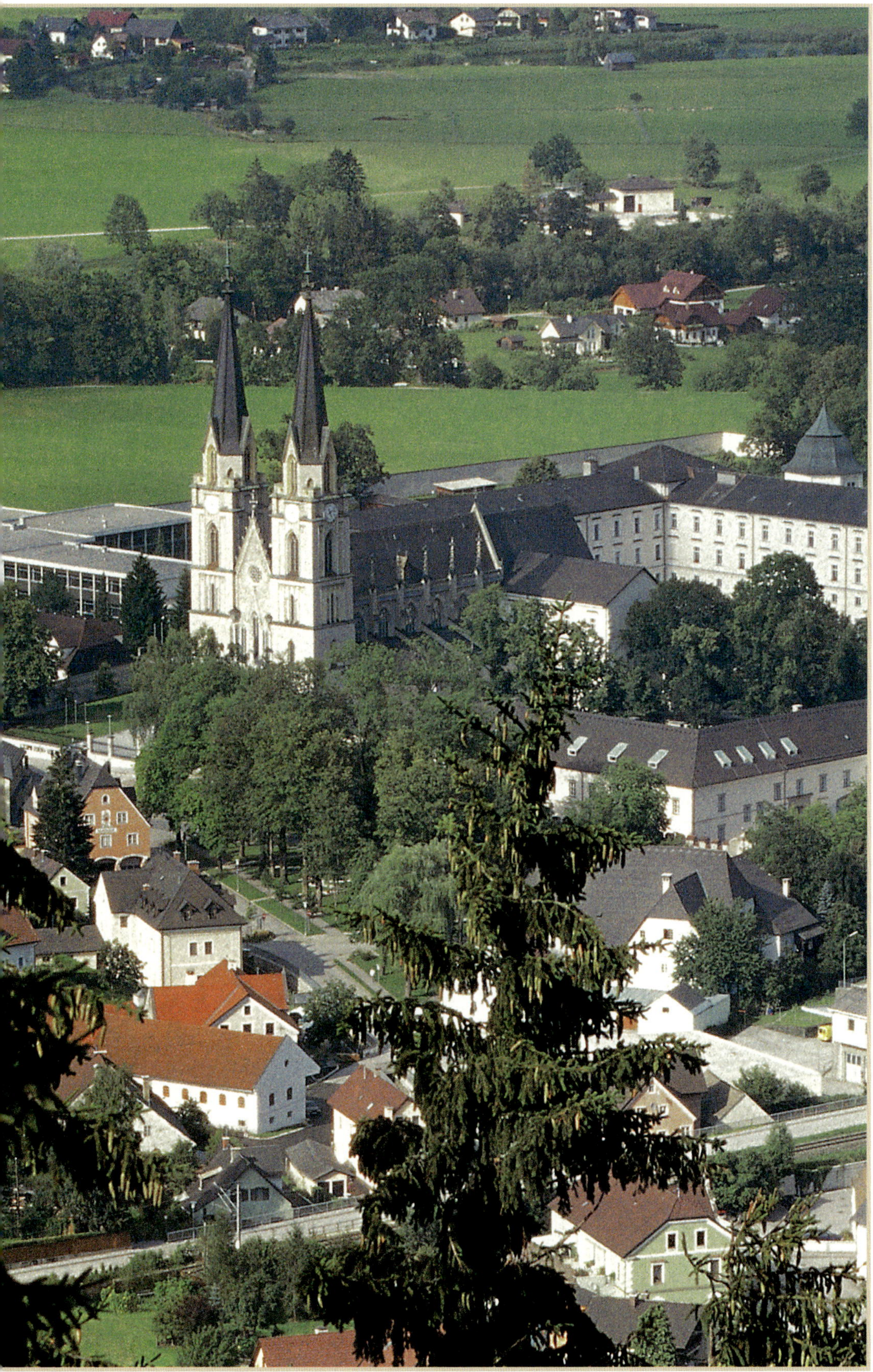

mark im Kasten ist. Im Grunde können wir Johannes Mayer nicht verdenken, dass er rasch zur Sache kommen möchte. Denn Admont beherbergt nichts Geringeres als die größte Klosterbibliothek der Welt – und Mayer ist ein Bücher-Jäger und Handschriften-Detektiv, ein ruheloser Forschungsreisender in Sachen Heilwissen. Seit zwanzig Jahren durchstöbert er Europas Bibliotheken auf der Suche nach Spuren jenes vergessenen Wissens der Alten, das heute wieder so wertvoll für uns werden kann.

»Es ist kaum zu glauben«, erzählt Mayer, »aber ein riesiger Teil der Aufzeichnungen, die von der mittelalterlichen Klosterheilkunde überliefert sind, ist nicht erforscht. Es gibt kaum Editionen, vieles schlummert noch unberührt in alten Handschriften.« Ein gewaltiger Schatz, den der Forscher heben will. Denn die Kenntnisse der großen Ärzte der Weltgeschichte, davon ist er überzeugt, können den Menschen von heute ebenso gut helfen wie jenen vor tausend Jahren. »Die Heilpflanzen, die von den großen Ärzten des Mittelalters verschrieben wurden, wirken unverändert. Und mehr noch: Gerade jene Krankheiten, die die moderne Schulmedizin nicht in den Griff bekommt, viele chronische Erkrankungen und sogar die so genannten Zivilisationskrankheiten sind mit der Kräutermedizin besonders gut behandelbar.«

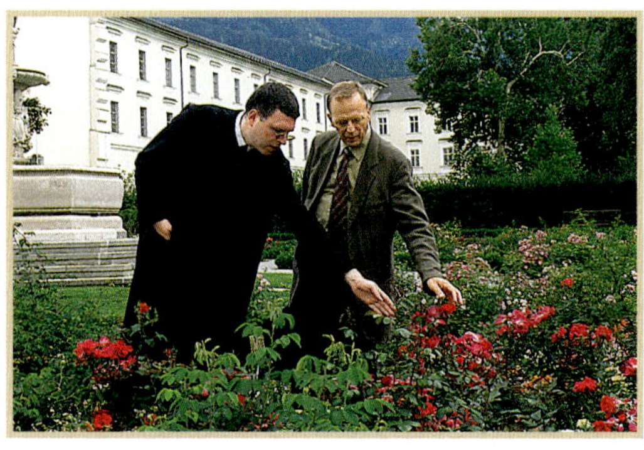

▲ *Pater Winfried zeigt Dr. Johannes Mayer aus Würzburg den Klostergarten von Admont*

Als wir mit unserer Aufnahme endlich fertig sind und das Stativ zusammenklappen, nähert sich aus der Ferne Pater Winfried. Der Benediktinermönch wird die Besucher aus Deutschland in die Klosterbibliothek führen, diesen unschätzbaren Hort des Wissens, von dem der Geistliche schon auf dem kurzen Weg zur Klosterpforte die wichtigsten Daten nennt: 200 000 Bände und Schriften lagern in den Regalen, darunter Kostbarkeiten wie die rund 1400 Handschriften, zurückreichend bis ins 8. Jahrhundert, und 530 Inkunabeln – Frühdrucke bis zum Jahr 1500. Als Pater Winfried die weiß lackierten Flügeltüren zum Bibliothekssaal öffnet, halten wir den Atem an. Siebzig Meter lang und 13 Meter breit erstrahlt der prachtvolle Saal im seitlich einfallenden Sonnenlicht. Bis unter die prächtig bemalte Decke in 14 Metern Höhe ragen die Bücherregale empor, lückenlos gefüllt mit in Leder gebundenen Schriften, kaum eine davon jünger als 150 Jahre. Um diese frühe Stunde ist der Saal noch menschenleer, keine Besichtigung stört die Ruhe, als Mayer unter Mithilfe des Mönchs mit seinen Recherchen beginnt.

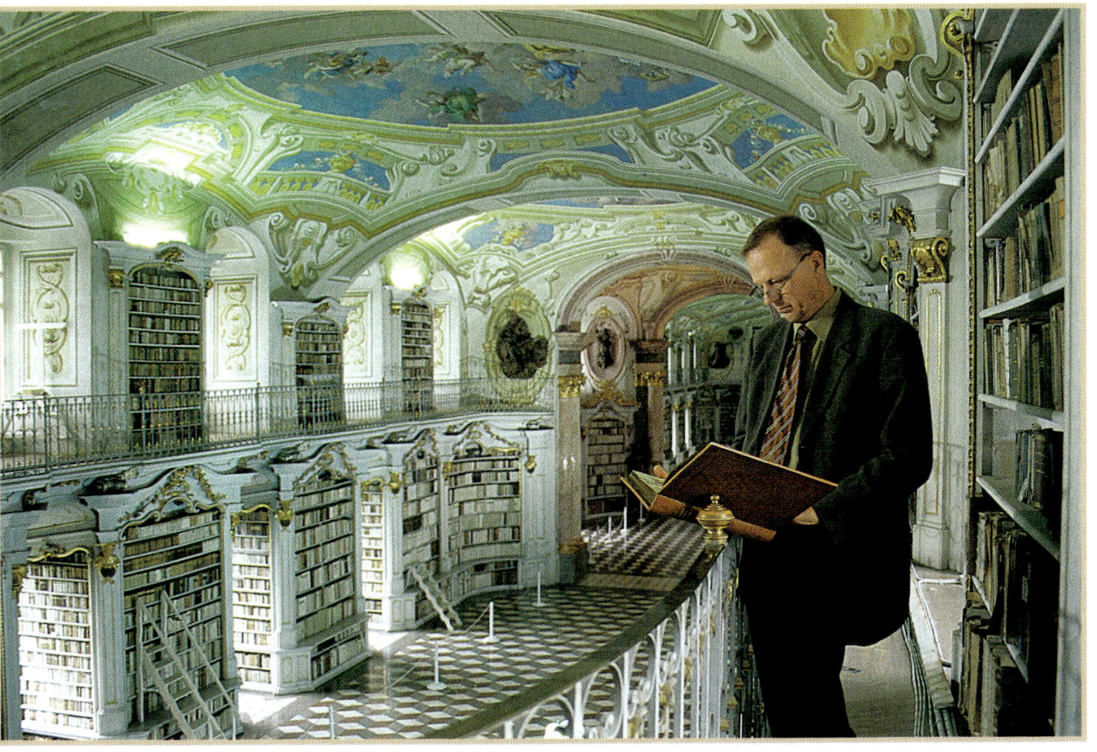

▲ *Solch prächtige Klosterbibliotheken sind in Deutschland Geschichte: Bis auf wenige Restbestände wurden sie im Zuge der Säkularisation aufgelöst*

Seit Wochen freut er sich darauf, einige Stunden in Admont arbeiten zu dürfen; für die Dreharbeiten hatte der Abt eine Sondergenehmigung ausgestellt, wie sie sogar für Wissenschaftler nur schwer zu bekommen ist. Nur ein einziges Mal, in den neunziger Jahren, hatte Mayer die Bibliothek bisher besuchen können.

Es ist mühsame Kleinarbeit, das wertvolle Heilwissen aus der Flut der schon vor Jahrhunderten verbreiteten Faktenhuberei herauszuklauben. Bloßes Überfliegen der unzähligen Kräuterbücher des Mittelalters genügt nicht, vielfach hilft nur die präzise Übersetzung in modernes Deutsch. Schnell wird deutlich, warum Johannes Mayer in seinem Forschungsgebiet nur wenig Konkurrenz droht. Ein Heilwissen-Detektiv benötigt eine Fülle von Kompetenzen, sollte neben Griechisch und Latein möglichst auch Althochdeutsch, Altfranzösisch und -italienisch beherrschen – und muss ein ausgeprägtes Verständnis für medizinische und botanische Fragen haben.

Immer wieder klettert der Wissenschaftler die Stiegen der altertümlichen, knarzenden Leitern hinauf, um in den oberen Regalen nach Beute zu stöbern. Die Literatur zur Heilkunst des Mittelalters findet sich, der klassischen Ordnung des Weltwissens folgend, in den Abteilungen Medizin und Philosophie. Faszinierende Schriften sind darunter: Über viele Seiten zieren farbige Illustrationen die halb zerfallenen Pergamente, detailgetreue Pflanzendarstellungen, ausgeführt von hoch spezialisierten Mönchen in jener lange versunkenen Epoche, in der jedes Buch noch einzeln von Hand geschrieben wurde.

Johannes Mayer kann bereits anhand der »Schreibschule«, den Eigentümlichkeiten der Schrift und Rechtschreibung, eine aufs Jahrzehnt genaue Zuordnung treffen. Rund 1000 Handschriften hat der Würzburger Forscher auf diese Weise schon analysiert. Er ist Mitglied der »Forschungsgruppe Klostermedizin«, die mit einem klar definierten Auftrag gegründet wurde: verloren gegangenes Wissen um die heilenden Kräfte aus dem Pflanzenreich wieder zu entdecken und für unsere Zeit nutzbar zu machen – in Form neuer, pflanzlicher Medikamente.

Erste, spannende Resultate kann die Forschungsgruppe bereits vorweisen. Die Johannisbeere helfe gegen Hautprobleme, hatte Mayer vor einiger Zeit aus einer verschlungenen lateinischen Formulierung herausgelesen. Das pharmakologische Ergebnis: Ein Medikament gegen Neurodermitis, basierend auf den Wirkstoffen der Johannisbeere, ist seit kurzer Zeit auf dem Markt. Im »Lorscher Arzneibuch« aus dem 8. Jahrhundert fand er zum Beispiel eine Stelle, wonach gelbes Johanniskraut gegen Melancholie helfe, dort bezeichnet als »Kraut, das die Dämonen vertreibt«. Diese Beschreibung trifft exakt auf das wichtigste aktuelle Anwendungsgebiet zu: Johanniskraut wird verstärkt gegen Depressionen eingesetzt.

Die Arzneimittelindustrie interessiert sich zunehmend für Mayers Arbeit. Denn da immer mehr Patienten chemisch hergestellten Medikamenten misstrauen, eröffnet sich pflanzlichen Medikamenten ein stetig wachsender Markt. Vor allem bei nicht verschreibungspflichtiger Medizin sehen sich Apotheker zunehmend mit der Frage konfrontiert: »Haben Sie dagegen nicht auch etwas Pflanzliches?« »Die Leute haben längst ein Gespür dafür bekommen, dass sie nicht bei jeder leichten Krankheit die so genannten Hämmer nehmen müssen«, erklärt Johannes Mayer. »Die Kräuterheilkunde ist hier das Mittel der Wahl, mit der man sich leicht und ohne heftige Nebenwirkungen von einer Erkältung oder von Magen-Darm-Beschwerden befreien kann.«

Die Rätsel der alten Handschriften

◆ ◆ ◆ ◆

Pater Winfried verfolgt die Arbeit des Deutschen mit großem Interesse. Wenn sein Abt getreu dem Motto der Benediktiner »Ora et labora – bete und arbeite« den Wochenplan für die Mönche erstellt, meldet er sich regelmäßig zum Dienst in der Stiftsbibliothek. Der schier unerschöpfliche Wissensschatz, festgehalten auf Millionen von Buchseiten, hat den Geistlichen von Jugend an fasziniert. So ist es kaum verwunderlich, dass er uns auch den größten Schatz der Klosterbibliothek vorführen möchte. »Wenn es Sie interessiert, können wir einen Blick in unseren Hochsicherheitsbereich werfen«, meint er mit einem schelmischen Lächeln. Natürlich weiß Pater Winfried, dass wir darauf brennen, die kostbare Schriftensammlung zu besichtigen,

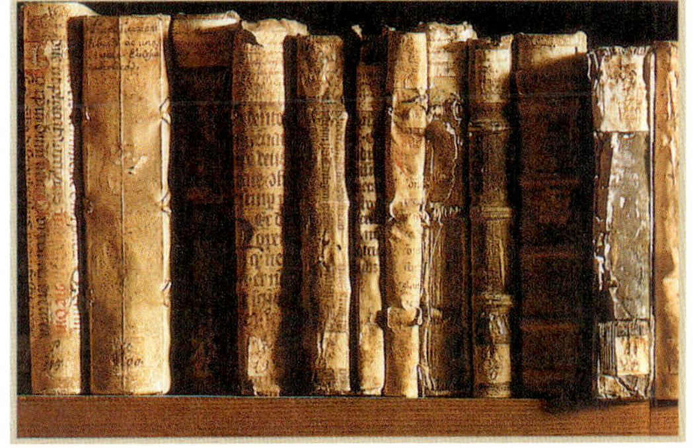

▲ *Schätze aus vergangenen Zeiten – kostbare alte Handschriften und Bücher lagern in der Klosterbibliothek*

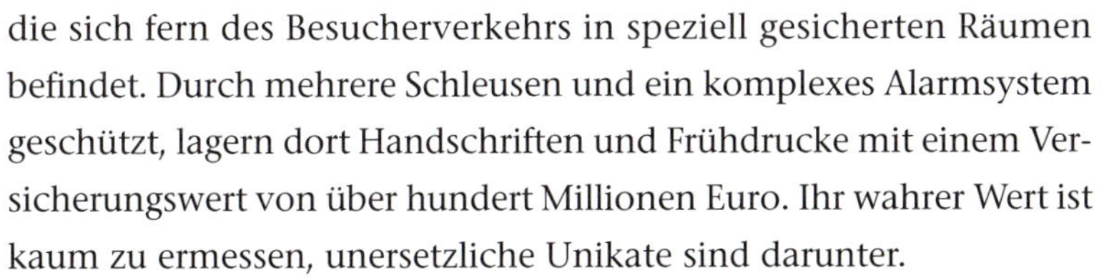

die sich fern des Besucherverkehrs in speziell gesicherten Räumen befindet. Durch mehrere Schleusen und ein komplexes Alarmsystem geschützt, lagern dort Handschriften und Frühdrucke mit einem Versicherungswert von über hundert Millionen Euro. Ihr wahrer Wert ist kaum zu ermessen, unersetzliche Unikate sind darunter.

Der Kontrast zwischen der Hauptbibliothek von 1776 und diesem klimatisierten Tresorraum könnte größer nicht sein: Mit einem Zischen öffnet sich die Eingangstür dieser Schatzkammer, nachdem Pater Winfried eine geheime Zahlenkombination eingetippt hat, und wenig später gleiten geräuschlos die schweren Stahlwände zur Seite, die den größten Schatz der Benediktinerbrüder vor unerlaubtem Zugriff bewahren sollen. Dem Experten erscheinen die sorgfältig restaurierten und in feinstes Leder gebundenen Bände wie Juwelen.

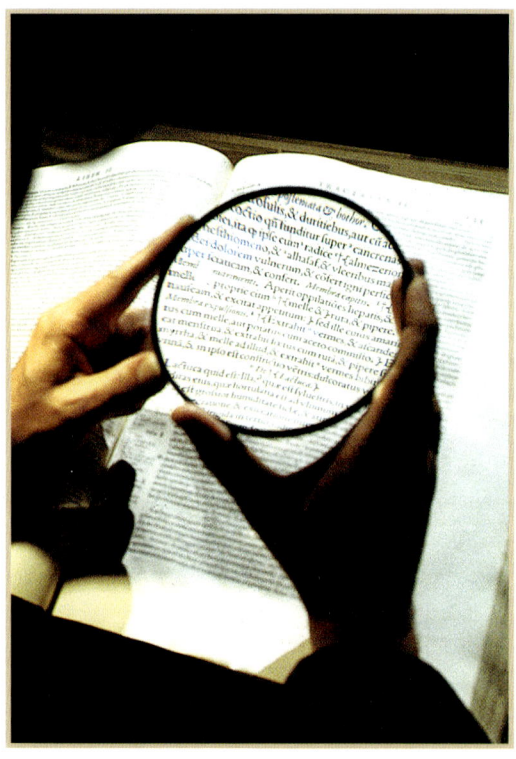

▲ *In Toledo übersetzte der Italiener Gerhard von Cremona um 1175 Avicennas »Canon« ins Lateinische.*

Mit äußerster Vorsicht öffnen Mönch und Wissenschaftler einige der Bücher, blättern ehrfurchtsvoll die kostbaren Seiten um. Denn natürlich ist den Experten bekannt, dass jede Berührung des jahrhundertealten Pergaments, jede Verunreinigung durch das Fett und die Säuren der menschlichen Haut den Erhaltungszustand der Schriften beeinträchtigt, ihre Lebensdauer um ein kleines Maß verkürzt.

Johannes Mayer möchte die »Besuchszeit« von einer Stunde nutzen, um einen Blick in jenes Werk zu werfen, von dem er sich am meisten Fortschritt für seine Arbeit verspricht. So dick wie zwei Backsteine und mehrere Kilogramm schwer, liegt das Buch vor ihm auf dem Tisch. Über 1000 Seiten uraltes Heilwissen in eng stehenden, lateinischen Lettern: eine aus dem frühen 16. Jahrhundert stammende Ausgabe des Hauptwerks von Avicenna, dem »Fürsten der Ärzte«, verfasst schon zu Beginn des letzten Jahrtausends.

Avicenna – der Arabisch sprechende Perser, der bis heute als bedeutendster Vertreter der islamischen Heilkunde gilt, lebte von 973 bis 1037. Gelehrte wie Albertus Magnus und Thomas von Aquin bezeichneten ihn als einen der größten Philosophen; für jeden gebildeten Araber ist er das noch heute. Avicennas »Canon der

Medizin« war für mehr als ein halbes Jahrtausend das Standardwerk des medizintheoretischen Unterrichts. Die Übersetzung des »Canon«, angefertigt von Gerhard von Cremona im 12. Jahrhundert, trat einen beispiellosen Siegeszug an den Universitäten in ganz Europa an. Zwischen 1440 und 1600 wurde das Werk in 36 Ausgaben gedruckt. Avicenna erhebt unverblümt den Anspruch, das heilkundliche Wissen der Alten Welt umfassend und lückenlos zu beschreiben – ein Universalgenie auf dem absoluten Höhepunkt seiner Schaffenskraft.

Geboren wurde Avicenna in Afschana, einem Dorf nahe der bekannten Teppichstadt Buchara im heutigen Iran. Über seine Jugendjahre können wir uns ein recht genaues Bild machen, da er als 32-Jähriger einem seiner Schüler einen detaillierten autobiographischen Bericht diktierte. Über seine Kindheit heißt es dort: »Schon als Kleinkind begann ich zu studieren. Innerhalb von zehn Jahren lernte ich den Koran und einen großen Teil der schönen Literatur auswendig. Meine Auffassungsgabe in den verschiedensten Wissensgebieten erstaunte alle meine Lehrer. Schon bald konnten sie mir nichts mehr beibringen und ich setzte meine Studien alleine fort.« Seinen Wissensdurst scheint Avicenna vornehmlich durch unausgesetzte nächtliche Lektüre gestillt zu haben. Neben Logik studierte er Physik und Metaphysik, wandte sich schließlich als 16-Jähriger der theoretischen Medizin zu und besuchte parallel dazu die ersten Patienten. Als zwei Jahre darauf der Herrscher von Buchara erkrankte und keiner seiner Ärzte ihn zu heilen vermochte, rief man Avicenna, der sich bereits einen beachtlichen Ruf erworben hatte. Der junge Gelehrte hatte Erfolg, wurde Leibarzt des Herrschers und hatte von nun an Zugang zu dessen riesiger Bibliothek – für Avicenna die Gelegenheit, seiner Bildung den letzten Schliff zu geben: »Nachdem ich alle Bücher durchgearbeitet hatte, gab es für mich nichts Neues mehr zu lernen. Mein Wissen ist bis heute dasselbe geblieben, es ist lediglich weiter in mir gereift.«

Als wenige Jahre später Avicennas Vater, ein hoch stehender Beamter der Regierung, starb, und seinem Sohn ein beachtliches Vermögen hinterließ, wagte der gelehrte Spross den Schritt in die berufliche Unabhängigkeit. Avicenna reiste von da an unablässig von einem persischen Fürstenhof zum anderen, seine Dienste als Arzt, Astronom und Staatsmann anbietend, um im Gegenzug die privaten Bibliotheken der Herrscher zu nutzen. Doch auch seine eigene Produktivität als Schriftsteller ist beeindruckend. Dutzende Werke aus verschiedenen Wissenschaftszweigen sind überliefert. Die Krönung seines Lebenswerks aber schuf er in den Jahren 1020 bis 1030: In einer gewaltigen Fleißarbeit gelang es ihm, das gesamte medizinische Wissen des Hohen Mittelalters in einem einzigen, systematischen Buch zu erfassen, das noch heute durch seine Übersichtlichkeit besticht.

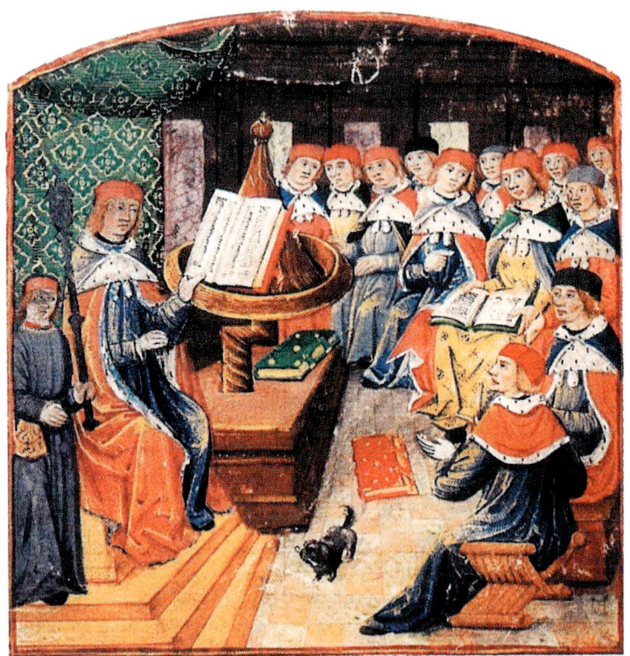

▲ *So stellte sich der Illustrator einer lateinischen Prachthandschrift den »Fürsten der Ärzte« im Kreis seiner Schüler vor*

»Das hat niemand außer ihm geschafft«, erläutert Johannes Mayer, »weder vor ihm noch nach ihm ist es einem Menschen gelungen, die Medizin bis ins kleinste Detail zu erklären. Dabei ist das Buch auch noch so aufgebaut, dass man alles sofort findet. Avicenna kommt sofort auf den Punkt. Es ist erstaunlich, wie viel wir noch heute davon profitieren können.« Und doch: Wo immer Mayer Gelegenheit hat, eine lateinische Ausgabe des »Canon« zu studieren, stößt er auf Rätsel, auf unerklärliche Widersprüche und offenkundige Fehler. Was mag zum Beispiel im Kapitel über den Erdrauch – *Fumus terrae* – die Passage bedeuten, dass dieser gegen juckenden Hautausschlag helfe und dazu in der halben Menge eingenommen werden müsse, wie es bei »Sene de Mecha« üblich sei? »Sene de Mecha« – das ist kein Latein. Haben hier die Übersetzer aus dem Arabischen versagt? Griffen Sie in Unkenntnis der Bedeutung einfach zu einer Lautschrift und übernahmen unkommentiert den arabischen Wortlaut Avicennas? Und, viel wichtiger noch, was ist wirklich damit gemeint?

Immer wieder stößt Mayer auf solche Textstellen: Schlüsselbegriffe werden nicht übersetzt, zuweilen fehlen offenkundig ganze Passagen – ein kniffliges Puzzle für den Wissenschaftler, das sich inhaltlich fortsetzt. Denn Avicenna berichtet häufig auch über in unseren Breiten unbekannte Pflanzen oder Anwendungsgebiete. Weihrauch ist so ein Beispiel. Er »nützt dem Verstand und stärkt ihn«, heißt es im »Canon« wörtlich. Schon im Kräuterbuch »Macer floridus« aus dem 11. Jahrhundert ist davon die Rede, dass der Weihrauchduft die »Gedächtnisstärke des Gehirns« vermehre. Sollte Johannes Mayer hier einer verloren gegangenen Indikation dieser Pflanze auf der Spur sein? Zwar wird gegenwärtig die Wirkung des Weihrauchs gegen Rheuma getestet, aber zu dessen Einfluss auf Gehirn- und Gedächtnisleistung gibt es keine Studien. Ist mit Weihrauch gar die mystische Pflanze der ewigen Jugend aus den arabischen Sagen des Mittelalters gemeint – jenes Kraut, das die Gehirnzellen bis ins hohe Alter jung hält?

Die zahlreichen Notizzettel, die der deutsche Wissenschaftler mittlerweile schon beschrieben hat, sind längst zu einem kleinen Häufchen angewachsen: *Asa foetida*, der Teufelsdreck, helfe gegen Erkrankungen der Atemwege und der Brust. Doch die Pflanze wächst nicht in unseren Breitengraden, die beschriebene Wirkung ist unbekannt. Mayer blättert weiter und bleibt bei einem Kapitel hängen, das Avicenna der medizinischen Wirkung des Rhabarbers widmet. Rhabarber mag ja sehr gesund sein – doch ist er wirklich ein altes traditionelles Medikament aus der Volksheilkunde? Oder meinte Avicenna eine Rhabarbersorte, die nur in Persien heimisch und lediglich im Orient als Medizin im Einsatz war und vielleicht noch ist? Rätsel, auf die europäische Experten gegenwärtig kaum eine Antwort haben. Rätsel aber auch, die Mayer so spannend erscheinen wie kaum eine andere Forschungsfrage der letzten Jahre in seinem Fachgebiet.

Hier im Kloster von Admont ist er mit seinem Latein jedenfalls sprichwörtlich am Ende. Es gibt nur einen Ort, an dem er vielleicht Antworten finden kann: dort, wo Avicenna einst wirkte und wo bis heute die endemischen Heilpflanzen wachsen, die er in seinem Werk beschrieb ...

DER ERDRAUCH – EIN GAS?

DR. JOHANNES GOTTFRIED MAYER
INSTITUT FÜR GESCHICHTE DER MEDIZIN IN WÜRZBURG

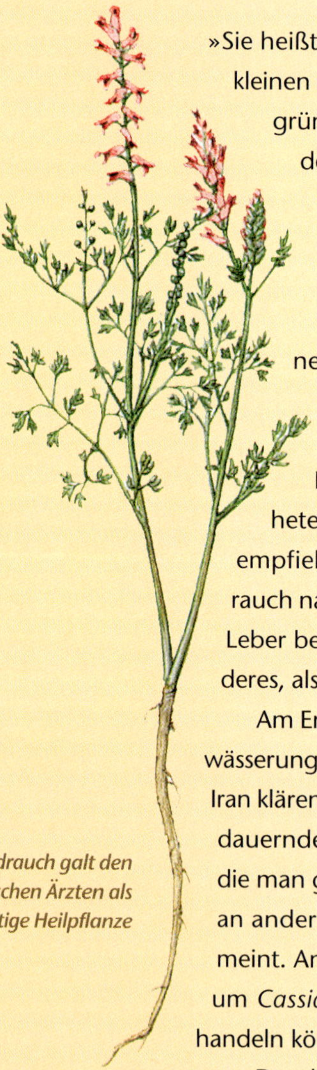

◆ ◆ ◆ ◆

»Sie heißt deshalb Erdrauch, weil sie – wie einige sagen – in ihrer kleinen Art dasteht wie Rauch, der sich aus der Erde löst.« So begründet die »Leipziger Drogenkunde« aus der Zeit um 1435 den Namen »Erdrauch«, lateinisch *Fumus terrae*. Es handelt sich dabei übrigens um ein Mohngewächs, eine *Papaveracee*, also eine sehr zierliche Verwandte des Schlafmohns, die auch in Mitteleuropa zu finden ist.

Während die griechischen Ärzte der Antike diese kleine, rot blühende Pflanze nur wenig beachteten, schätzten die arabischen Ärzte sie besonders als Blutreinigungsmittel. Auch der große Medicus Avicenna widmete ihr ein Kapitel in seinem »Canon medicinae«; sie heißt dort »saheteregi« (»Canon«, Buch II, Kapitel 282). Bei Hautausschlag empfiehlt er einen Trank mit Erdrauch. Außerdem soll der Erdrauch nach Avicenna den Magen stärken und die Verstopfung der Leber beseitigen, das heißt nach heutiger Terminologie nichts anderes, als den Gallenfluss zu fördern.

Am Ende dieses Kapitels – nach einem längeren Rezept zur Entwässerung – findet sich auch jene »dunkle« Stelle, die sich vor Ort im Iran klären ließ: »Ersatzmittel: Bei juckendem Hautausschlag und andauernden Fiebern gibt man folgende Menge: die Hälfte dessen, die man gibt von Sene de Mecha.« »Sene de Mecha« kommt auch an anderen Stellen vor. Vermutlich ist hier Sennes aus Mekka gemeint. Andere halten es aber auch für möglich, dass es sich dabei um *Cassia angustifolia VAHL* – auch Tinnevelly-Senna genannt – handeln könnte, das ebenfalls auf der arabischen Halbinsel wächst.

▲ *Der Erdrauch galt den arabischen Ärzten als wichtige Heilpflanze*

Durch die Übersetzung medizinischer Werke aus dem arabischen und persischen Kulturkreis, wie eben des »Canon medicinae«, wurde der Erdrauch auch in Europa mehr und mehr geschätzt. Die

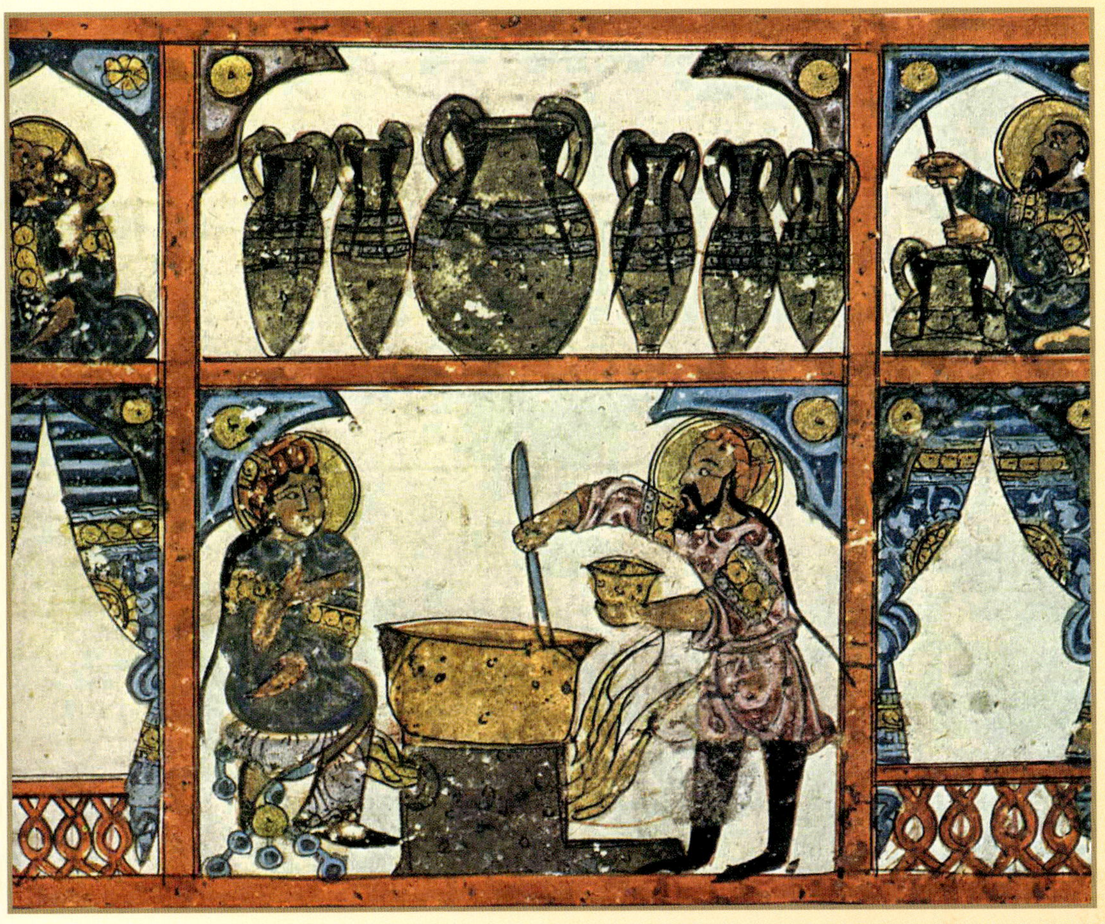

Klostermedizin nutzte ihn, ganz wie Avicenna das empfahl, zur Stärkung von Magen und Leber, als harntreibendes Mittel (Diuretikum) und bei Hautkrankheiten.

Nachdem die Heilpflanze in der Neuzeit mehr und mehr in Vergessenheit geriet, interessiert sich die moderne Forschung wieder für den Erdrauch. Heute wird *Fumaria officinalis* bei krampfartigen Beschwerden der Gallenblase und der Gallenwege sowie des Verdauungstraktes eingesetzt, was durchaus den alten Angaben entspricht. Auch der aus der arabischen und mittelalterlichen Medizin bekannte Einsatz von Erdrauch bei Hautproblemen (zum Beispiel Schuppenflechte) erscheint heute keineswegs abwegig, es fehlt aber noch an wirklich überzeugenden Studien für den Beleg dieser Wirkung.

▲ *Die Apotheke – eine Illustration der »Materia Medica« des Dioskurides in einer arabischen Handschrift aus dem 13. Jahrhundert*

Aufbruch nach Teheran

Nur wenige Wochen später sitzt Johannes Mayer im Flugzeug nach Teheran. Und mit ihm das Fernsehteam des ZDF, das ursprünglich eine Dokumentation über europäische Klosterheilkunde drehen wollte und dem Wissenschaftler nun an einen Schauplatz folgt, der sämtliche Zutaten für ein wunderbares Märchen aus 1001 Nacht enthält. Gut zwei Wochen soll die Reise dauern, Mayer hat jeden Tag präzise geplant, per E-Mail Kontakt mit einheimischen Wissenschaftlern aufgenommen und zahlreiche Verabredungen getroffen.

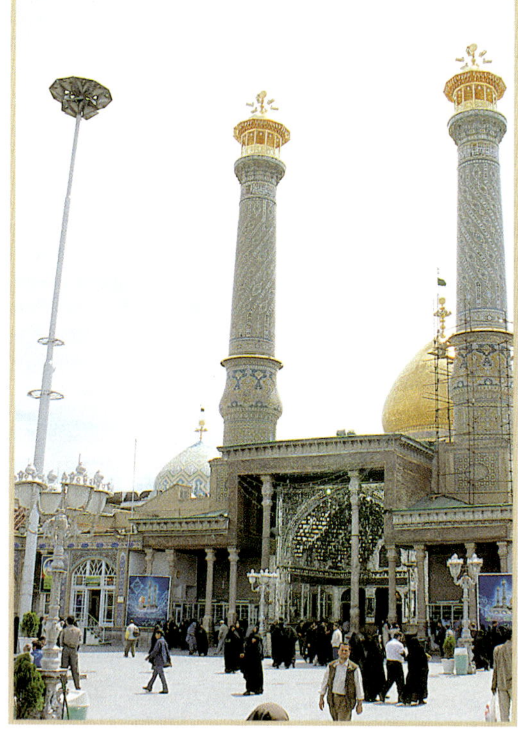

▲ *Religion und Alltag sind in Teheran eng miteinander verwoben: eine Moschee mitten auf dem Basargelände*

Seine Recherchen führen ihn gleich zu Beginn seiner Reise mitten hinein in Hitze und Hektik Teherans. Auf dem Basar will er den Kräuterhändler Mohammad Teghi Attarnadjad treffen, der ihm immer wieder als besonders angesehener Kräuterspezialist genannt worden war. Die Suche nach dem Heilkundigen erweist sich als gar nicht so einfach. Der Teheraner Basar gleicht einem faszinierenden Labyrinth. Einkaufszentren, Supermärkte oder Kaufhäuser wie in Europa sind im Iran unbekannt, die Teheraner sind es gewohnt, Lebensmittel und Gebrauchsgegenstände auf dem Basar einzukaufen – und für jeden Gegenstand einen spezialisierten Händler aufzusuchen. Gleich neben dem Stand des Seidenhändlers wetzt der Metzger seine Messer, der Süßwarenverkäufer muss mit dem durchdringenden Knoblauchduft leben, der vom benachbarten Kebabstand herüberwabert. Die Frauen stürmen in die Abschnitte mit den Haushaltsgeräten und den Stoffen, zum Träumen schlendern sie in den Goldbasar. Die Männer beherrschen die Szene in den ruhigeren Gegenden, in denen die Spezialisten für Nägel und Schrauben, für Leime und Lacke oder für Tee und Tabak angesiedelt sind.

Der Basar ist eine quirlige Stadt in der Stadt. Über ein Dutzend Moscheen befinden sich innerhalb des Basargeländes, dazu eine Kirche und eine Feuerwehrstation. Die engen Gassen sind fast durchgängig überdacht. Durch milchige Scheiben fällt ein gelbliches Licht auf die dahineilende Menschenmenge. Über das unebene Pflaster rumpeln grob gezimmerte Leiterwagen, immer wieder müssen wir zur Seite springen, um nicht vom schwer beladenen Karren irgendeines Zinnschmieds oder Messermachers überrollt zu werden.

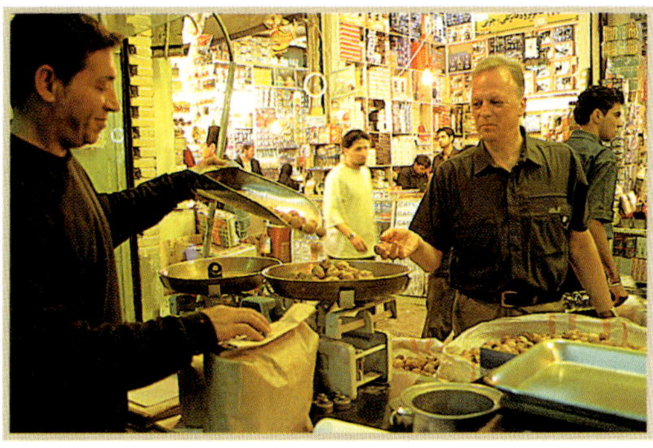

▲ *Gewürzhändler auf dem Basar – hunderte solcher Stände bieten eine verwirrende Vielfalt an orientalischen Kräutern*

Nicht viel anders muss es auf den Basaren des Mittelalters ausgesehen haben. Etwa ab dem 13. Jahrhundert begann Teherans Aufstieg zur Handelsstadt, Persien wurde zur Drehscheibe des Warenverkehrs im Nahen und Mittleren Osten. Von hier aus gelangten Ingwer, Kampfer und Galgant über die Seidenstraße nach Europa – und mit den Gewürzen und Heilmitteln das Wissen über ihre Anwendung, zusammengestellt von Avicenna und anderen Gelehrten. Bis heute haben Kräuterkundige eine herausragende Stellung im Iran.

Das Wissen des Kräuterhändlers

◆ ◆ ◆ ◆

Als wir den Laden Mohammad Teghi Attarnadjads endlich finden, wartet am Eingang eine Menschentraube auf den Rat des großen Meisters. Attarnadjad betastet gerade den Unterarm eines älteren Herrn, der mit trockener, juckender Haut zu ihm gekommen ist. Eine sekundenschnelle Untersuchung der Augen, ein Blick auf die Zunge des Mannes, schon weiß der Kräuterhändler, wie ihm zu helfen ist: Eine Paste mit den Inhaltsstoffen aus dem Kraut des Erdrauchs, eines kleinblättrigen Mohngewächses, wird die Schuppenflechte des Patienten lindern. Gleich darauf bittet eine junge Frau um Hilfe. Da es einem Moslem nicht erlaubt ist, eine Frau zu berühren, versucht Attarnadjad durch Fragen herauszufinden, wie er ihr helfen kann. Der Blick des Kräuterhändlers mit den freundlichen, braunen Augen scheint unter die Hautoberfläche zu gehen, jede Berührung überflüssig zu machen.

Attarnadjad ist stolze 84 Jahre alt. Mit den Jahrzehnten hat er einen Schatz an Erfahrung und Weisheit gesammelt, der wohl den manches ausgebildeten Arztes übertrifft. Der Respekt der Kunden für den bärtigen, manchmal etwas müde dreinblickenden Herrn ist spürbar. »Offensichtlich herrscht ein sehr großes Vertrauensverhältnis zwischen dem Kräuterhändler und den Menschen,

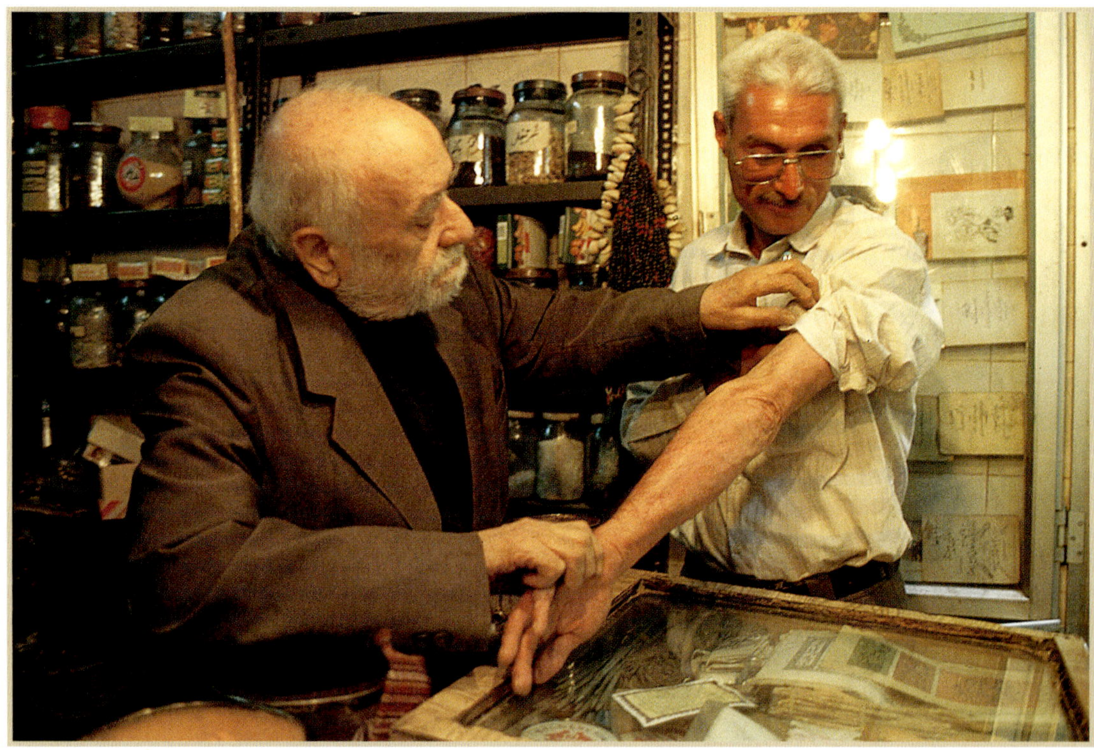

▲ *Der Kräuterhändler ist Kaufmann und heilkundiger Ratgeber zugleich*

die ihn aufsuchen«, meint Johannes Mayer. »Man lässt sich beraten, erhofft sich Heilung. Und es passiert ja auch offensichtlich etwas Positives, sonst würden die Leute nicht immer wieder zu ihm kommen.« Lebensweisheit und Erfahrung zählen viel in diesem Land der Jungen – siebzig Prozent der Iraner sind unter 35 Jahre alt.

In einem etwas ruhigeren Augenblick kommt Johannes Mayer mit dem Kräuterhändler ins Gespräch. Unser Kamera-Assistent

Resa Asarschahab, der im Iran geboren und aufgewachsen ist, übersetzt. Mayer, der sich einen Überblick über die Heilkräuter verschaffen will, die im heutigen Iran am gefragtesten sind, beobachtet fasziniert, welche Kostbarkeiten Attarnadjad aus den Tiefen des winzigen Ladens hervorzaubert. Auf vielleicht zehn Quadratmetern stapeln sich Schachteln, Blechbüchsen und Einmachgläser, gefüllt mit allerlei Pulvern, Blättern und Gewürzen. Eine Ordnung ist nicht erkennbar, der Meister scheint im Kopf zu haben, wo genau er sein grünes Hennapulver aufbewahrt und wo den gelben Schwefel. Auf dem Boden stapeln sich die Ausgangsstoffe für die Arzneimittelherstellung, fast alle sind pflanzlicher Herkunft: Wurzeln, Äste, Rinde, Blätter, Blüten und Früchte. Daraus fertigt er jene Extrakte, Pulver, Pillen und Tinkturen, die in den oberen Regalen stehen.

Beim Stöbern entdeckt Johannes Mayer sogar eine in Öl eingelegte Schlange, eine »Feuerschlange«, wie der Kräuterhändler sie nennt. Furcht einflößend wirkt das gelbliche Reptil, das dickwandige Glas hat den gleichen Effekt wie eine Lupe. Als Mayer es ins Licht hält, scheint es, als sei die Schlange noch am Leben. Das Schlangenöl sei gut gegen Kopfschmerzen, erläutert der Alte ungerührt. In jedem Krankenhaus Teherans könne man solche Arznei finden. Darüber hinaus sei die Schlange Grundlage für ein uraltes Rezept, den »Theriak«. Dr. Mayer ist verblüfft, dass »Theriak« noch heute verwendet wird. Im Altertum galt er als Allheilmittel mit einer besonderen Wirkung bei Vergiftungen: »Dahinter steckt eine ganz einfache Idee: Die Schlange kann das Gift, das sie in sich trägt, ohne Schmerzen aushalten. Also kann das Fleisch der Schlange dem Menschen ebenfalls helfen, wenn er einem Gift ausgesetzt wird. Könige etwa, die Angst vor Vergiftung haben mussten, versuchten sich mit ›Theriak‹ zu schützen.«

Auch eine Reihe lateinisch beschrifteter Apothekergläser findet sich zwischen all den Schachteln und Fläschchen, von denen eines sogar *Gentiae*, also Enzian, enthält. Ein Import aus Mayers bayerischer Heimat? »Enzian? Natürlich kennen wir den hier«, meint der Kräuterhändler. »Er wirkt verdauungsstärkend.« Der Deutsche Wissenschaftler nickt zustimmend. Dann wird die Pflanze hier also zum gleichen Zweck verwendet wie zu Hause.

Nach einer Stunde des Fachsimpelns verabschiedet sich der Deutsche höflich von Mohammad Teghi Attarnadjad, den seine Visitenkarte als »Hadschi« ausweist. Der Kräuterheilige ist also schon mindestens einmal nach Mekka gepilgert und wird damit über seine Heilkunst hinaus auch für seine Frömmigkeit geachtet. Nichtsdestotrotz überreicht er Mayer zum Abschied augenzwinkernd ein pikantes Geschenk: eine Mischung aus verschiedenen getrockneten Kräutern, eingewickelt in Zeitungspapier. Seine Mixtur würze das Liebesleben auch der reiferen Jugend, behauptet er stolz. Der Deutsche Forscher nimmt das Präsent mit gespieltem Ernst entgegen. »So ein Liebesmittel könnte durchaus eine Wirkung haben«, erzählt er uns später. »Es handelt sich um eine Mischung von sehr starken Kräutern und Gewürzen, die eine leichte Erhöhung des Blutdrucks bewirken und insgesamt einfach ein angenehmes Gefühl erzeugen.«

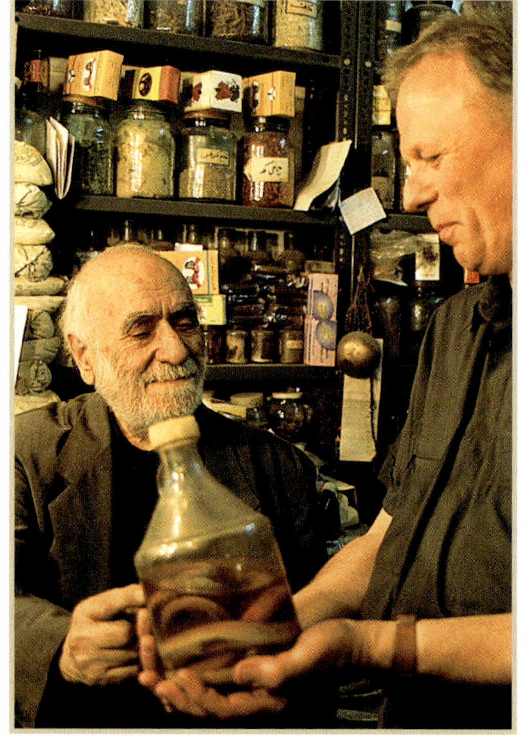

▲ *Das Fleisch dieser eingelegten Giftschlange soll gegen Vergiftungen helfen. Wissen oder Aberglaube?*

Dass Heilkräuter im Iran besonders gern zur Steigerung von Liebeslust und Fruchtbarkeit verwendet werden, hatte er schon bei der Reisevorbereitung gelesen. Bereits vor Jahrhunderten waren in den heißen Ländern des Orients die Erkrankungsgefahr höher und die Lebenserwartung geringer als etwa in Europa. Es ist daher verständlich, dass die Religionsgründer alles guthießen, was zur Sicherung der Bevölkerungszahl beitrug. Fruchtbarkeit wurde zum Ideal erhoben, uneingeschränkte Polygamie entwickelte sich zur gesellschaftlichen und religiösen Norm. Das Ansehen eines Mannes hing von der Zahl seiner Frauen – und seiner Kinder – ab. Die islamische Sexualmoral etwa zu Lebzeiten Avicennas war aus heutiger Sicht also erstaunlich liberal. Auch der große Arztphilosoph selbst soll ein ausgesprochener Frauenheld gewesen sein – und hat es doch sein Leben lang vermieden zu heiraten.

Die iranischen Kollegen

♦ ♦ ♦ ♦

Am nächsten Tag hat Dr. Johannes Mayer seinen ersten festen Termin. Vor der Malek-Bibliothek unweit des Basars hat er sich mit Professor Fariborz Moattar verabredet. Vom Hotel ist der Treffpunkt nur einen kurzen Fußmarsch entfernt. Doch der vermeintliche Spaziergang entwickelt sich zu einem unerwarteten Abenteuer – dem Abenteuer, in Teheran die Straße zu überqueren! Selbst hartgesottenen Städtern bereitet der Teheraner Verkehr einen Schock. Die Stadt ist ohne jegliche Baukonzepte immer weiter gewachsen, die Kreuzungen sind verstopft mit hupenden Fahrzeugen. Die Hälfte aller iranischen Autos ist in Teheran registriert – und uns scheint es, als seien alle gleichzeitig und ohne die Einhaltung von Regeln auf den Straßen unterwegs. Auto- und Motorradfahrer, denen Einbahnstraßen unbekannt zu sein scheinen, Busse, deren Spur gegen den normalen Verkehrsfluss verläuft ... Auch wenn es zunächst ein Furcht erregender Gedanke ist: Es hilft nichts, man muss die Straße in der gleichen Weise überqueren wie die Teheraner selbst, will man nicht noch am nächsten Tag an gleicher Stelle stehen. Doch das ist leichter gesagt als getan. Schließlich warten wir, bis sich eine größere Gruppe von Menschen zum Überqueren der Straße angesammelt hat – gemeinsam ist man sicherer, oder meint das zumindest.

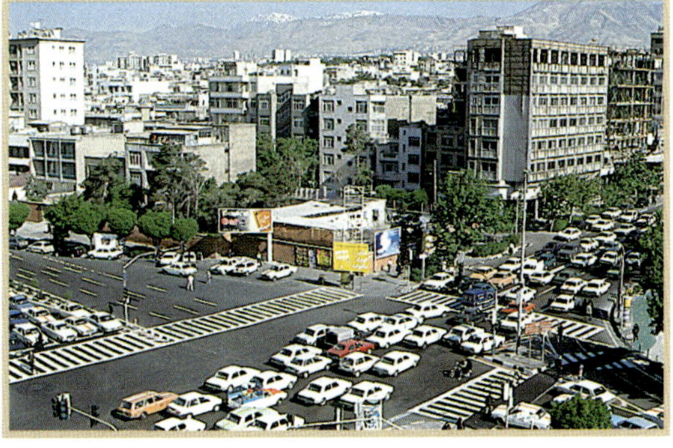

▲ *Mit seinen rund 15 Millionen Einwohnern ist Teheran eine pulsierende Metropole – mit viel zu vielen Autos*

Professor Moattars Freude, den deutschen Gelehrten endlich kennen zu lernen, ist nicht zu übersehen. Über zehn Jahre seines Lebens hat der iranische Pharmakologe in Deutschland zugebracht, zunächst als Student, später als Doktorand und Wissenschaftler in Marburg. Karriere machte er jedoch in seiner Heimat, wo er als einer der führenden Experten für Pflanzenheilkunde anerkannt ist. Seinen Lehrstuhl hat Moattar in Isfahan, etwa 400 Kilometer südlich von Teheran. Doch um seinem deutschen Kollegen die Schätze der persischen Bibliotheken vorzuführen, ist er eigens in die Hauptstadt gereist. Der Wissenschaftler strotzt vor Energie, möchte sein ganzes Wissen am besten in den nächsten zwei Minuten heraussprudeln. Zunächst geraten ihm die Worte der lange nicht mehr benutzten Sprache noch ein wenig durcheinander, halb verärgert, halb lachend korrigiert er sich immer wieder kopfschüttelnd. Doch schon nach kurzer Zeit gelingen ihm die ersten Scherze und Anekdoten, und die Gäste aus Deutschland sind schnell begeistert vom Charme und der Lebendigkeit des zierlichen Forschers. »So, jetzt aber an die Arbeit«, beendet er nach einer Weile energisch seinen

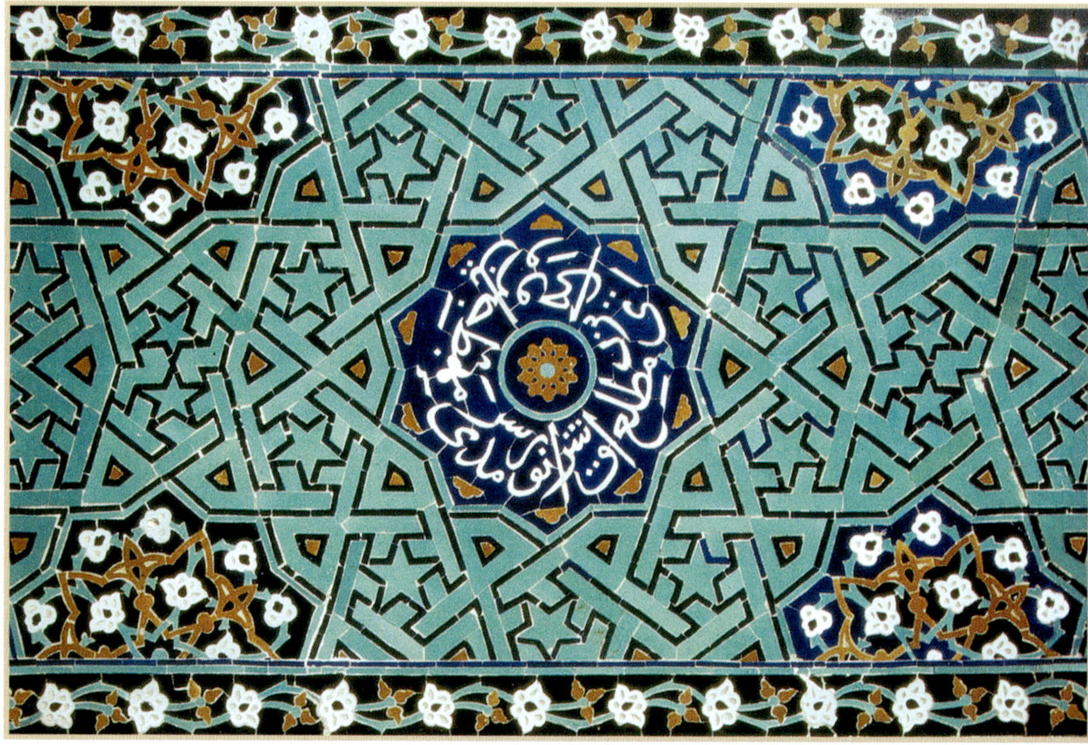

▲ *Blumenranken schmücken die Fliesendekors vieler Bauten im Iran. Pflanzen gelten hier als etwas Heiliges*

Redefluss. »In der Malek- und der nahe gelegenen Madjles-Bibliothek finden Sie die Perlen des persischen Heilwissens!«

Das Hauptgebäude der Malek-Bibliothek wirkt wie eine Moschee. In der Morgensonne glänzen die vielfarbigen Kacheln, die das Haupttor umrahmen. Im Innern führt eine Treppe aus dunklem Marmor hinauf in die beiden Lesesäle: einer für Frauen, einer für Männer. Der Katalog indessen, das Verzeichnis der vorhandenen

Bücher, befindet sich pikanterweise im Frauenlesesaal, an dem also auch für die Männer auf Dauer kein Weg vorbeiführt. Bisher, so erzählt uns eine Bibliothekarin mit unschuldigem Blick, hat sich noch keiner über diesen Zustand beschwert.

Moattar und Mayer suchen sich denn auch ohne weitere Umschweife einen Arbeitsplatz neben dem Katalog. Die Gelehrten haben eine Liste großer medizintheoretischer Autoren des mittelalterlichen Persien mitgebracht und hoffen nun, eine möglichst große Zahl von Werken im Original einsehen zu können. Schon nach wenigen Minuten eilt der Bibliothekar Professor Haeri, ein guter Bekannter und einstiger Mentor Moattars, aus seinem Studierzimmer. Mit seinem weißen Vollbart und den flinken, kleinen Augen sieht Haeri genau so aus, wie wir uns einen Bibliothekar an diesem ehrwürdigen Ort vorgestellt hatten.

Umso erstaunter sind wir, als Haeri erzählt, dass er 76 Jahre alt und schon längst nicht mehr zum Arbeiten verpflichtet ist. Das Schicksal seiner Bibliothek, die er in vielen Jahrzehnten mit aufgebaut hat, liegt ihm gleichwohl so am Herzen, dass er noch immer morgens als Erster an seinem Schreibtisch sitzt und abends als Letzter das Haus verlässt. »Ehrlich gesagt, die Arbeit mit den Handschriften ist es, die mich jung hält«, erklärt er uns. »Besonders, wenn ich in unserem Riesenbestand ein unbekanntes Buch finde und dieses mehrere Tage und Nächte studieren muss, bis ich schließlich den Verfasser ermittelt habe – solche Erfolgserlebnisse sind es, die mir auf meine alten Tage am meisten Freude bereiten.« Dass Haeri zugegen ist, erweist sich für das Forscherpaar als großer Glücksfall. Denn schon nach wenigen Minuten liegen die ersten Originale der Altmeister aus der Blütezeit der persischen Medizin auf dem Tisch: gut erhaltene Handschriften von Rhazes, Avicenna und dessen im Orient hoch geschätztem Schüler Gorgani, der im 11. Jahrhundert die erste, zehnbändige Enzyklopädie der Medizin verfasste. Fast alle Werke wurden auf Arabisch verfasst, damals die Sprache der Wissenschaft im orientalischen Raum, ähnlich dem Lateinischen im Europa des ersten Jahrtausends.

Das für Johannes Mayer spannendste Buch liegt auf dem Stapel gleich ganz oben: ein Originalmanuskript von Avicennas »Canon der Medizin« aus dem 13. Jahrhundert – ähnlich dick und schwer wie die lateinische Ausgabe in Kloster Admont, doch für unsere Augen wegen der pittoresken arabischen Schriftzeichen noch um ein Vielfaches geheimnisvoller.

Avicenna im Original

♦ ♦ ♦ ♦

Dass ein so wertvolles Werk offenbar ungesichert im Regal steht, ist erstaunlich – kein Vergleich mit dem Hochsicherheitstrakt in der Steiermark. Schon vor Erfindung der Druckkunst waren wegen der langen Abschreibdauer und der damit verbundenen Kosten nur wenige Auserwählte im Besitz eines vollständigen Canons. Heute, so schätzt Mayer, dürfte allenfalls noch eine Hand voll dieser Manuskripte existieren – ihr Wert ist ins Unermessliche gestiegen.

Beim Quellenstudium in Admont hatte sich der Deutsche zahlreiche Textstellen notiert, die in der lateinischen Übertragung unverständlich oder durchmischt mit unübersetzten arabischen Originalausdrücken sind. Gemeinsam beugen sich die drei Gelehrten nun über den Quellentext – und stoßen binnen Minuten auf die ersten Ungereimtheiten: Manche Pflanzen und ihre Wirkungen werden im arabischen Original viel ausführlicher dargestellt, Avicenna beschreibt zahlreiche Anwendungsgebiete, die in Europa nicht bekannt wurden. Für Professor Haeri nicht weiter verwunderlich. Denn natürlich, so erläutert er, beherrschten die Übersetzer die arabische Sprache, doch mit den medizinischen Fachbegriffen, die Avicenna häufig gebraucht, waren sie in den wenigsten Fällen vertraut: »Es gibt drei Möglichkeiten, wie die Übersetzer in solchen Fällen verfahren sind: Manchmal haben sie versucht, die fragliche Textstelle durch eigene Interpretation zu übersetzen. Dann wieder haben sie in einer Art Lautschrift einfach das arabische Wort in den lateinischen Text eingefügt – etwa bei Pflanzennamen, die sie nicht kannten. Und die dritte Möglichkeit ist zugleich die simpelste – sie haben unerklärliche Textstellen einfach weggelassen.«

▸ Avicenna vor einer Apotheke, dargestellt in einer hebräischen Handschrift des 14. Jahrhunderts

Schon ein erster, oberflächlicher Vergleich zeigt, wie häufig von dieser fragwürdigen Methode Gebrauch gemacht wurde. Gleich dutzende von Pflanzenkapiteln sind im Arabischen weitaus

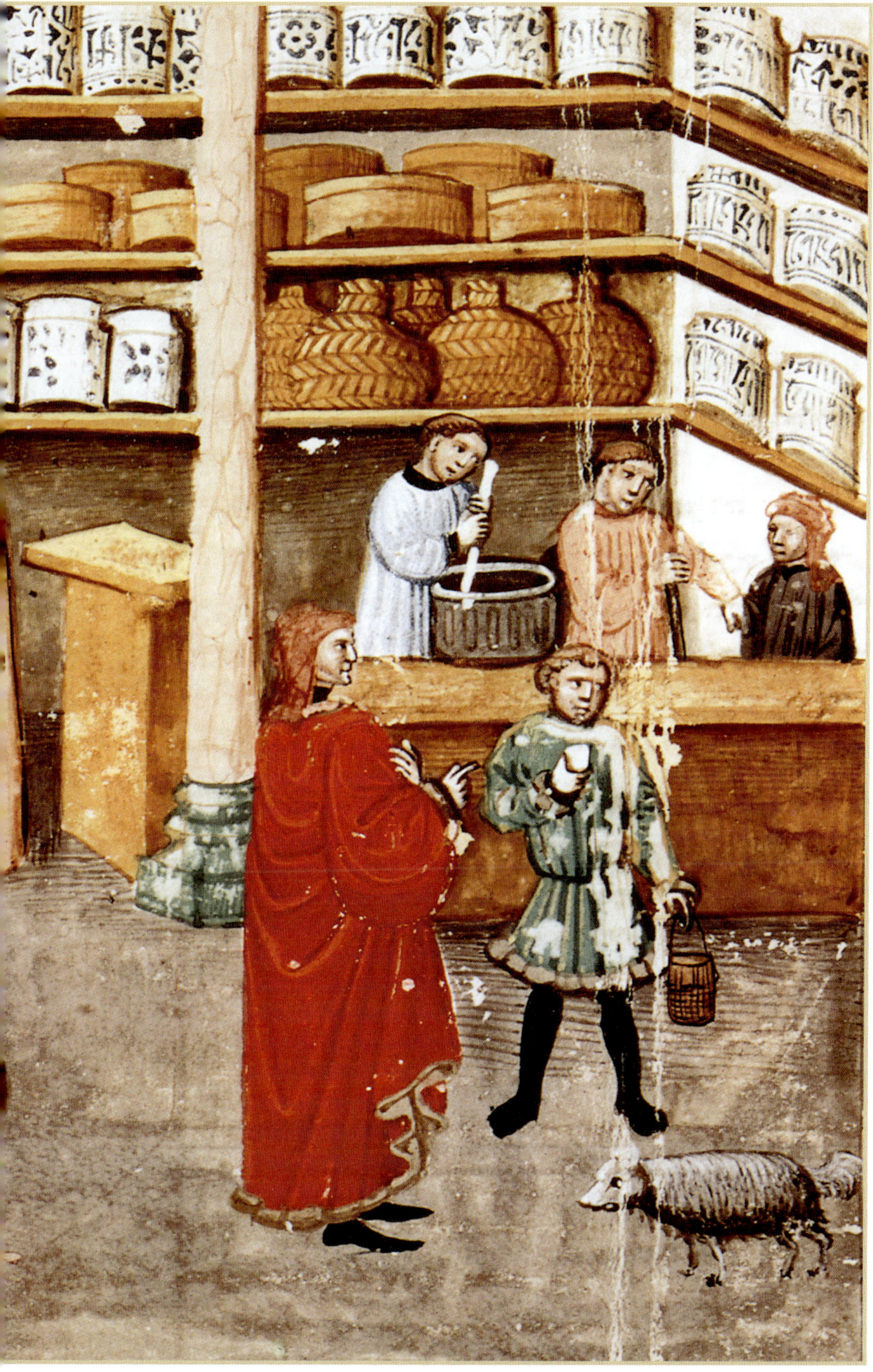

länger. »Eigentlich müsste der lateinische Avicenna neu geschrieben werden«, meint Johannes Mayer. »Zumindest aber taugt er nicht als Grundlage für eine Übersetzung ins Deutsche. Da geht zu viel verloren.« Viele Jahrhunderte lang kursierte also an den Universitäten Europas nur ein »halber« Avicenna. Das hoch gelobte Standardwerk – um wie vieles lehrreicher wäre es gewesen, wenn zahlreiche Rezepte für Arzneien nicht auf dem Wege der Übersetzung unter den Tisch gefallen wären. Doch immerhin ist Mayer mit

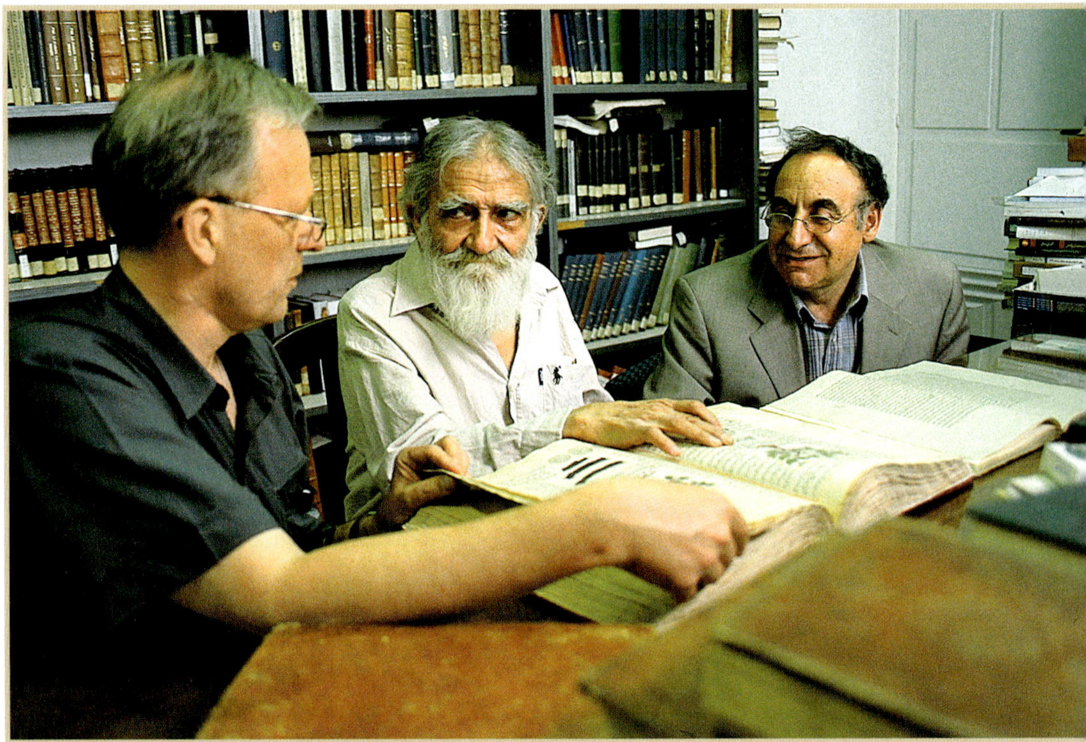

▲ *Der pensionierte Professor Haeri (Mitte) kehrt täglich an seinen ehemaligen Arbeitsplatz zurück*

seinen Recherchen vor Ort auf dem richtigen Weg. Denn eines der Rätsel, denen er in Admont begegnet war, lässt sich durch Befragung seiner Kollegen gleich am ersten Tag lösen: Der Erdrauch solle gegen Hautausschlag in halber Menge dessen gegeben werden, was bei »Sene de Mecha« üblich sei, hatte es in der lateinischen Abschrift geheißen. Damit könne nur eines gemeint sein, verraten ihm die beiden Iraner schmunzelnd: Sennes aus Mekka! Die Sennespflanze werde seit über 1000 Jahren in der Klosterheilkunde geschätzt und wegen ihres Anthranoidgehalts vor allem gegen Verdauungsbeschwerden eingesetzt. »Ziemlich einfach und banal«, bekennt der Deutsche Wissenschaftler kopfschüttelnd, »wie so vieles – wenn man nur die Lösung kennt!«

Vertieft in ihre Studien, haben die Gelehrten gar nicht bemerkt, dass ganze Scharen von Bibliotheksangestellten angespannt die Arbeit des Fernsehteams beobachten. Die Bibliothekare sind nervös, sie sind die Hüter jahrhundertealter Schätze. Unaussprechlich die Vorstellung, dass das Filmteam bei seiner Arbeit die wertvollen Handschriften beschädigt, womöglich ein Regal umstößt oder gar mit seinen starken Lampen einen Brand auslöst. Zwar sind schon vor Wochen die Genehmigungen für die Dreharbeiten eingeholt worden, doch nun, da die Fernsehleute wirklich da sind, stehen den Verantwortlichen die Sorgen ins Gesicht geschrieben. Drohen den Büchern nicht schon genügend Gefahren? Welcher Besucher macht sich schon Gedanken über die natürlichen Feinde einer Bibliothek – Termiten und Mäuse, Hitze und Licht? Wer ahnt schon, welche Mühe es bereitet, die Bücher unter ständiger Kontrolle und in heilem Zustand zu halten?

Nur der Herr der Bücher, Professor Haeri, lässt sich nicht aus der Ruhe bringen: »Diese Bücher müssen doch gelesen werden! Es ist eine Schande, dass kaum noch ein Wissenschaftler in die alten Quellen hineinschaut. Es gibt nichts Spannenderes, nichts Lehrreicheres als die Gedanken der großen Geister aus alter Zeit! Schauen Sie zum Beispiel das hier an.« Behutsam öffnet der Professor ein vergilbtes, schmuckloses Lederbändchen. In diesem Buch aus dem 10. Jahrhundert mit dem Namen »Kholasatol Tajareb«, so erzählt er uns, werde eine Operation an einem Mann mit starkem Haarausfall geschildert. »Der Arzt versetzte den Patienten in Narkose, entfernte dessen Kopfhaut und ersetzte sie durch die Haut eines Hundes. Medikamente führten schließlich zum Vernarben der Operationswunden und ließen sogar die Haare wieder sprießen!«

Triumphierend blickt er in die Runde: »Ist das nicht sensationell? Narkose im 10. Jahrhundert! Dazu eine Haut-Transplantation – und das offenbar noch mit Erfolg.« Fariborz Moattar, der für seinen deutschen Kollegen übersetzt hat, steuert einen überraschenden Gedanken bei: »Sehen Sie, wie fortschrittlich man damals bereits gedacht hat? Nach den strengen Regeln des orthodoxen Islam darf der Einzelne gegen Krankheiten eigentlich gar nichts tun, sind sie doch von Allah gewollt. Erst Rhazali wagte es, auszusprechen, dass Gott doch auch die Pflanzen mit ihren heilenden Kräften geschaffen habe – und zwar, um den Menschen zu helfen!« Auf diesen rhetorischen Kunstgriff gründete sich also die fortschrittlichste Anatomie, Chirurgie und Pflanzenheilkunde des Mittelalters.

Anatomische Studien

In der Universität von Teheran, nur wenige Minuten entfernt, erfahren wir noch am gleichen Tag, wie weit das Verständnis der persischen Medizin für die Funktionsweise des menschlichen Körpers bereits gediehen war, als in Europa noch gefährliche Quacksalber und Pillendreher ihr Unwesen trieben. Im Untergeschoss der Zentralbibliothek finden wir die Werkstatt der zumeist weiblichen Restauratoren. In wochenlanger Arbeit fügen sie die vergilbten, halb zerfallenen Fragmente uralter Schriften wieder zu lesbaren Werken zusammen, reinigen die Oberfläche des von Staub, Licht und Säure angegriffenen Pergaments und frischen kaum mehr erkennbare Schriftzeichen und Illustrationen wieder auf.

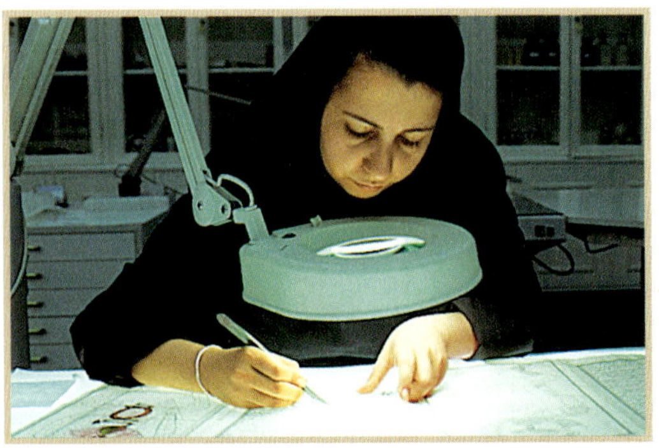

▲ *Eine Kunst für sich: Die sorgfältige Restauration mittelalterlicher Anatomie-Zeichnungen*

Im Schein einer Speziallampe betrachten wir die bemerkenswerten anatomischen Zeichnungen eines unbekannten antiken Mediziners: Lage und Funktion der inneren Organe werden präzise geschildert, auf einem Bild ist sogar eine Gebärmutter samt dem darin kauernden Fötus zu sehen. Auf einem anderen Blatt hielt der namenlose Medicus Blut- und Nervenbahnen bis in ihre feinsten Verästelungen fest. Eine dritte Zeichnung schließlich veranschaulicht das Skelettsystem und benennt sämtliche Knochen im Körper. Wie der Illustrator an diese Informationen gelangt ist, lässt sich nur vermuten. Da die Sektion einer

Leiche in jenen Zeiten als gotteslästerlich galt, muss der Arzt also heimlich ans Werk gegangen sein, getrieben von einer gewaltigen wissenschaftlichen Neugier, die ihn die Angst vor weltlicher oder göttlicher Strafe überwinden ließ.

Während wir diese faszinierenden Zeugnisse menschlichen Forschergeists filmen, beherrscht uns ein Gedanke: Unter welchen Opfern und Entbehrungen wurde damals um Einsichten und Erkenntnisse gerungen, die uns heute selbstverständlich sind! Und wie viele Menschen mögen damals mit falsch dosierten pflanzlichen Medikamenten behandelt worden sein, bis das richtige Rezept, die richtige Dosierung endlich feststand und von Ärzten für zukünftige Behandlungen niedergeschrieben wurde? Johannes Mayer erzählt uns in diesem Zusammenhang von einer mittelalterlichen Urkunde, aus der hervorgeht, dass Karl der Große offenbar mit einem Extrakt aus Herbstzeitlose gegen Hautkrebs behandelt wurde. Tatsächlich berichtet auch Avicenna über dieses Mittel: »Vulneracit ulcera« – es tötet Geschwüre ab. Doch er erwähnt auch die Giftigkeit der Herbstzeitlose, die »dem Magen fürchterlich schadet«. Zu hoch dosiert, kann die Pflanze sehr rasch zum Tod führen. Die Dosierung war ein Glücksspiel, das Risiko, Kaiser Karl umzubringen, muss dem behandelnden Arzt bewusst gewesen sein. Welcher Medicus nahm sehenden Auges ein solches Wagnis auf sich? Oder war die Kunst der präzisen Dosierung pflanzlicher Arzneien damals womöglich viel weiter entwickelt, als wir es uns heute vorstellen können?

▾ *Die Herbstzeitlose: Heilpflanze oder tödliches Gift – je nach Dosierung*

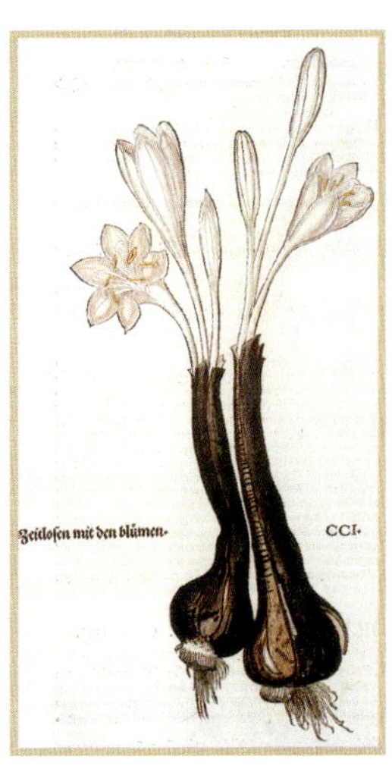

Das Geheimnis des Weidentals

◆ ◆ ◆ ◆

Am nächsten Tag verlassen wir Teheran. Die Großstadt, ein Moloch mit geschätzten 15 Millionen Einwohnern, sie alle gepeinigt von Dreck, Lärm und Gestank, bringt uns bei unseren Dreharbeiten nicht mehr weiter. Wir wollen endlich die Heilpflanzen sehen, von denen Professor Moattar schon seit Tagen schwärmt. Der Wissenschaftler möchte seinem deutschen Kollegen Isfahan zeigen, seine Heimatstadt und zugleich das Tor zu den abgelegenen ländlichen Regionen mit ihrem bestechenden Reichtum an Arzneipflanzen.

Die Route nach Isfahan führt durch eine öde Halbwüste, nur gelegentlich durchbricht ein spärlich bewachsener Hügel das eintönige Bild. Nach dreistündiger Fahrt biegt unser Bus auf eine schmale Schotterpiste ab und nimmt Kurs auf einen Gebirgszug, der sich blass in der Ferne abzeichnet. Nach wenigen Kilometern durchqueren wir ein Dorf. Ärmlich wirken die aus Wackersteinen und ausgebleichten Holzplanken zusammengezimmerten Hütten. Ein paar Kühe trotten über die Straße, scheu blicken uns einige Frauen hinterher, tief vermummt in ihren schwarzen Tschadors. Nur wenige Kilometer abseits der viel befahrenen Straße zwischen Teheran und Isfahan tauchen wir unvermittelt in eine tief ländliche Atmosphäre ein. Die Piste windet sich in Serpentinen eine mit dürren Gräsern bewachsene Bergflanke empor. Wir sind auf dem Weg ins »Weidental«, erklärt uns Professor Moattar. Nur ein kleiner Umweg auf unserer Fahrt nach Isfahan, der sich aber lohne. Diesen Ort, den er persönlich für die Wissenschaft entdeckt habe, empfehle er auch seinen Studenten, die ein Examensthema in Botanik oder Pharmazie suchen: »Die Vielfalt an Heilkräutern, die man dort findet, bietet genug Stoff für dutzende von Doktorarbeiten!«

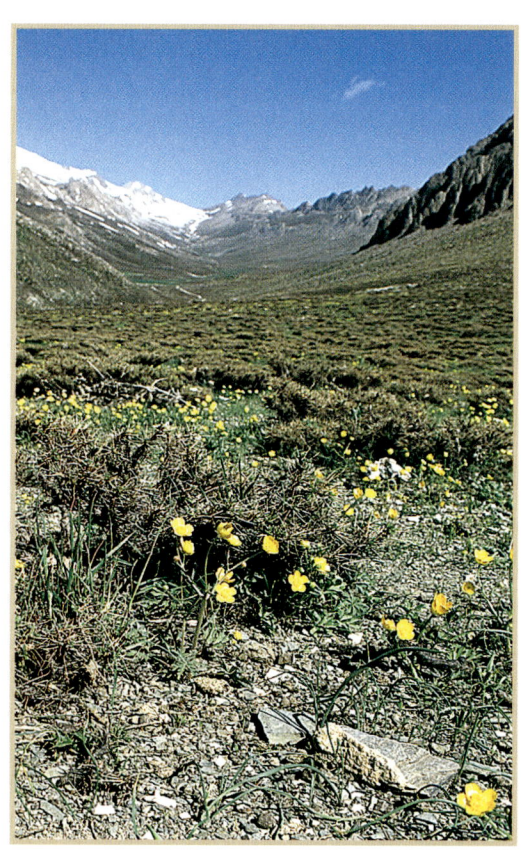

▲ *Schatzkammer »Weidental«: Rund 10 000 Pflanzenarten sind im Iran zu Hause*

Wenig später klettern Moattar, Anfang sechzig, und Mayer, Anfang fünfzig, voller Enthusiasmus die steilen Hänge hinauf, während wir unter der Last unserer Ausrüstung schwitzen. Stativ, Tonausrüstung, ein praller Rucksack mit Filtern und Reserveakkus sowie natürlich die Filmkamera bilden die Minimalausstattung – jeder von uns hat sein Päckchen geschultert, keines davon wiegt unter zwanzig Kilogramm. Doch die Anstrengung macht sich bezahlt. Von den Gipfeln dieses Mittelgebirges, in dessen sonnenabgewandten Flanken sich ganzjährig

Schnee hält, bietet sich uns nach einer Stunde mühsamen Aufstiegs ein wirklich prachtvolles Panorama.

Erste Funde

Die beiden Wissenschaftler indessen haben kaum einen Blick für die Landschaft übrig – sie starren konzentriert auf den Boden. »Da! Ich dachte mir doch, dass es den hier gibt!« Mit triumphierendem Lächeln beginnt Johannes Mayer mit seinem Klappmesser ein unscheinbares Gewächs mit dicken Stängeln und fächerförmigem Blattwerk auszugraben: *Asa Foetida,* der legendäre Stink-Asant, in Deutschland auch bekannt als »Teufelsdreck«. Noch vor wenigen Wochen hatte uns Mayer in Admont die Textstelle bei Avicenna gezeigt, in der es heißt, der Teufelsdreck helfe gegen Erkrankungen der Atemwege und der Brust. Doch der Wissensstand über diese bemerkenswerte Pflanze ist in Europa gering. Sie wächst nur im Iran und einigen angrenzenden Ländern.

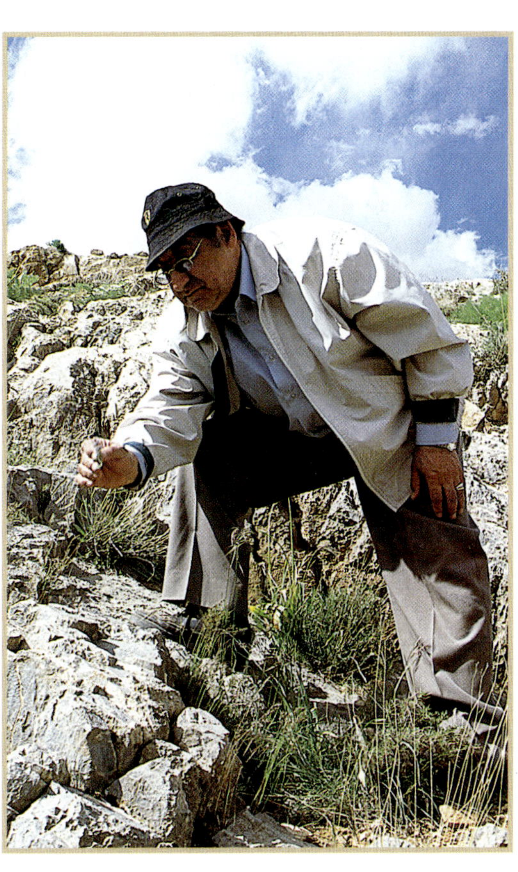

▲ *Professor Moattar entdeckt persischen Lavendel. Laut Avicenna wirkt er beruhigend auf Magen und Darm*

Professor Moattar zeigt uns, wie die Wirkstoffe des Stink-Asants in ihrer reinsten Form gewonnen werden. Knapp oberhalb der Wurzel schneidet er den Strunk der Länge nach durch. Nach wenigen Sekunden bilden sich an den Schnittflächen winzige Tröpfchen eines milchig-weißen Harzes. Die klebrig-zähe Flüssigkeit verhärtet sich rasch an der frischen Luft. Uns ist nach dieser »Vorführung« auch klar, wie der Stink-Asant zu seinem Namen gekommen ist: Das Harz enthält Schwefelverbindungen, die sogar in freier Natur einen üblen Geruch entfalten, der in der Tat etwas Teuflisches hat. Johannes Mayer gräbt einige der Pflanzen aus, um sie nach seiner Rückkehr nach Deutschland im Labor testen zu lassen. Er ist ganz in seinem

Element – im Heimatland des historischen Avicenna, angeleitet von einem profunden Kenner der persischen Flora und umgeben von exakt jenen Heilkräutern, die der Fürst der Ärzte in seinem Buch beschreibt. Die Wissenschaftler entdecken nun seltene oder viel versprechende Heilpflanzen in so rascher Folge, dass wir mit unseren Filmarbeiten kaum Schritt halten können: Auf einem zugigen Gebirgskamm wachsen prächtige Bittermandelbäume, übersät mit rosafarbenen Blüten. Avicenna erwähnt die Wirkung dieser Pflanze gegen Hautkrankheiten und verschiedene Erkrankungen der inneren Organe. Wie ein zarter, graublauer Flaum zittert ein

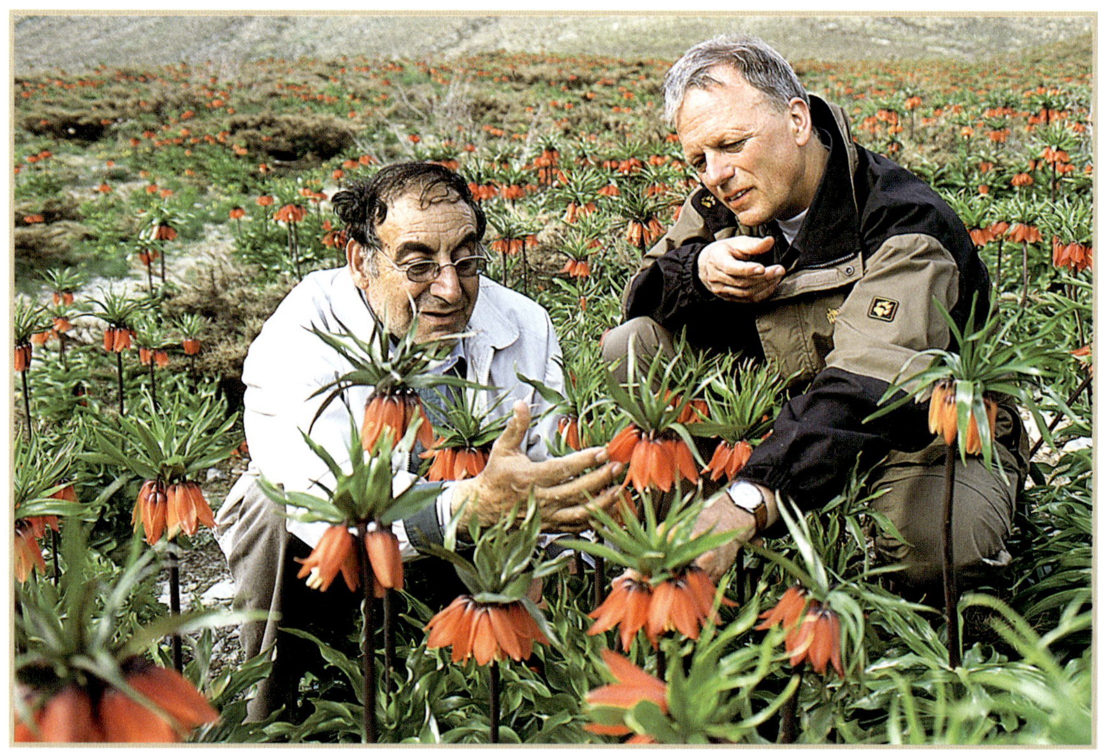

▲ *Die Zwiebeln dieser persischen Tulpen werden in der iranischen Volksheilkunde zu einem Brei gekocht, der die Wundheilung beschleunigen soll*

Teppich aus persischem Lavendel im Wind. Auch hiervon wandert eine Probe in unser Gepäck. Er wirke, heißt es in den alten Schriften, beruhigend auf Magen und Darm. *Daphne*, eine fast mannshohe hochgiftige Strauchpflanze, die dem Lorbeer sehr ähnelt und wie dieser einen kräftigen Duft verströmt, führt Avicenna als Beruhigungsmittel auf. Eine Art Psychopharmakon des Mittelalters, das offenbar bei geistig verwirrten, unkontrolliert um sich schlagenden Patienten angewandt wurde. Avicenna preist es mit der Bemerkung, auf diese Weise könne man diesen armen Menschen die Fesselung ersparen. Eine ganze Zeit lang wurde die *Daphne* nicht medizinisch genutzt, berichtet Professor Moattar. Aber vor kurzem hat man im Iran unter Berufung auf die alten Schriften wieder mit der Erforschung dieser Pflanze begonnen, es laufen Tierversuche mit bemerkenswerten Erfolgen. »Vielleicht haben wir in einigen Jahren tatsächlich ein wirksames, aber pflanzliches und somit gut verträgliches Psychopharmakon an der Hand«, spekuliert Moattar. »Und das dank einer kleinen Notiz Avicennas vor ziemlich genau eintausend Jahren.«

Im späten Mittelalter waren viele dieser heute in Europa fast vergessenen Pflanzen regelrecht en vogue: »Schuld daran ist nicht zuletzt Avicenna, der ja auch in Deutschland neue Maßstäbe bei der Ausbildung der Mediziner gesetzt hat. Und natürlich hat man damals versucht, genau diese Arzneien, die in seinen Werken beschrieben werden, auch zu bekommen«, erläutert Mayer. Kamelkarawanen brachten einst das grüne Gold auf den großen Handelsstraßen bis nach Syrien, von dort ging es auf dem Seeweg nach Venedig und weiter hinein ins Herz Europas. Es gab sogar spezielle Eilboten, die Arzneimittel binnen weniger Tage vom Mittelmeer bis nach Nürnberg transportierten, von wo aus die weitere Verteilung innerhalb Deutschlands organisiert wurde. Wenn die getrockneten Heilkräuter – ohne den Einsatz der Eilboten – schließlich in den Apotheken der großen Städte und bei den Leibärzten der Herrschenden eintrafen, hatten sie eine monatelange Reise hinter sich und wurden sprichwörtlich mit Gold aufgewogen. Kein Wunder, dass sich in dieser Epoche auch das Berufsbild des Apothekers herausbildete. Denn zweifellos versuchte so mancher Händler, seinen Abnehmern wertlose Kräuter zum Preis des heiß begehrten grünen Goldes anzudrehen. Spezialisten waren gefragt, die solche Fälschungen erkennen konnten. Auch in den Arzneibüchern des Mittelalters nimmt dieses Problem einen beträchtlichen Raum ein – sie bestehen oft zur Hälfte aus Ratschlägen zu diesem Thema.

Backwarenabteilung oder Apotheke?

Dr. Johannes Gottfried Mayer
Institut für Geschichte der Medizin in Würzburg

Der Mandelbaum stammt ursprünglich aus Nordafrika, Vorderasien und China, gedeiht aber auch in Deutschland. Es handelt sich, wie der botanische Name *Prunus dulcis (Mill.) D.A. Webb* zeigt, um einen Verwandten von Kirsche und Pflaume. Bereits in den historischen Texten wird zwischen den süßen Mandeln und den Bittermandeln unterschieden. Die süßen Mandeln wurden aber wahrscheinlich erst in der Kultur entwickelt, der Baum lieferte ursprünglich nur bittere Samen. Während sich die Bäume äußerlich nicht voneinander unterscheiden, sind Bittermandeln etwas kleiner als die süßen, die vorwiegend als Nahrungsmittel angebaut wurden. Die Bittermandeln dagegen waren ein wichtiges Arzneimittel, das belegt einmal mehr der »Canon medicinae« des Avicenna.

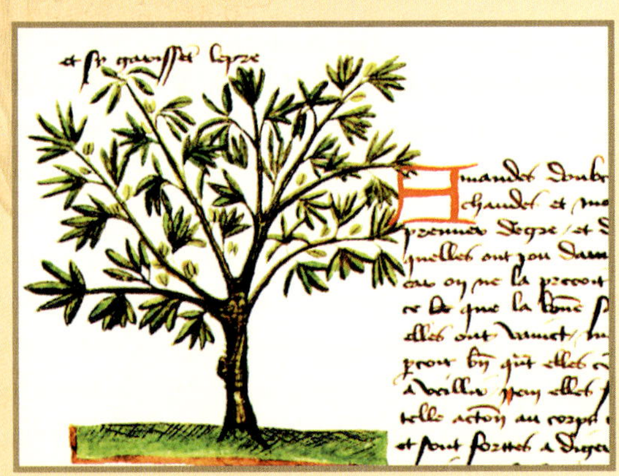

▲ *Der Bittermandelbaum, abgebildet in einer altfranzösischen Handschrift zur Kräuterheilkunde*

Die Bittermandel wurde, den Aufzeichnungen des großen Medicus zufolge (Buch II, Kapitel 58), auch äußerlich angewandt, etwa bei eitrigen Pusteln, bei Wunden und bei Geschwüren, aber auch zu kosmetischen Zwecken. Mandelöl spielt in der Kosmetik noch heute eine Rolle. Das Öl empfiehlt Avicenna aber auch bei Nierenerkrankungen und gegen den Stein, bei Kopfschmerz und zur Stärkung der Sehkraft. Zu den Atemwegen heißt es: Bittermandeln mit Weizenmehl sind gut bei Blutspeien und hilfreich bei chronischem Husten, Asthma und Brustfellentzündung.

Bei den Verdauungsorganen öffnen besonders die Bittermandeln die Verstopfung von Leber und Milz und die Verstopfung der äußeren Venen. Die frischen Mandeln mit der Schale gegessen, reinigen die Flüssigkeiten im Magen und sorgen für eine gute Verdauung. Ein Pflaster von Mandelöl und Rosenöl soll bei Schmerzen der Vulva und heißen, harten Eiterknoten eingesetzt werden. Aufgeschmiert soll es die Menstruation herbeiführen. Sogar bei einem Biss eines tobenden Hundes sollen Mandeln nützlich sein.

Besonders ausführlich behandelt eine arabische Arzneimittellehre aus der Zeit um 1200 die Mandel, der so genannte Aggregator, ein Werk, das fälschlicherweise dem berühmten Arzt Serapion zugesprochen wurde. Hier ein Auszug aus dem großen Kapitel nach der »Leipziger Drogenkunde«:

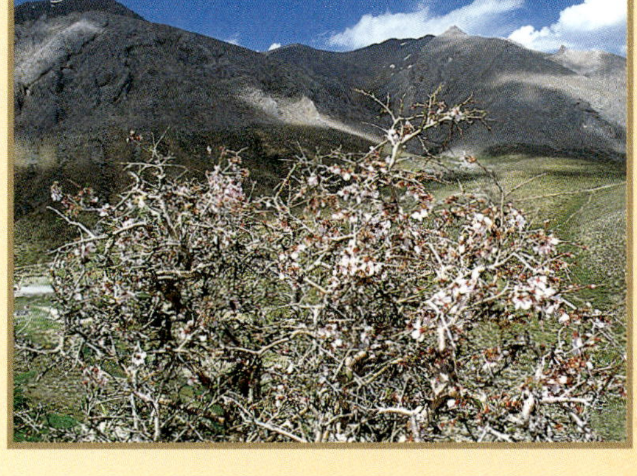

▲ *Heilmittel mit breitem Wirkungsspektrum und Augenweide zugleich: Bittermandelstrauch im iranischen Mittelgebirge*

»Weiterhin so wisse, dass es zweierlei Arten von Mandeln gibt: wie jetzt gesagt wird: die süßen und die bitteren. ❦ Galen spricht, dass in den Süßen ist auch etwas Bitterkeit, denn sie wird vereinigt mit der Süßigkeit, deshalb wird ihre Bitterkeit überdeckt, so dass sie nicht bemerkt wird von den Sinnen. Aber wenn sie alt werden, so tritt die Bitterkeit zutage. Und ihre erste Kraft ist, dass sie vermischt ist mit Hitze. ❦ Und es heißt, dass der Baum der süßen Mandeln ist von weit schwächerer Wirkung als der Baum der Bittermandeln. Und die bitteren sind besser geeignet um den Harn auszuleiten. ❦ Und wenn man die Mandeln mit ihrer Rinde isst wenn sie noch frisch sind, so sind sie gut für die Feuchtigkeit des Magens. (...) ❦ Und wenn man sie isst, so legen sie die Schmerzen und erweichen den Bauch und führen den Schlaf herbei, und leiten den Harn aus. ❦ Und man soll die Mandeln mit Weißmehl und Minze verabreichen, dies ist hilfreich für die Schmerzen der Nieren und den Geschwüren der Lunge. ❦ Und wenn man es mit rob (ein eingedickter Pflanzensaft, der auch gelutscht werden kann) *gibt, heilt es den Harnzwang und bricht den Stein. ❦ Und wenn man sie isst in der Größe einer Nuss mit Honig und Milch, sind sie hilfreich gegen die Schmerzen der Leber, und gegen den Husten, und gegen Darmbeschwerden. ❦ Und wenn man fünf nüchtern isst, widersteht man der Trunkenheit. ❦ Und wenn die Füchse Bittermandeln essen mit irgendeiner Speise, so sterben sie. (...)«*

Tatsächlich sind die Bittermandeln giftig. Bereits knapp zehn Stück können bei einem Kind den Tod herbeiführen, bei einem Erwachsenen etwa sechzig.

Zu den ersten Autoren, die sich in Mitteleuropa mit dem Mandelbaum befasst haben, gehört Hildegard von Bingen, die große Äbtissin des 12. Jahrhunderts (1098–1179). Sie meint, dass die ganze Heilkraft in der Frucht stecke, und empfiehlt die Mandel bei Kopfschmerzen, Lungen- und Leberleiden. (»Physica« Buch III, Kapitel 10). Heute wird das Öl aus den Bittermandeln hauptsächlich in der Kosmetik verwendet. Kalt gepresstes Öl ist frei vom Giftstoff Amygdalyn und kann deshalb auch in der Lebensmittelindustrie für Marzipan, Schokolade oder Liköre eingesetzt werden.

Der Teufelsdreck – ein Heilmittel?

Der so genannte Teufelsdreck ist ein Gummi beziehungsweise ein Harz, das aus der Pflanze *Ferula asa-foetida* gewonnen wird. Der zweite deutsche Name »Stink-Asant« gibt die mittelalterliche Bezeichnung *Asa foetida* wieder, die heute noch in der botanischen Nomenklatur enthalten ist. *Asa* hieß die Art, *foetida* bedeutet »stinkend«, »stark riechend«. Dieser Name kommt nicht von ungefähr, denn das Harz mehrerer *Ferula*-Arten riecht ziemlich streng.

Das Gummi-Harz wird durch Einschnitte in die frischen Wurzeln und den Wurzelstock gewonnen. Der milchige Saft tritt bereits bei geringsten Verletzungen aus. Aus einer großen Wurzel kann etwa ein Kilogramm Asant gewonnen werden.

Es ist erstaunlich, dass der Stink-Asant den mittelalterlichen Ärzten in Europa bekannt war, denn dieser Doldenblütler wächst ausschließlich in den südlichen Regionen Persiens und im angrenzenden Afghanistan. Über die großen Handelswege wie die Seidenstraße gelangte das Harz bis nach Westeuropa. Schon die griechischen Ärzte der Antike nutzten diese weißliche Masse. Der in Rom wirkende griechische Arzt Dioskurides verfasste um 60 n. Chr. das erste große Werk zu den Arzneimitteln. Es trägt den Titel »Materia medica« und ist bis heute das bedeutendste Buch, das zur Wirkung der Arzneipflanzen geschrieben wurde. Im dritten Buch (Kapitel 84 beziehungsweise 94, je nach Redaktion) behandelt Dioskurides das medische oder syrische Silphion, von dem ein sehr penetrantes Aroma ausgehen soll. Im selben Kapitel behandelt er auch das kyrenische Silphion, das einen sehr angenehmen

Geschmack besitzt. Wir erfahren hier, dass Asant damals vor allem bei verschiedenen Hautproblemen und Wunden eingesetzt wurde, etwa bei Hühneraugen, Flechten, Karbunkeln, Hundebiss und Skorpionstich. Es heißt aber auch, dass der Gummi bei chronischen Erkrankungen der Atemwege und Heiserkeit helfen soll. Mit einem Ei verrührt, wurde Stink-Asant gegen Husten und Brustfellentzündung geschlürft. Mit Feigen vermischt sollte er von Gelb- und Wassersüchtigen eingenommen werden, mit Pfeffer, Weihrauch und Wein wurde der Asant bei Fieber empfohlen. Bei Zahnschmerzen steckte man den mit Weihrauch vermischten Teufelsdreck in den hohlen Zahn.

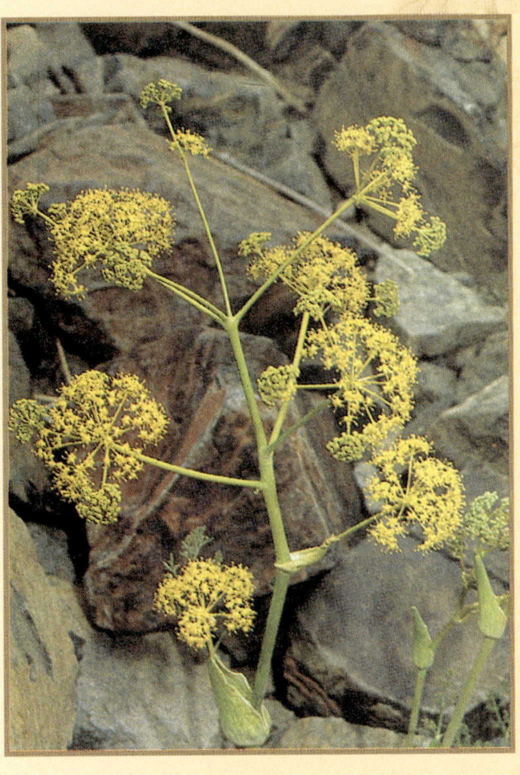

▲ Schon im Hohen Mittelalter importierte man ihn in beachtlichen Mengen nach Europa: den Stink-Asant oder »Teufelsdreck«

Der große persische Arzt Ibn Sina – genannt Avicenna – behandelt den Asant in seinem riesigen Kompendium, »Canon medicinae« (II. Buch, Kapitel 53), nachdem es sich schließlich um eine Arzneipflanze seiner Lebenswelt handelt. Die Pflanze heißt bei ihm einfach »Assa« und wie der Grieche Dioskurides kennt auch Avicenna zwei Arten: eine mit einem schwachen, angenehmen Geruch, die andere stinkt, ist mehr erhitzend, und zwar im Anfang des 4. Grades, trocknend im 2. Grad. Der Gummi wird »althit«, die Wurzel »almaroth« genannt. Auch der persische Arzt kennt verschiedene Einsatzgebiete für den Asant oder Teufelsdreck. Kosmetisch soll er etwa für eine gute Farbe sorgen. Äußerlich wird er bei Schwellungen, Pusteln, Geschwüren und Wunden aufgestrichen. Das Rezept bei Zahnschmerz notiert Avicenna ebenso wie Anwendungen bei Erkrankungen der Atemwege. So soll Asant in Wasser aufgelöst und als Gurgelmittel gegen Heiserkeit eingenommen werden. Das Schlürfen mit Ei bei Husten und Pleuresie nennt Avicenna ebenfalls.

Auch in Deutschland war das Harz von *Ferula asa-foetida* bekannt. In der größten deutschsprachigen Arzneikunde des Mittelalters, der »Leipziger Drogenkunde«, die um das Jahr 1435 in einem sächsischen Kloster zu Papier gebracht wurde, findet sich ein großes Kapitel zu *Asa foetida.* Dort ist zu lesen, dass die Pflanze jenseits des Mittelmeeres wachse und es sich dabei um ein Art »Kleber« handle: »Man sammelt den Stoff im Sommer. Weil es sehr stinkt, heißt man es *Asa foetida.*« Die »Leipziger Drogenkunde« kennt ebenfalls die Rezepte gegen Husten oder zur Wundbehandlung, die sich schon bei Dioskurides und Avicenna finden. Hier wird das Harz aber sogar gegen Epilepsie, Lähmungen und weitere schwere Krankheiten empfohlen.

Während der Gummi von *Ferula asa-foetida* im Iran noch heute als gutes Mittel bei Erkältungskrankheiten wie Husten oder rauem Hals gilt, spielt er in Europa gegenwärtig keine Rolle; und das, obwohl er noch in den siebziger Jahren des vergangenen Jahrhunderts in der Fachliteratur, etwa in »Hagers Handbuch der pharmazeutischen Praxis«, als Beruhigungsmittel bei hysterischen Zuständen sowie als Mittel bei Blähungen und Darmträgheit und bei Bronchospasmus und Glottiskrampf aufgeführt wurde.

Tödliches Gift oder Arznei?

◆ ◆ ◆ ◆

Schon die deutschen Namen für den kleinen Strauch klingen etwas abenteuerlich: Seidelbast und Kellerhals. Dabei hat »Seidel« nichts mit einem Krug voll Bier zu tun, wie man das zumindest in Bayern annehmen könnte; vielmehr kommt es von »Ziedler« beziehungsweise »Zeidler«, einem alten Wort für Bienenzüchter. Der Seidelbast blüht nämlich sehr früh, noch bevor die Blätter erscheinen, und wird deshalb gern von Bienen aufgesucht. Der andere Name »Kellerhals« bezieht sich auf die Wirkung, die der Genuss der Beeren des Strauches hervorruft: ein Brennen im Mund- und Rachenraum sowie Schluckbeschwerden, sodass man das Gefühl hat, der Hals wird verengt. Alle Teile des Seidelbasts sind nicht ganz ungiftig, besonders aber die Beeren und die Rinde enthalten Daphnetoxin und Mezerein, Gifte, die sowohl die Nieren als auch das zentrale Nervensystem und den Kreislauf schädigen. Der Verzehr von zehn bis zwölf Früchten ist tödlich. Vögel können sie dagegen unbeschadet auch in großen Mengen vertragen.

Der botanische Name der Pflanze geht auf eine griechische Sage zurück: Die Nymphe Daphne verwandelte sich in einen Lorbeerstrauch, um sich vor den Nachstellungen des Gottes Apoll zu retten. Ursprünglich bezeichnete der Name *Daphne* die Lorbeerbäume, später wurde er auf die Seidelbastgewächse übertragen.

Die Familie der Seidelbastgewächse hat mehrere Arten. Am weitesten verbreitet ist der Gemeine Seidelbast, *Daphne mezereum,* der fast in ganz Europa, in Sibirien und Kleinasien anzutreffen ist. Recht bekannt ist auch der Lorbeerseidelbast, *Daphne laureola,* der als Zuchtsorte auch in manchem Steingarten wächst. Und ausgerechnet der giftige Seidelbast soll nun als Arzneipflanze dienen? Im sehr verbreiteten Kräuterbuch des Adam Lonitzer, erstmals im Jahr 1557 in Frankfurt am Main erschienen, werden offensichtlich zwei Arten von Seidelbastgewächsen behandelt. Die erste nennt er Kellerhals oder Zyland, von der zweiten ist zu lesen, dass der Seidelbast auch »Läußkraut« genannt wird (man tötete damit die Läuse); die berühmte antike Arzneimittellehre des griechischen Arztes Dioskurides bezeichnet ihn als *Chamelaea*, bei den Arabern und Apothekern heißt er *Mazereon*. Trotz der Verwendung von unterschiedlichen Namen für die *Daphne* mahnen doch alle Quellen zur Vorsicht bei der Anwendung.

Im 19. Jahrhundert verschwand der Seidelbast, mit dem etwa Wassersucht, also Ödeme, und Wunden behandelt wurden, mehr und mehr aus der Heil- und Kräuterkunde. Allerdings ist er noch in den siebziger Jahren des letzten Jahrhunderts in einigen pharmazeutischen Werken zu finden. Allerdings wird in diesen Fachbüchern die Rinde und nicht die Früchte als Heilmittel genannt, und zwar als ein blasenziehendes Mittel, das in Form von Pflastern verabreicht wird. Einzig in der Homöopathie spielt der Seidelbast mit dem betörenden Namen *Daphne* bei verschiedenen Beschwerden immer noch eine Rolle.

▾ *Auch bei dieser Heilpflanze liegen Fluch und Segen nah beieinander: Daphne (rechts), zu deutsch Seidelbast, enthält das gefährliche Daphnetoxin*

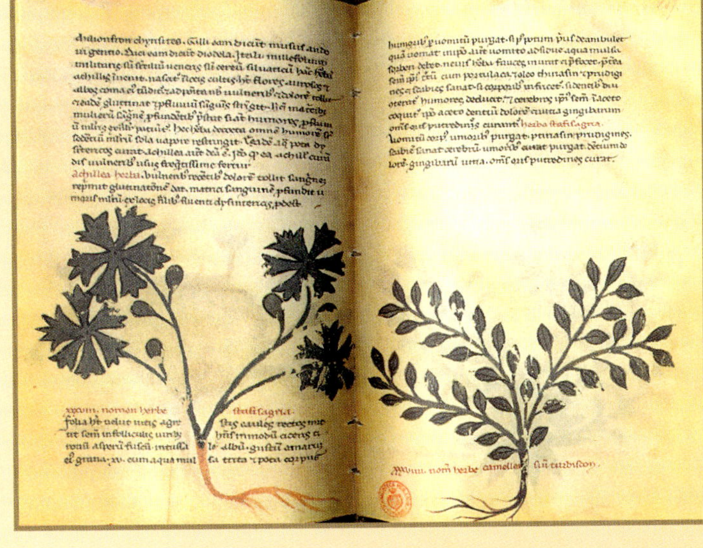

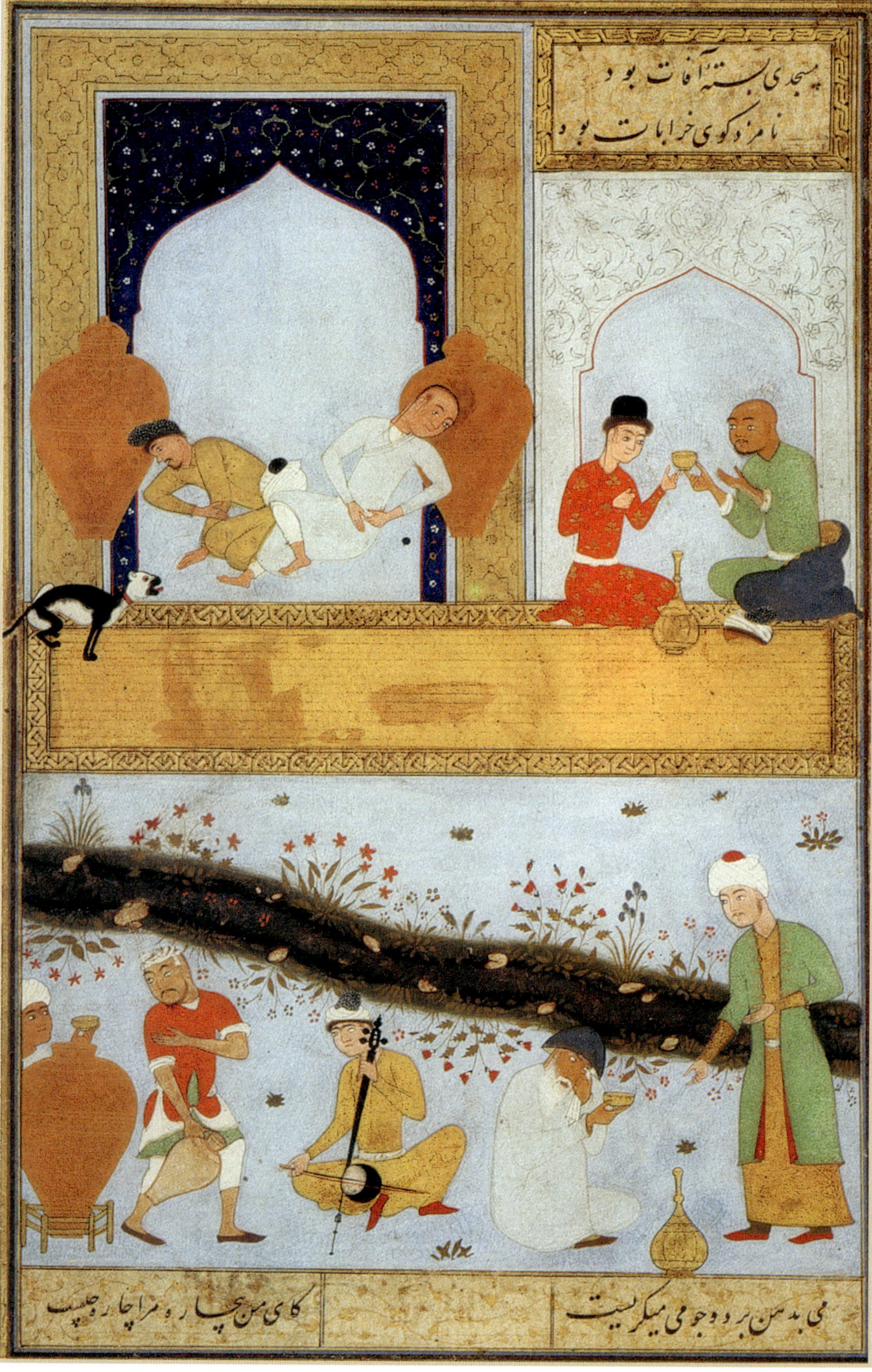
مسجدی بسته آفات بود
نامزد کوی خرابات بود
می بده من بر دو جو می گریست
کای من بیچاره مرا چاره چیست

Die Schule der Medizin

• • • •

Es ist tiefe Nacht, als wir endlich in Isfahan eintreffen. Die stählernen Tore der Stadt, ihre berühmten Moscheen, die mittelalterlichen Brücken, das alles können wir im Schein der Straßenlaternen und einiger Lichterketten, die auf den Bauwerken zu orientalischen Ornamenten angeordnet sind, nur erahnen.

Erst am nächsten Morgen, als die Sonne ihre ersten Strahlen über die Gebirgszüge am Horizont wirft und die Schatten der zahllosen Minarette wie schmale Finger über die Straßen und Plätze der Stadt gleiten, spüren wir, dass wir doch noch in unserem Traum von 1001 Nacht angekommen sind: Isfahan! Du schöne, du glückliche Stadt. Kenner preisen sie als Juwel des Alten Persien und eine der malerischsten Städte der islamischen Welt. Mit ihren Gärten und Teehäusern, ihren Palästen und Pavillons bildet Isfahan die perfekte Kulisse, um auf den Spuren Avicennas zu wandeln. Denn hier verbrachte der große Arztphilosoph des Mittelalters einen großen Teil seines Lebens, hier befand sich auch seine berühmte »Schule der Medizin«.

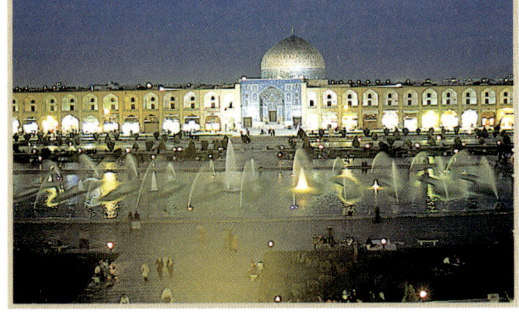

▲ *Die prächtige Shaikh Lotfollah-Moschee an der Ostseite des Imam-Platzes in Isfahan*

◂ *Heilende Tränke auf pflanzlicher Basis waren und sind wichtige Bestandteile medizinischer Behandlungen in Persien*

Gleich als Erstes machen wir uns auf die Suche nach dem Gebäude, in dem Avicenna unterrichtet haben soll. Es befinde sich, so heißt es in einem Reiseführer, im nördlichen Stadtzentrum im Bezirk Dardascht. Wir sind überrascht, dass unser einheimischer Begleiter dutzende von Bewohnern des Viertels fragen muss, bis uns endlich jemand den Weg weisen kann. In einem staubigen Gässchen, eingeklemmt zwischen nüchternen Neubauten und auf allen Seiten von hässlichen Stromkabeln umgeben, finden wir endlich das geschichtsträchtige Häuschen. Welche Enttäuschung! Unser Kameramann klettert auf alle benachbarten Gebäude, um doch noch einen Blickwinkel zu finden, aus dem der schmucklose Bau nicht ganz so verloren und vergessen wirkt – vergebens. Nicht einmal das Innere der einstigen Wirkungsstätte Avicennas können wir besichtigen. Die Tür ist verrammelt und lieblos mit Werbeplakaten beklebt. Offenbar hat schon seit vielen Monaten niemand mehr das Gebäude betreten. »Das lohnt sich auch nicht«, brummt ein Nachbar achselzuckend. Vor Jahren habe er einmal einen Blick hinein geworfen, ein Kuhstall sei es damals gewesen. Heute lägen, soweit er wisse, nur noch ein paar vergammelte Holzplanken und zerbrochene Ziegel darin, die bei der Errichtung eines Neubaus nebenan übriggeblieben seien.

Mit hängenden Köpfen ziehen wir ab. »Kennt man denn hier überhaupt den Wert dieser historischen Stätte?«, murmelt Professor Moattar. Es ist ihm sichtlich peinlich, dass ausgerechnet Avicennas Andenken in seiner Heimatstadt so wenig gepflegt wird. Denn in der Blütezeit der orientalischen Heilkunst, so erzählt er, übertrug sich der Ruf des berühmten Arztes auf die Stadt, in der er lebte, ja sogar auf das ganze Land. Ärzte waren in islamischen Ländern angesehene Persönlichkeiten, ähnlich wie Geistliche, denen sie in Auftreten und äußerer Erscheinung glichen. Stets trugen Heilkundige das lange Gewand und den Bart der würdigen Gelehrten, niemals den kurzen Rock der Handwerker und Ackerbauern. Die berühmtesten unter ihnen wirkten als Leibärzte an den Höfen der Kalifen, der Sultane und ihrer Statthalter und lehrten an Akademien, die den ersten Krankenhäusern angegliedert waren.

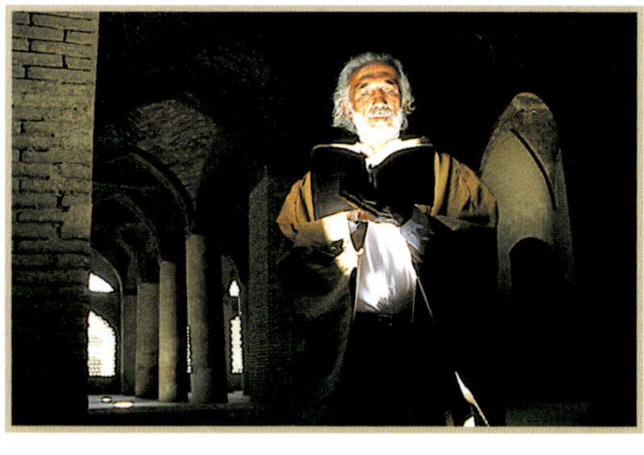

▲ *So könnte er ausgesehen haben, der berühmte Medicus des Mittelalters: Avicenna aus dem heutigen Iran*

Diese enge Verbindung von Studium und praktischer Medizin ist einmalig für die damalige Zeit – es gab sie nur im islamischen Raum. So wurden die orientalischen Ärzte in einer Zeit der Auflösung, als in Europa das unschätzbare Erbe der griechischen und römischen Hochkultur in Vergessenheit geriet, zu Bewahrern der medizinischen Tradition. Zwar fügten sie den medizintheoretischen Kenntnissen der Griechen nur wenig Neues hinzu; doch liegt ihre Leistung im Wesentlichen in der Bewahrung und Strukturierung dieses Wissens. Perser und Araber machten enorme Fortschritte vor allem in der hohen Kunst der Zubereitung von Arzneien und der Extraktion.

Verfahren wie Evaporieren, Filtrieren und Destillieren sind Erfindungen aus dem Alten Orient. Hier wurden Techniken wie Kristallisation, Lösung und Reduktion ersonnen. Erstmals wurden Arzneimittel mit Hilfe von Zucker haltbar und lagerungsfähig gemacht. Einige zentrale Begriffe der Chemie und Pharmazie leiten sich aus der damaligen Hochsprache der Wissenschaft im orientalischen Raum, dem Arabischen ab, zum Beispiel Alkali, Alkohol, Elixier und Sirup. Kurzum, die orientalischen Ärzte aus der Zeit der ersten Jahrtausendwende waren große Praktiker. Den Fortschritt der Medizin betrieben sie ohne Rücksicht auf die Theologie – eine unerhörte Ausnahme im Wissenschaftsbetrieb der damaligen Zeit.

»Auch Avicenna hatte offenbar mit der Religion wenig am Hut«, meint Johannes Mayer, der uns einiges aus der Biographie des großen Meisters erzählt. Der weise Mann, der uns von alten Stichen und Gemälden so würdig und gelassen anblickt, scheint ein äußerst unsteter Mensch gewesen zu sein. Immer wieder verließ er die persischen Fürstenhöfe, an denen er angestellt war, und zog weiter, um nach neuen Herausforderungen zu suchen. Avicennas universale Bildung und seine blendende Auffassungsgabe sicherten ihm die Anerkennung der bedeutendsten Herrscher seiner Zeit. Zugleich verstörte der rastlos Arbeitende seine Mitmenschen durch Arroganz und Maßlosigkeit – ein Genussmensch und ausgesprochener Frauenliebhaber. Ans Heiraten dachte Avicenna aber nie – zu wertvoll waren ihm Freiheit, Unabhängigkeit und ein Leben ganz im Dienste der Wissenschaft.

Wie gut sich Avicenna in Liebesdingen auskannte, schildert eine Anekdote, die Professor Moattar beisteuert: Als man dem berühmten Arzt einen jungen Prinzen brachte, der an zahlreichen, unerklärlichen Symptomen litt, darunter Magendrücken, Flackern der Augen und Zittern der Hände, brauchte Avicenna nicht lang, um eine Diagnose zu stellen. Er ließ seinen Patienten aus seinem Leben berichten und bemerkte, dass sich dessen Pulsschlag bei der Nennung des Namens einer bestimmten Dame erheblich beschleunigte – der Prinz war liebeskrank! Kraft seiner unbestrittenen Autorität ordnete Avicenna die sofortige Heirat an, der junge Adelige war wundersamerweise auf der Stelle geheilt.

Die Mosaiken der Imam-Moschee

◆ ◆ ◆ ◆

Wollte man romantische Geschichten wie diese verfilmen – Isfahan böte hierfür eine traumhafte Kulisse. Kein Bewohner der Stadt wird es versäumen, seinen Gästen den berühmten Imam-Platz zu zeigen. Und Professor Moattar ist da keine Ausnahme. Nachdem sich die »Schule der Medizin« als so wenig reizvoll erwiesen hat, entschädigt uns der Imam-Platz voll und ganz. Dieses 150 Meter breite und über 500 Meter lange Gelände, früher »Abbild-der-Welt-Platz« genannt, wird von einigen der bemerkenswertesten Bauten

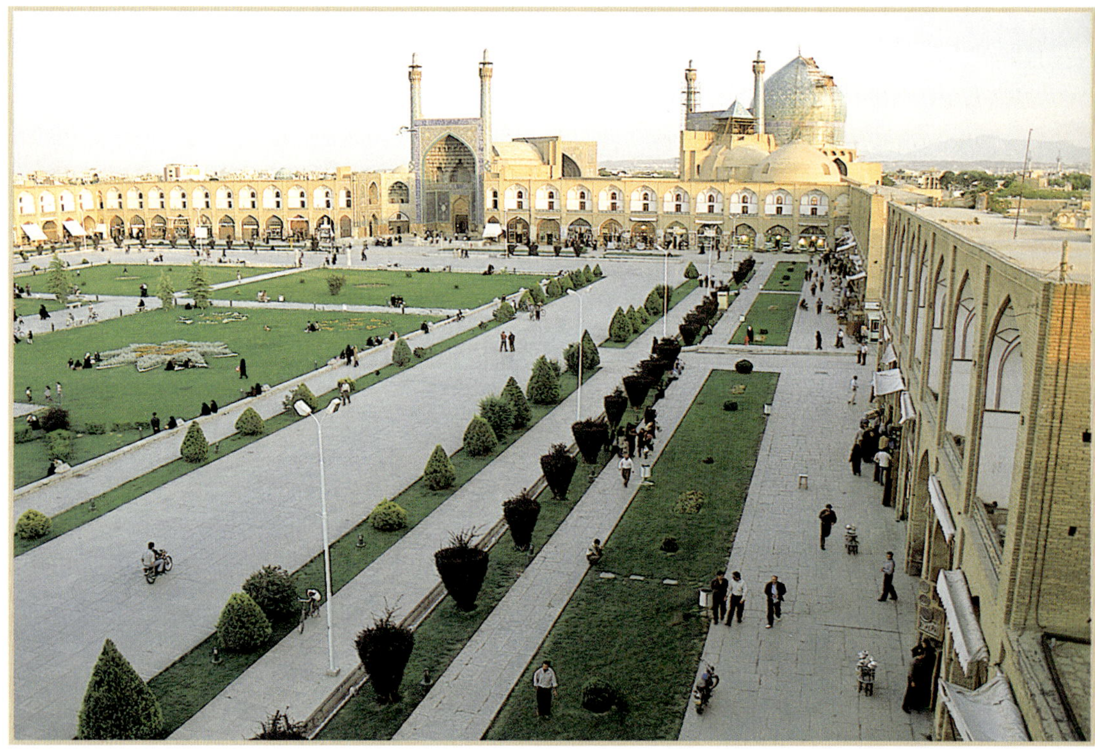

▲ *Die Imam-Moschee in Isfahan ist exakt nach Mekka, und damit nach Süden, ausgerichtet*

der islamischen Welt eingerahmt. Alle gehören zum Palastareal, das in der Regierungszeit Shah Abbas I. Anfang des 17. Jahrhunderts errichtet wurde. Die Prachtbauten bilden den Rahmen für einen der lebendigsten Orte Isfahans. Das gesamte Rechteck ist von doppelstöckigen Arkaden eingefasst, in denen dutzende kleiner Läden untergebracht sind. Dort und zwischen den Wasserspielen im Zentrum des Platzes flanieren an den Abenden und Wochenenden die Familien, Kinder toben umher, junge Liebende geben einander heimlich Zeichen.

Am südlichen Ende des Platzes ragen die Minarette der Imam-Moschee empor, dahinter wölbt sich zwiebelförmig die Hauptkuppel des Gotteshauses, flankiert von den acht flacheren Kuppeln der Gebetshallen. »Die schönste Moschee der Welt!«, sagt Professor Moattar ohne falsche Bescheidenheit. Nachdem wir das sehr maßvolle Eintrittsgeld entrichtet haben, durchschreiten wir das reich geschmückte, wohl dreißig Meter hohe Haupttor mit seinem typischen Spitzbogen. Der Torhüter schenkt unserer schweren Filmausrüstung einschließlich des zerlegbaren Krans einen ungerührt-lässigen Blick und winkt uns ohne Beanstandung durch. »Cameras allowed« steht in krakeligen Lettern auf einer kleinen Papptafel – und das gilt offenbar für Polaroid-Knipser ebenso wie für professionelle Filmteams.

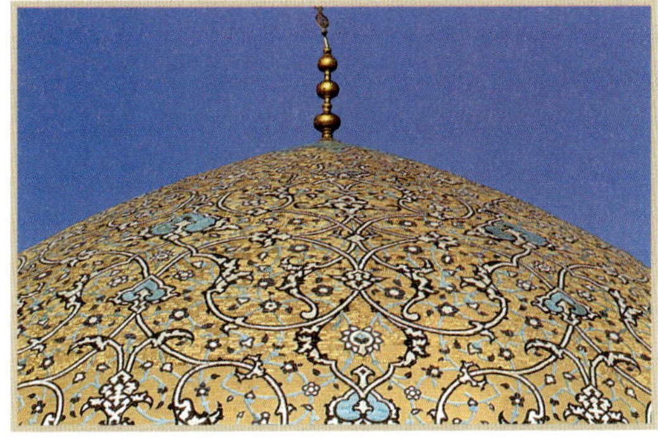

▲ *Die Shaikh Lotfollah-Moschee, die keine Minarette besitzt, wurde von der Familie des Königs als Privatmoschee genutzt*

Im Innenhof ist wenig Betrieb. Ein rechteckiges Wasserbecken bildet den Mittelpunkt des Hofes, rundherum reihen sich doppelstöckige Arkaden aneinander. In aller Ruhe können wir die vielfarbigen Fliesendekorationen filmen, die schon aus der Ferne betrachtet ein eindrucksvolles Muster bilden und mit jeder Annäherung neue Details preisgeben. Als wir an diese schmückenden Kacheln herantreten, erkennen wir, wie eng die Architektur dieser Moschee mit unserem Thema verknüpft ist. Das Fliesendekor besteht aus zehntausenden von Blüten- und Blumenranken, nur stellenweise unterbrochen von Inschriftenfriesen mit weißen Schriftzeichen auf blauem Grund. Kein Motiv erschien den Baumeistern geeigneter, ihr Meisterwerk zu zieren, als Pflanzendarstellungen in hunderten verschiedenen Formen. Denn hier in der Halbwüste der Provinz Isfahan ist die Vegetation nur spärlich, Pflanzen erscheinen den Menschen als etwas Heiliges.

Nager mit Köpfchen

Doch ist »heilig« das treffende Wort? Schließlich stellen Muslime hohe Ansprüche an einen Gegenstand, der dieses Prädikat erhalten soll. Was heilig genannt werden soll, muss nach verbreiteter Meinung auf das Höchste im Menschen einwirken, auf seinen Geist und Verstand. Lässt sich dies auch von den Pflanzen behaupten? Oder beschränkt sich ihre Wirkung auf die geringeren Organe des Leibes und lässt das Gehirn unberührt?

In der Universität von Isfahan erhalten wir am nächsten Morgen eine überraschende Antwort. In der medizinischen Fakultät, einem Zweckbau aus den siebziger Jahren, hat Professor Hojjatallah Alaei ein Experiment für uns vorbereitet. Der Pharmakologe strahlt große Gelassenheit aus. Aus seinem bartumkränzten Gesicht blickt er uns mit freundlichen Augen und offenkundiger Gemütsruhe an. Professor Alaei gehört nicht zu jenen Hochschullehrern, bei denen man Angst haben muss, dass wissenschaftliche Demonstrationen am so genannten »Vorführeffekt« scheitern.

Im Zentrum seines Labors hat er auf einem großen Holztisch ein Labyrinth aufgebaut, ähnlich jenen, die man in barocken Gartenanlagen findet. Mit spitzen Fingern platziert der Pharmakologe ein Stück Käse in einer Ecke des Irrgartens und setzt an dessen anderem Ende eine weiße Ratte auf die Spur des Köders. Das Versuchstier eilt zunächst ziellos im Kreis umher, macht sich dann aber auf die Suche nach der Beute. Den Weg des Nagers können wir aus der Vogelperspektive problemlos verfolgen. Ein System lässt die Ratte bei ihrer Suche nicht erkennen. Immer wieder versucht sie ohne Aussicht auf Erfolg, die hohen Seitenwände der Gänge zu überwinden. Es dauert einige Minuten, bis sie schließlich am Ziel ist. Professor Moattar hält die Zeit mit einer Stoppuhr fest.

Geduldig wartet Professor Alaei ab, bis das Tier seine Belohnung verspeist hat, hebt es dann am Schwanz in die Höhe und bugsiert es wieder in seinen Käfig. »Nun warten Sie ab, wie meine ›gedopten‹ Ratten die Aufgabe meistern«, lacht Alaei und öffnet die Abdeckung eines zweiten Käfigs. »Seit mehreren Monaten setze ich ihrer Nahrung eine Lösung aus dem Harz des Weihrauchbaums zu.« Johannes Mayer hebt die Augenbrauen und blickt uns vielsagend an. Natürlich müssen wir alle an die Textstelle aus Avicennas »Canon der Medizin« denken, die wir im Kloster Admont in Österreich gelesen hatten: Weihrauch nützt dem Verstand und stärkt ihn, heißt es in der mittelalterlichen Quelle.

Gespannt richten wir unsere Kamera auf die weiße Ratte, die Alaei an gleicher Stelle in das Labyrinth setzt wie ihre Vorgängerin. Und wirklich: Nach einer kurzen Orientierungsphase macht sich das Versuchstier mit erkennbarer Zielstrebigkeit auf den Weg zum Köder, nur selten zögert es bei seiner Entscheidung, in welche Richtung abzubiegen ist. Das Experiment dauert lediglich halb so lang wie das vorhergehende – die Weihrauch-Ratte ist ohne Zweifel um einiges pfiffiger als ihre Konkurrentin. »Wir haben diesen Effekt des Weihrauchs auch schon bei Menschen nachgewiesen, schließlich kann man das Harz ohne Bedenken einnehmen«, berichtet Professor Alaei. »In einem Altersheim haben wir die Erinnerungsleistung einiger Bewohner getestet. Schon nach einer Woche hatte sich bei 95 Prozent derer, die Weihrauch-Harz einnahmen, das Gedächtnis verbessert. In der Vergleichsgruppe, die keinen Weihrauch bekam, war keine Veränderung festzustellen.«

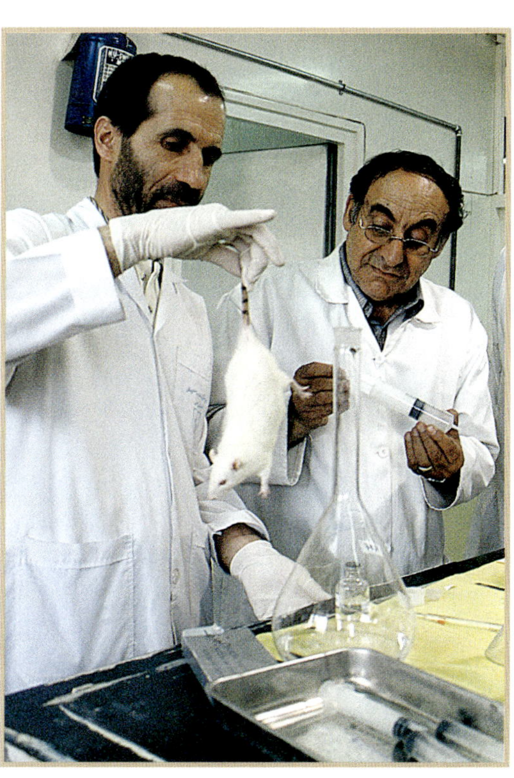

▲ *Professor Alaei impft seinen Ratten Intelligenz ein – nach einem Rezept Avicennas*

Professor Moattar registriert mit zufriedenem Lächeln unsere staunenden Gesichter. Wie schnell, wie einfach und effektiv die Rezepte aus Avicennas Zeiten noch heute anwendbar sind, weiß er schon seit Jahren. Gemeinsam mit einigen Kollegen hat er am Stadtrand von Isfahan eine kleine Produktionsstätte für pflanzliche Medikamente errichtet. Die Erkenntnisse, die er bei seiner Forschungsarbeit an der Universität gesammelt hat, finden hier ihren Weg in die Praxis – zu den Apotheken und in die Häuser der Menschen.

Heilung durch Kirchenbesuch?

Dr. Johannes Gottfried Mayer
Institut für Geschichte und Medizin in Würzburg

• • • •

Schon lange vor der Entstehung der christlichen Liturgie wurde Weihrauch bei sakralen Handlungen verwendet, und nicht zufällig gehört der Weihrauch – *Boswellia* oder Olibanum – neben Gold und Myrrhe zu den Geschenken, die gemäß dem Lukasevangelium von den Weisen aus dem Morgenland dem Kind in der Krippe dargebracht werden: Der Weihrauch gehörte zu den kostbarsten Gütern der Antike. Zu medizinischen Zwecken wurde er bereits von den Ägyptern genutzt, nämlich bei der Wundbehandlung und bei Hautausschlägen.

Der Weihrauch, der bei den Apothekern noch den alten Namen Olibanum trägt, ist das Harz des Weihrauchbaums, von dem es in Vorderasien und Indien verschiedene Arten gibt, wie *Boswellia sacra FLÜCKINGER* oder *Boswellia serrata ROXB. ex COLEBR.* Die letztgenannte Art wird heute in der Heilkunde bevorzugt.

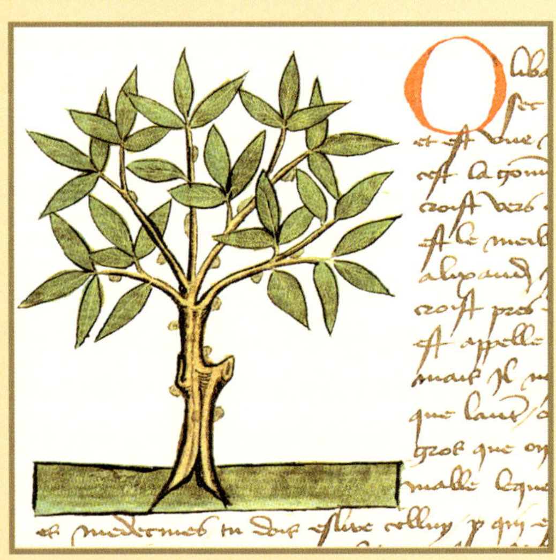

▲ *Das Harz des Weihrauchbaums war schon in der Antike ein kostbares Handelsgut*

In Kapitel 535 des zweiten Buches seines »Canon medicinae« behandelt Avicenna den Weihrauch, genauer gesagt Olibanum, und greift dabei auf die Ausführungen des Dioskurides aus dem 1. nachchristlichen Jahrhundert zurück. Es heißt dort wörtlich: »Was ist Olibanum? Ein bekannter Stoff, und er wird mit Pinienharz und Gummi vermischt, aber Olibanum ist entzündbar, während das Harz der Pinie raucht, sich jedoch nicht entzündet, und ebenso ist die Fälschung nicht entflammbar.« Es gab also Fälschungen oder Streckungen von Weihrauch, was bei dem hohen Preis und der Wertschätzung nicht verwunderlich ist. Avicenna beschreibt auch die verschiedenen Formen, die schon seit der Antike im Umlauf waren: Olibanum aus Indien neigt sich zum Gelblichen; das ge-

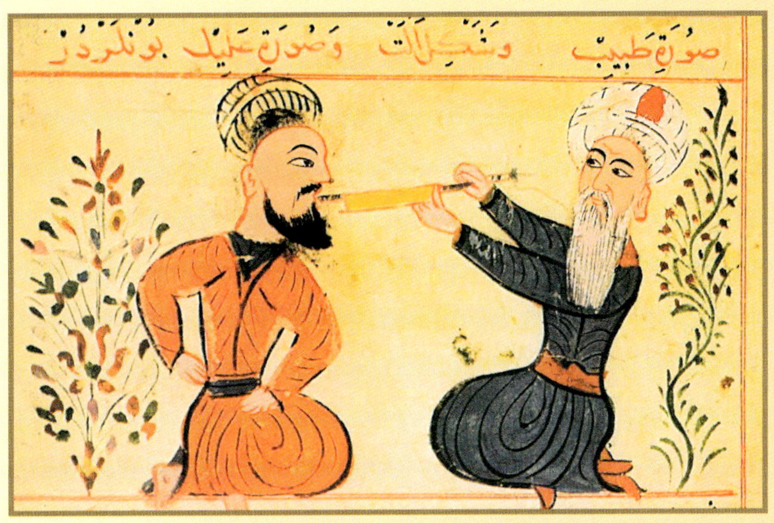

◂ *Auch Zahnärzte setzten Weihrauchsubstanzen ein, um Entzündungen – etwa nach einer Extraktion – zu lindern*

sammelte Olibanum wird in quadratische Stücke geschnitten und in Töpfe gegeben, wo die Stücke rund gerollt werden. Wenn er altert, bekommt er eine rötliche Färbung. Eine andere Sorte ist weiß, weich und feucht wie Mastix, ein anderes, ein damals sehr bekanntes Baumharz. Bei den Anwendungen nennt Avicenna folgende Bereiche:

- Gegen entzündete Fingernägel wird er mit Honig aufgelegt und ein Umschlag von ihm ist gut bei alten Geschwüren. Mit Essig und Öl aufgetragen, soll er bei Schmerzen nützlich sein, die man die »Zusammengesetzten« nennt (gemeint sind vielleicht Nervenschmerzen).
- Bei Schwellungen und Entzündungen wird Weihrauch mit »chimolischer« Erde (Heilerde) und Rosenöl auf die heißen Entzündungen der Brüste gegeben. Man gebrauche Olibanum aber auch in Pflastern, die aufgelegt wurden, um innere Entzündungen zu entfernen.
- Als besonders hilfreich galt er bei frischen Wunden; hier sollte er vor einer »Ausbreitung der Schäden« schützen. Zusammen mit Gänse- oder Schweineschmalz wird er bei Frostschäden und Geschwüren, die durch Verbrennungen entstanden sind, aufgelegt.
- Sehr interessant ist auch der Hinweis, dass Weihrauch die Verstandeskraft stärken soll.
- Darüber hinaus erwähnt Avicenna auch den Einsatz von Weihrauch bei Erkrankungen der Augen und der Atemwege; zudem

soll sein Genuss den Brechreiz zurückhalten, den Magen stärken und die Verdauung unterstützen.

Und damit ist die Reihe der Indikationen bei Avicenna längst noch nicht vollständig – man hat fast den Eindruck, als habe er etwas zu dick aufgetragen. Doch ganz ähnliche Aussagen, die den Weihrauch in die Nähe eines Wundermittels rücken, finden sich auch in alten Schriften der europäischen Klostermedizin, etwa im »Macer floridus«, einem großen Gedicht über die Wirkung von 77 Heilpflanzen, das der Mönch Odo Magdunensis im 11. Jahrhundert verfasste. Auch hier wird Weihrauch für Augenleiden und gegen geschwollene Brüste empfohlen sowie als Pflaster bei stark blutenden Wunden und Brandverletzungen. Außerdem heißt es: »Durch Weihrauchduft wird die Gedächtnisstärke des Gehirns vermehrt. Und wenn jemand mit Dost zusammen Weihrauchkörner kaut, so treibt er alle bösen Säfte aus dem Haupt, und zwar durch Auswurf und durch Spucken; ferner macht diese Reinigung des Hauptes eine schwere Zunge leicht.«

Es ist faszinierend, dass diese Hinweise im Iran tatsächlich in die Forschung eingegangen sind. Für die iranischen Wissenschaftler ist es mittlerweile mehr als nur eine Vermutung, dass der Einsatz von Weihrauch als vorbeugendes Mittel gegen Altersdemenz als sinnvoll bezeichnet werden kann. Trotz der langen Tradition, die Weihrauch auch im christlichen Kulturkreis hat, wird er in Europa dagegen erst seit kurzer Zeit wissenschaftlich erforscht. Neuere Untersuchungen haben tatsächlich gezeigt, dass die Einnahme von Weihrauch-Extrakt bei chronisch-entzündlichen Magen-Darm-Erkrankungen durchaus empfehlenswert ist. Ebenso wird Weihrauch inzwischen von manchen Ärzten bei chronisch-entzündlichen Gelenkerkrankungen eingesetzt, erste Heileffekte konnten mittlerweile auch bei Asthma erzielt werden. Diese zahlreichen positiven Ergenbnisse sind auf die *Boswellia*-Säuren und das ätherische Öl des Weihrauchharzes zurückzuführen. Sie haben eine schmerzlindernde, entzündungs- und bakterienhemmende Wirkung. Eine gewisse Heilung beim Kirchenbesuch erscheint also gar nicht ganz ausgeschlossen, wenn es sich um ein Hochamt mit dem Einsatz von Weihrauch handelt. Allerdings werden dort nicht unbedingt die allerbesten Sorten verwendet …

Avicenna mit Beipackzettel

Wir besuchen die kleine, aber hochmoderne Fabrik am nächsten Morgen. Stolz zeigen uns die Angestellten die chromblitzenden Maschinen, mit deren Hilfe die Medikamente abgefüllt und verpackt werden. Die meisten der Geräte stammen aus Deutschland – zumindest in diesem Geschäft hat der einstige Exportweltmeister noch die Nase vorn. Moattar begann seine Arzneimittelproduktion mit gebotener Vorsicht, bewusst jene Wirkstoffe wählend, die schon seit Jahrhunderten ihren Platz in der persischen Volksmedizin haben: Zitrusfrüchte gegen Appetitlosigkeit, pflanzliche Aphrodisiaka, eine Herzsalbe mit Rosmarin nach einem Rezept Avicennas – dies waren die ersten Arzneimittel, die der Pharmakologe auf den Markt brachte. Mit wachsender Reputation wagte er sich an Heikleres: eine pflanzliche Entwöhnungskur für Opiumsüchtige, Mittel gegen Herzverfettung oder gar Diabetes.

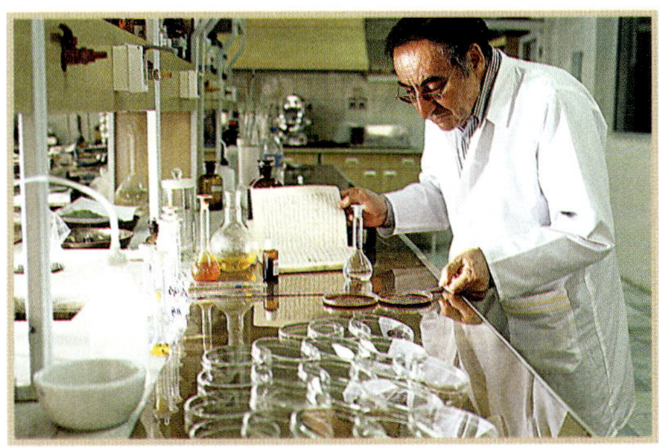

▲ *Die moderne Medizin löst pflanzliche Wirkstoffe in Alkohol, um sie besser zu konservieren. Avicenna dagegen arbeitete noch mit Wasser*

Es gibt, so bestätigen uns die Wissenschaftler, kaum eine Krankheit, gegen die kein bereits in den alten Schriften erwähntes Kraut gewachsen ist. Sogar bei der Behandlung von Krebs spielten pflanzliche Medikamente eine wichtige Rolle. Allenfalls bei schweren Herzkrankheiten müsse die Pflanzenmedizin passen. Was sich im Herzen abspielt, wie der Kreislauf funktioniert, das habe man erst in der Moderne nach und nach erkannt. Für die Arztphilosophen des Mittelalters waren diese Vorgänge ein blinder Fleck in ihrer Vorstellung des menschlichen Leibes, den sie mit Spekulationen füllten: »Früher stellte man sich den Körper wie ein Ackerfeld vor. Das Blut, so glaubte man, werde in der Leber gebildet und fließe von dort aus bis in die Fuß- und Fingerspitzen. Dann aber versickere es wie Wasser in der Erde, die Reste würden als Schweiß ausgeschieden. Auch Avicenna hat diese Theorie nie in Frage gestellt«, erläutert Johannes Mayer.

Doch wo immer es um Krankheiten ging, bei denen das präzise Wissen um die Vorgänge im Innern des Körpers nicht entscheidend war, wo Linderung oder Heilung rasch zu erkennen waren, spielte die Pflanzenmedizin ihre großen Stärken aus und tut dies bis heute. Im Iran ist die Tradition der Volksmedizin ungebrochen, es gibt dort keine »Rückbesinnung« auf die Kräutermedizin wie in Europa, wo während vieler Jahrzehnte die synthetische Medizin als vermeintliche Frucht des wissenschaftlichen Fortschritts größeres Vertrauen genoss. Seit Jahrhunderten zählen die Perser auf die Kraft der Natur, wenn es um die Behandlung alltäglicher Beschwerden geht; sie treten einfach vor die Haustür und pflücken sich, was sie benötigen.

Die Karawane der Wissenschaftler

Wie nah an der Wahrheit Moattar mit dieser Formulierung ist, erleben wir in den letzten Tagen unseres Aufenthalts. Dr. Johannes Mayer hat sich vorgenommen, im Zagros-Gebirge westlich von Isfahan einige Nomaden zu besuchen. Noch immer sind im Iran etwa 500 Nomadenstämme auf der Wanderschaft. Während unserer Dreharbeiten im Mai ziehen sie gerade mit ihren Tieren ins Sommerquartier. Kaum eine Volksgruppe, so Mayers Vermutung, dürfte sich mit Heilpflanzen besser auskennen als sie: Während des ganzen Jahres sind die Nomaden unter freiem Himmel unterwegs. Im Frühjahr und Sommer durchqueren sie die Mittel- und Hochgebirge, wo ihre Ziegen und Schafe das frischeste Gras und die schmackhaftesten Kräuter finden. Während des Winters ziehen sie sich dann in die Täler zurück, wo milde Temperaturen die karge Jahreszeit erträglich machen. Doch immer sind sie dort zu finden, wo wenig Konkurrenz um Weidegründe herrscht – weit abseits der Städte und Dörfer, und somit viele Kilometer entfernt von medizinischer Hilfe. Seit Jahrhunderten sind sie gezwungen, sich bei Verletzungen und Krankheiten selbst zu kurieren, mit den Mitteln aus Gottes »grüner Apotheke«.

Da die Pfade der Nomaden abseits befahrbarer Feldwege oder gar asphaltierter Straßen verlaufen, hat sich Johannes Mayer für den Vorstoß in ihren Lebensraum ein für uns nicht ganz alltägliches Transportmittel ausgesucht: Drei Kamele stehen im Morgengrauen vor den Toren Isfahans bereit. Eines beladen Helfer mit Ausrüstung und Proviant, ein zweites besteigt – unter Anleitung des Kamelführers und nach mehreren Anläufen – der deutsche Forschungsreisende, auf das dritte schwingt sich sein Begleiter auf diesem letzten Reiseabschnitt: Iraj, ein junger Botaniker von der Universität Isfahan. Fariborz Moattar hatte den Wissenschaftler

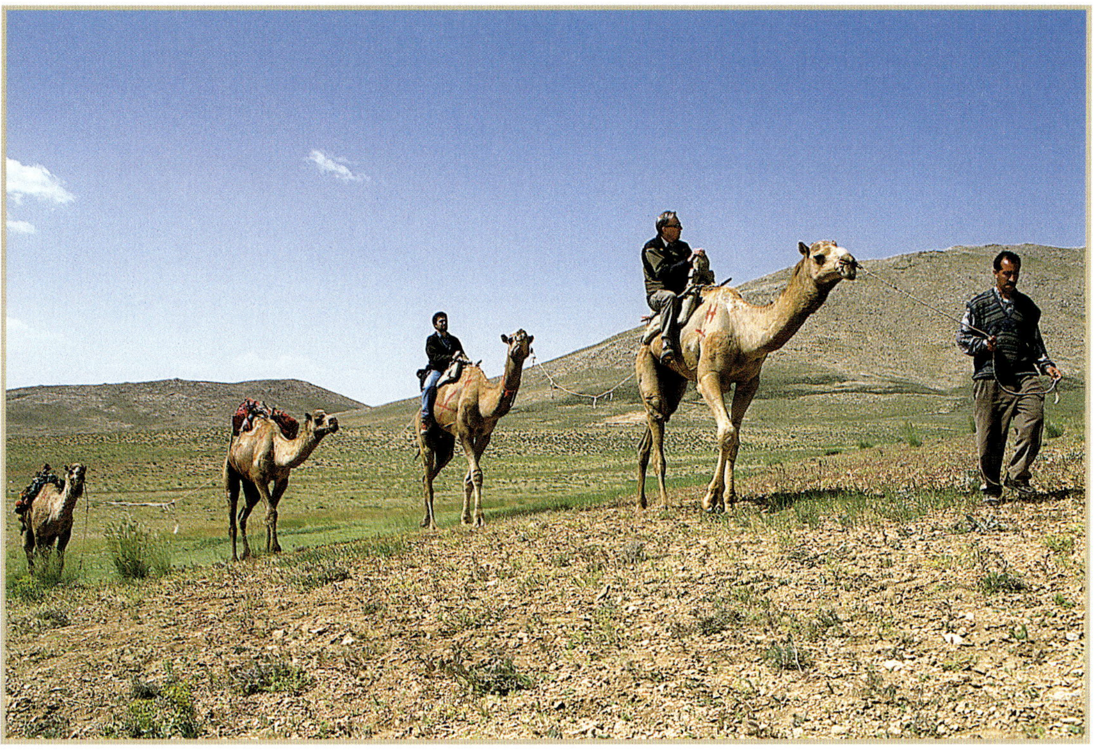

▲ *Sie scheinen perfekt zum Bild dieser Landschaft zu gehören, und doch bekommen die Nomaden des Zagros-Gebirges nur selten Kamele zu Gesicht*

wärmstens empfohlen. Kaum ein anderer besitze so detaillierte Kenntnisse der iranischen Gebirgsflora, die ja immerhin einige tausend Spezies umfasse, hatte Moattar seinen jungen Kollegen gelobt. Er selbst könne wegen seiner Verpflichtungen an der Universität leider nicht mitkommen.

Iraj, ein etwa dreißigjähriger Mann mit gepflegtem Vollbart und klugen, braunen Augen erweist sich als perfekter Ratgeber, der auch die einsamsten und verschlungensten Gebirgspfade gut kennt: Häufig war er für Seminararbeiten in botanisch interessan-

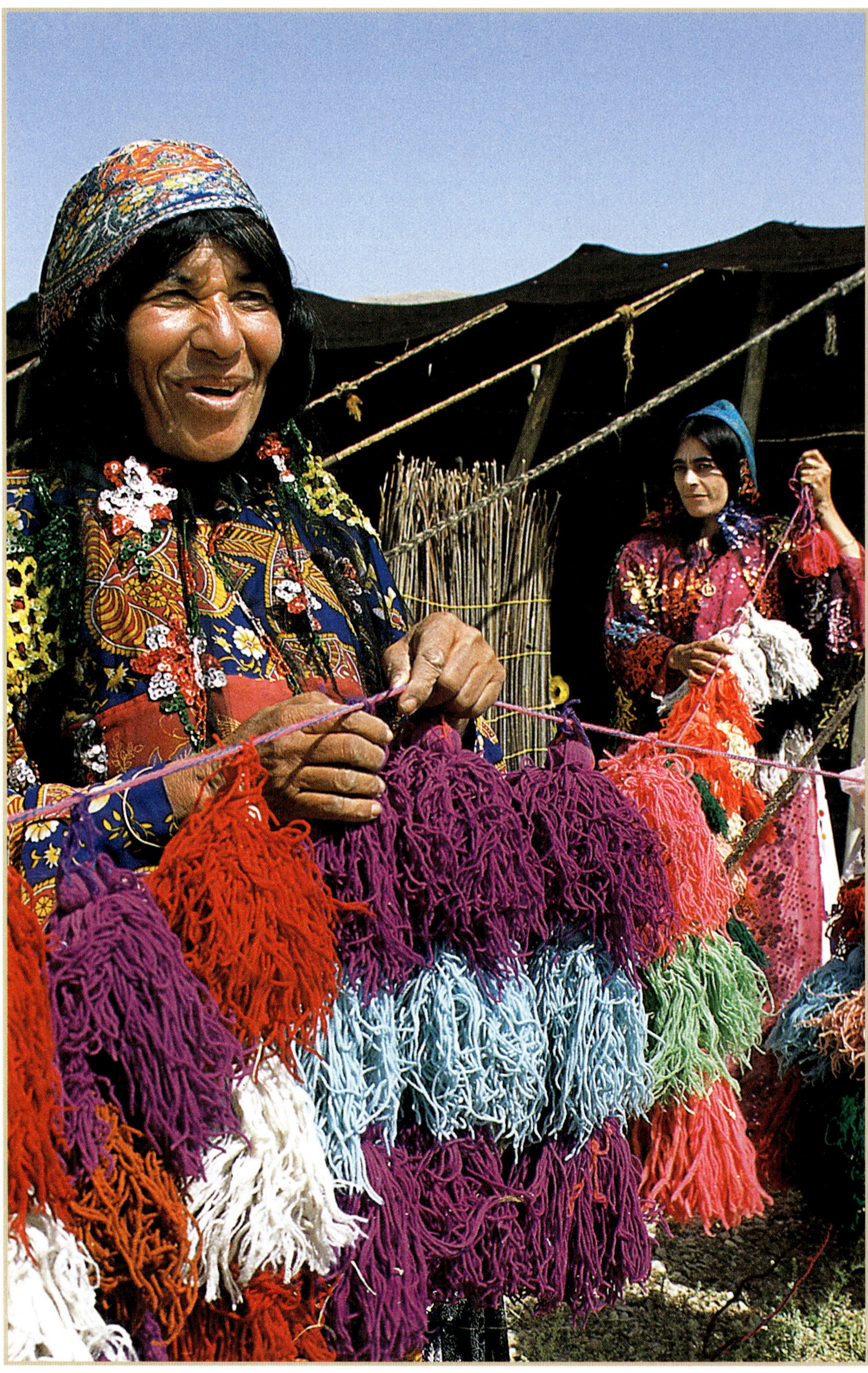

ten Hochtälern auf der Pirsch. Selbst vom schwankenden Kamelrücken aus versäumt er keine Gelegenheit, seinen deutschen Begleiter über die vielfältige Flora zu unterrichten, auf die ihre Reittiere gerade so achtlos ihre breiten Hufe setzen. Gerne hätte er sich ein paar Notizen gemacht, erzählt Johannes Mayer später schmunzelnd, doch allzu sehr hätten ihn gerade auf diesem Reiseabschnitt die verschiedensten Körperteile geschmerzt, sodass er ausschließlich damit beschäftigt gewesen sei, immer neue, geringfügig veränderte Sitzpositionen zu finden.

Bei den Nomaden

Dem Leidenden hilft in dieser Phase das Glück: Schon nach wenigen Stunden Aufstieg in einem namenlosen Seitental des Gebirges ist die Karawane am Ziel. Weit verstreute Schaf- und Ziegenherden künden von der Anwesenheit einiger Nomaden. Und nach wenigen Biegungen erspähen die Forscher eine Hand voll kleine, aus dunklen Tierfellen gefertigte Zelte. Der unerwartete Besuch versetzt die Nomaden in helle Aufregung: Aus allen Richtungen eilen Frauen und Männer herbei, um die Fremden zu bestaunen. Fast ebenso große Aufmerksamkeit ziehen unsere Reittiere auf sich: Kamele sieht man im Zagros-Gebirge nur selten; sie gelten als teuer und aufwändig in der Haltung. Esel sind genügsamer und billiger. Auch brauchen die Nomaden für ihr tägliches Leben kaum große Reit- und Lasttiere, ihr übliches Pensum an Fortbewegung bewältigen sie leicht zu Fuß.

Während Johannes Mayer und sein Begleiter Iraj mit steifen Gliedern von ihren Sätteln rutschen und erste Begrüßungsformeln tauschen, filmen wir bereits begeistert die Nomaden in ihrer traditionellen Kleidung: Die Männer kommen eher unscheinbar in Grau und Braun daher, die Kleider der Frauen leuchten dagegen in allen Regenbogenfarben. Mehrere, meist bunt gemusterte Röcke aus Tüll, Seide oder Brokat tragen sie übereinander, dazu bestickte Blusen mit gold- und silberfarbigen Borten und Ornamenten. Und statt des freudlosen schwarzen Kopftuchs der Städterinnen zieren ihre Köpfe luftige Seidenschleier, meist versehen mit klimpernden Münzen

◂ Die farbenfrohe Kleidung der Nomadinnen symbolisiert die Hoffnung auf Wohlstand und Glück

oder bunten Troddeln. Auf unsere Frage, ob die Nomaden gerade eine Hochzeit vorbereiteten, schüttelt Iraj lachend den Kopf. Dies sei tatsächlich die Alltagskleidung der Nomadinnen. Sie seien zwar in aller Regel arm, doch immer bemüht, sich zu kleiden wie Königinnen, ungeachtet der geringen Alltagstauglichkeit dieser empfindlichen Tracht.

Anfangs steht unsere Kamera im Mittelpunkt des Interesses, doch nachdem jeder Bewohner des Zeltlagers einmal durch den Sucher geschaut und nur ein langweiliges, winziges Schwarzweiß-Bild gesehen hat, richtet sich die Aufmerksamkeit auf unseren Protagonisten. »Wo kommen Sie her? Was führt Sie zu uns?« Als sie Irajs Übersetzung von Johannes Mayers Antwort lauschen, hellen sich die Mienen der Nomaden auf. Wie wohl allen Menschen auf der Welt schmeichelt es ihnen, als Experten angesehen und um Rat gefragt zu werden. Bald schon bücken sich einzelne Männer aus dem Kreis, der sich um den Deutschen gebildet hat, und rupfen die verschiedensten Kräuter aus. Wortreich beginnen sie ihren Gästen zu erklären, bei welchen Leiden die Pflanzen verwendet und wie sie zubereitet werden. Es stimmt also tatsächlich: Die grüne Apotheke vor der Haustür ist kein Klischee an diesem Ort, wo die Menschen ihren Erkältungstee, ihr Wundschutzmittel mit einer lässigen Handbewegung vom Erdboden klauben.

Bald lässt man sich bei Tee und Gebäck zu ausführlichem Palaver nieder. Ein schwerer Teppich sorgt für Sitzkomfort in der vielköpfigen Runde, die sich traditionsgemäß um den Stammesältesten gruppiert hat. Im Gespräch stellt sich rasch heraus, dass bei den Nomaden die mittelalterliche »Vier-Elemente-Lehre«, der auch Avicenna folgte, noch lebendig ist. Diese Theorie stand während zweier Jahrtausende im Orient und Okzident gleichermaßen in Blüte und wirkte in Europa noch bis zur Mitte des 19. Jahrhunderts fort. Den aus dem Altertum bekannten vier Elementen werden danach vier »Primärqualitäten« zugeordnet: das »warme« Feuer, die »trockene« Erde, die »kalte« Luft und das »feuchte« Wasser. Jedem beliebigen Lebens- oder Arzneimittel lassen sich diese »Qualitäten« zuordnen, deren Intensität in vier Grade eingeteilt ist. So gelten beispielsweise Feigen als »heiß und feucht im 1. Grad«, Essig als »kalt im 1. Grad und trocken im 2. Grad«. Mit Hilfe dieses kunstvoll ermittelten Wärmegrades, der auch als »Natur« einer Speise bezeichnet wird, lässt sich die Wirkung eines Nahrungsmittels oder einer Medizin auf den menschlichen Körper und auf eventuell vorhandene Krankheiten berechnen.

Ein zentraler Punkt ist nach dieser »Vier-Elemente-Lehre« der Ausgleich von Wärme und Kälte im menschlichen Leib. So empfahlen die Ärzte vergangener Jahrhunderte, eine »warme« Krankheit, etwa durch »Überhitzung« entstandene Hautunreinheiten, durch »kaltes« Essen, beispielsweise Gurken, zu neutralisieren. In seinem Kanon der Medizin nennt Avicenna die »Natur« jeder einzelnen Heilpflanze an vorderster Stelle. Bei den Nomaden ist dieses Volkswissen auch heute noch tief im kollektiven Bewusstsein verankert und spielt bei der Zubereitung jedes noch so gewöhnlichen Mittagessens eine wichtige Rolle. Selbst dann, wenn keiner in der Familie krank ist, achtet man auf ein Gleichgewicht der mündlich überlieferten Wärme- und Kältegrade aller dargebotenen Speisen.

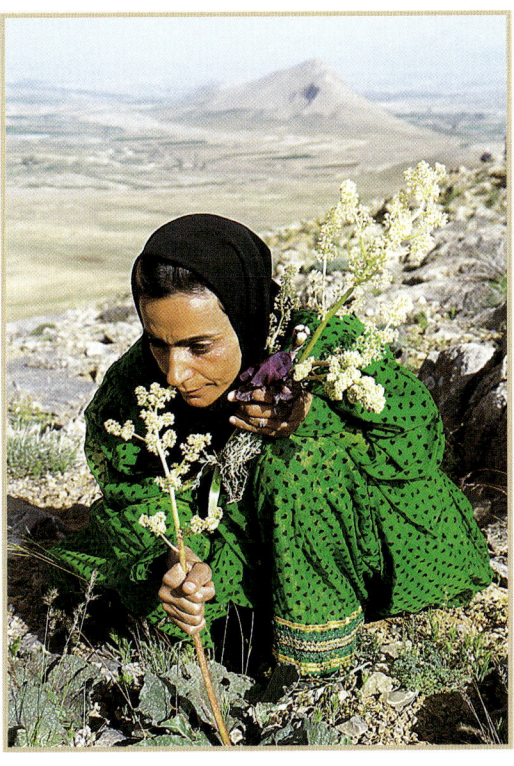

▲ *Habibi sammelt seit ihrer Kindheit Heilpflanzen. Als Nomadin hat sie kaum je Gelegenheit, einen Arzt aufzusuchen*

Mit Habibi ins Gebirge

◆ ◆ ◆ ◆

Im Gespräch merken die beiden Wissenschaftler bald, wer unter den Anwesenden die profundesten Kenntnisse in traditioneller Kräuterheilkunde besitzt. Es ist eine junge Frau namens Habibi, die auf fast alle Fragen eine Antwort weiß. Von ihren Großeltern, so erzählt sie, habe sie auf langen Wanderungen viel über die heimischen Pflanzen gelernt. Als Iraj und Johannes Mayer fragen, ob Habibi sie zu einem Spaziergang ins Gebirge begleiten würde, blickt die junge Frau verschämt zu Boden. Nur in Begleitung einiger Freundinnen als »Anstandsdamen« könne sie diese Einladung einer reinen Männergruppe annehmen.

Selbstverständlich akzeptieren wir sofort und begeben uns schon wenig später, im warmen Licht des späten Nachmittags, auf Wanderschaft in Richtung einer von Iraj als botanisch interessant eingestuften Hügelkette, im Schlepptau eine Gruppe bunt gekleideter, kichernder Nomadinnen, deren Schleier im Gebirgswind flattern.

Der Ausflug hält schon nach wenigen hundert Metern eine Überraschung für Johannes Mayer bereit. Zwischen den weidenden Schafherden findet er in dichten Büscheln eine hochgiftige Pflanze: *Colchicum*, die ein starkes Nervengift enthält und schon in ge-

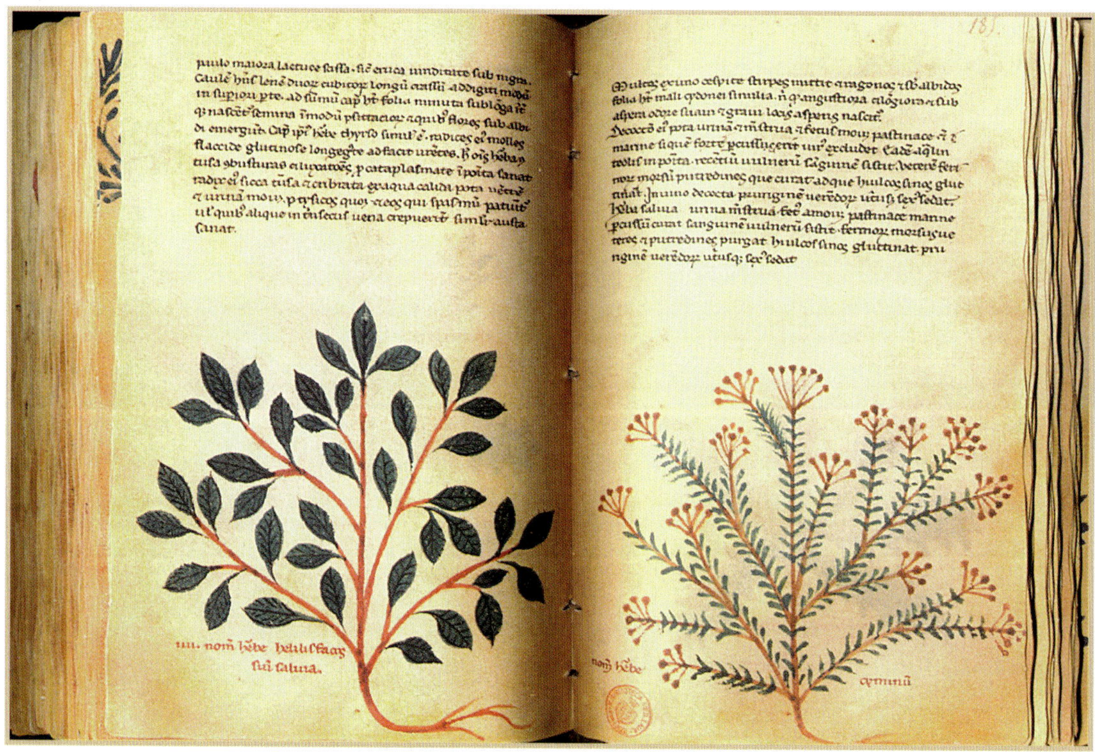

▲ *Salbei (links) nutzen die Nomaden weder als Heil- noch als Würzmittel, ganz im Gegensatz zu uns Mitteleuropäern*

ringen Mengen tödlich wirken kann. »Ein seltsamer Fund«, staunt der Wissenschaftler noch Stunden später: »Das Gift scheint den Schafen nichts auszumachen. Oder fressen sie instinktiv nur, was ihnen bekommt? Immerhin ist *Colchicum* so toxisch, dass wahrscheinlich schon der Verzehr einer einzigen Pflanze schwere Magenprobleme hervorrufen würde.«

Die Weidegründe der Schafe enden abrupt am Fuß eines steilen Hanges. Immer felsiger wird der Untergrund, immer spärlicher der Bewuchs, während sich das pflanzenkundige Trio, in ehrfürchtigem Abstand verfolgt von Habibis Anstandsdamen, den Berg hinaufquält. Ob sich der mühevolle Aufstieg auch wirklich lohnt? Vielleicht hat der deutsche Medizinhistoriker ja auch eine allzu präzise Vorstellung davon, was er auf dem Gipfel zu finden hofft: Avicennas Kapitel über den Medizinalrhabarber gehe ihm nicht aus dem Kopf, hatte er unserer Führerin erzählt. Das Gewächs, das ursprünglich vermutlich aus Westchina stammt, hat verschiedene Unterarten, von denen eine ganz spezielle Spezies vermutlich nur in Persien heimisch ist. Einen solchen Rhabarber zu finden und zur Untersuchung im Labor mit nach Deutschland zu nehmen, gehört für Mayer zu den höchsten Zielen seiner Forschungsreise. Habibi reagiert auf solche Anfragen mit wenig mehr als einem verschmitzten Lächeln. Natürlich ziehen die Angehörigen ihres Stammes seit vielen Jahrzehnten jeden Sommer zur Kräutersuche in diese Berge; doch ob der Sonderwunsch ihres Gastes erfüllt werden kann, vermag sie nicht zu garantieren, zumal der Deutsche offenbar merkwürdige Vorstellungen davon hat, welche Pflanzen heilende Wirkung besitzen: Habibi ist verblüfft, als Johannes Mayer sich nach Salbei bückt, der hin und wieder zwischen den Findlingen sprießt. »Diese Pflanze hat keine medizinische Wirkung«, erklärt sie achselzuckend und staunt umso mehr, als wir ihr erzählen, wie wertvoll Salbei für uns in Europa bei Erkältungskrankheiten ist und dass wir ihn auch als Würzmittel beim Kochen einsetzen, zum Beispiel für Fleischgerichte. Nichts davon hat bei den Nomaden Tradition. »Das überrascht mich wirklich«, meint Johannes Mayer später. »Immerhin galten die Salbeiblätter im abendländischen Raum seit der Antike als Sinnbild für das ewige Leben und wurden geradezu als Universalmedizin gerühmt. Dass die Nomaden die Pflanze überhaupt nicht verwenden, zeigt, wie unterschiedlich sich die Erfahrungsheilkunde verschiedener Völker entwickeln kann.«

Ein schneidend kalter Wind bläst uns ins Gesicht, als wir die Kuppe des Berges erreichen. Als kleine, bräunliche Punkte sind im Tal noch die Nomadenzelte zu erkennen, am Horizont erheben sich die schneebedeckten Fünftausender der Hauptkette des Zagros-Gebirges, die Gipfel bereits im orangefarbenen Licht des nahenden Sonnenuntergangs glühend. Doch unsere Blicke richten sich angesichts der vorgerückten Stunde auf den Erdboden, auf die wenigen Pflanzen, die sich einen Platz in dieser Steinwüste erkämpft haben. »Klima und Bodenbeschaffenheit sind ideal«, murmelt Iraj, »da müsste doch eigentlich ... – aber da ist er ja!« Aufgeregt deutet der Botaniker auf einen strohfarbenen Strauch mit kleinen, knotigen Blättern: der lang gesuchte, von Avicenna beschriebene Medizinalrhabarber. Mit dem Taschenmesser schneidet Mayer ein Stück des rötlichen Stängels knapp oberhalb der Wurzel heraus und beißt vorsichtig hinein. Die Pflanze, so schildert er, schmecke ein wenig anders als unser heimischer Rhabarber, etwas bitterer vielleicht. Habibi beobachtet die Szene aufmerksam. Rhabarberstängel spielten eine wichtige Rolle bei Frühjahrskuren, die im Iran sehr beliebt sind, erzählt sie. Johannes Mayer notiert sich die Erläuterungen seiner Begleiterin Wort für Wort. »Vermutlich hat der persische Rhabarber blutreinigende und abführende Wirkung. Jedenfalls steht es auch so bei Avicenna. Wie stark dieser medizinische Effekt im Vergleich mit unserem europäischen Rhabarber tatsächlich ist, der ja als Heilmittel kaum eine Rolle spielt, wird sich erst im Labor erweisen.«

Es ist tiefe Nacht, als wir wieder im Lager der Nomaden eintreffen. Mit Einbruch der Dunkelheit war es schlagartig bitterkalt geworden, und wir freuen uns auf den Tee, der auf dem offenen Feuer köchelt. Gern lassen wir uns von unseren Gastgebern noch zu einer Plauderrunde unter dem windgeschützten Zeltdach einladen, fachsimpeln über das uralte Heilwissen des Orients und die merkwürdigen Wege, die es durch Länder und Zeiten genommen hat. Sie seien sehr beeindruckt, erzählen uns die Männer und Frauen von Habibis Stamm, dass wir um die halbe Welt gereist sind, um mit ihnen zu sprechen und etwas zu finden, das sie wie selbstverständlich vor dem Zeltausgang pflücken. Ob diese Menschen ahnen, wie wertvoll ihre Kräuterschätze womöglich sind und wie viele Wissenschaftler nach neuen Heilmitteln fahnden, in täglicher mühevoller Kleinarbeit in den Laboratorien der Arzneimittelindustrie?

Alles Rhabarber oder was?

Dr. Johannes Gottfried Mayer
Institut für Geschichte der Medizin in Würzburg

◆ ◆ ◆ ◆

Manche lieben ihn, manche hassen ihn, andere können ihn nur mit sehr viel Zucker genießen – den Rhabarber, der alle Jahre wieder als Kompott oder in Form von Kuchen auf deutschen Tischen kredenzt wird. Um unseren Gartenrhabarber geht es hier aber nicht. In der Heilkunde wird eine andere *Rheum*-Art verwendet, der so genannte Medizinalrhabarber, botanisch *Rheum palmatum L.* Er stammt aus West-China und gedeiht in der obersten Waldstufe. Medizinalrhabarber kommt aber auch in Indien, Pakistan und Persien vor. Verwendet werden hauptsächlich die Wurzeln, die iranischen Nomaden essen die Stängel im Frühjahr zur Blütezeit.

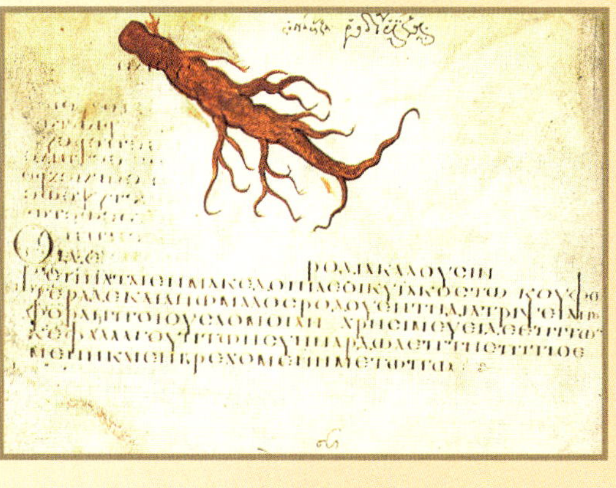

▲ Die Rhabarberwurzel findet bei uns als Heilpflanze kaum Beachtung

Tatsächlich ist der Rhabarber eine ganz alte Arzneipflanze, er steht bereits in den ältesten chinesischen Arzneibüchern, aber auch die griechischen Ärzte der Antike kannten seine Wirkungen. Kein Wunder also, dass sich auch der große Avicenna mit dem Medizinalrhabarber auseinander setzte (Buch II, Kapitel 585). Dabei empfiehlt der persische Arzt und Philosoph, zunächst eine recht umständliche Qualitätsprüfung vorzunehmen. Anscheinend kursierten Fälschungen, wie das übrigens auch heute noch der Fall sein kann. Unter den Indikationen führt Avicenna Schwellungen, Wunden und Geschwüre bei äußerlicher Anwendung an. Er soll bei Asthma hilfreich sein, besonders jedoch die Verdauungsorgane stärken und eine ausleitende Wirkung zeigen, durch die Harnverhalten, Nieren- und Unterleibsschmerzen sowie ungewöhnliche Blutungen bei Frauen beseitigt werden. Des weiteren werden die Behandlung von chronischem Fieber (vielleicht ein Hinweis auf Malaria) und von Bissen giftiger Schlangen als Einsatzgebiete genannt.

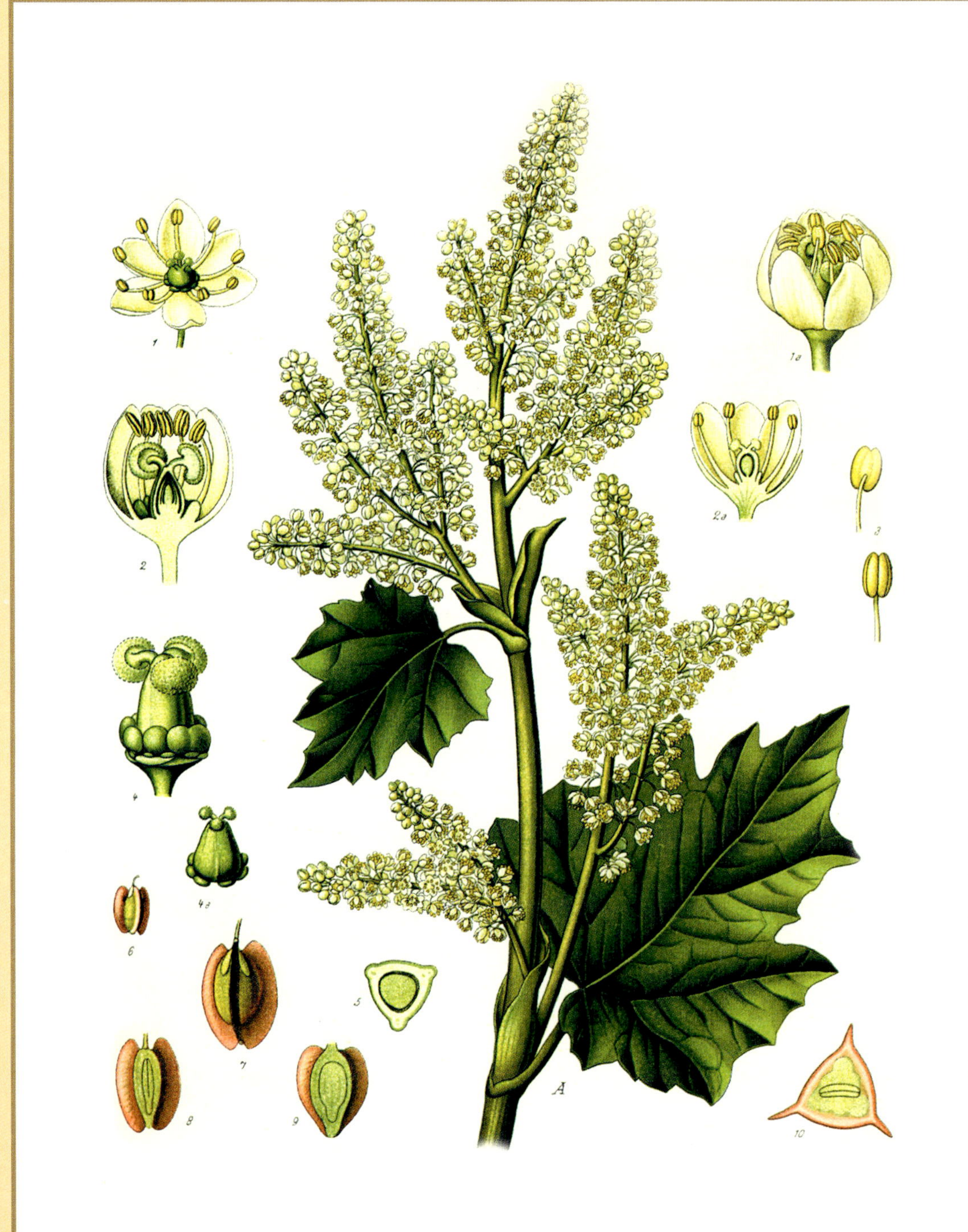
1
1a
2
2a
3
4
4a
5
6
7
8
9
10
A

Ein sehr weites Feld an Indikationen also. Heute wird als einziges Anwendungsgebiet die so genannte Obstipation, also die Verstopfung, genannt. Die Wurzel der Pflanze enthält Anthranoide, die eine beschleunigte Darmpassage herbeiführen können. Allerdings hängt diese abführende Wirkung stark von der Qualität der Wurzel ab; der Rhabarber kann nämlich auch stopfend wirken, und zwar dann, wenn der Anteil der Gerbstoffe sehr hoch ist, der Anthranoidgehalt dagegen niedrig. Chinesischen Studien zufolge hat die Rhabarberwurzel auch eine blutstillende Wirkung bei akuten Darmblutungen. Ein antimikrobieller Effekt konnte bei einigen Viren im Laborversuch gezeigt werden. Möglicherweise besitzt Rhabarber auch noch eine antibakterielle Wirkung, er soll auch die Produktion von Gallensaft anregen können und diuretisch, also entwässernd, wirken. Bei Tierversuchen soll ein blutdrucksenkender Effekt beobachtet worden sein. Der größte Teil der Studien zu diesen Wirkukngen wurde jedoch in China durchgeführt – die Qualität des wissenschaftlichen Standards ist von außen nur schwer zu beurteilen; und in Deutschland steht man hier noch am Anfang.

◂ *Wenn der Rhabarber in voller Blüte steht, nutzen die persischen Nomaden seine Stängel für ihre Frühjahrskuren*

Aus der traditionellen Heilkunde verschiedener Völker wurden sehr verschiedene Indikationsgebiete erfasst. So wird die *Rheum-palmatum*-Wurzel in Indonesien tatsächlich bei Malaria und asthmatischen Beschwerden eingesetzt, wie das bei Avicenna zu lesen ist. In China und in Tibet behandelt man sogar Gelbsucht mit der Rhabarberwurzel. Man setzt sie aber auch bei geschwollenem Rachen, bei Geschwüren und Blutungen der Verdauungsorgane sowie Blutungen aus Mund und Nase ein. Bei Unterleibsschmerzen, Furunkeln, Karbunkeln, Hautgeschwüren sowie Verletzungen nach Schlägen und Stürzen wird die Wurzel innerlich verabreicht. Äußerliche Anwendung erfolgt bei Brandwunden und Hautkrankheiten. Damit ist die traditionelle Heilkunde in China und Asien – was den Rhabarber betrifft – von Avicennas »Canon medicinae« nicht allzuweit entfernt. Für die hieseige Wissenschaft besteht zum Thema Rhabarber ein großer Forschungsbedarf.

Das Urteil der Pharmazeuten

Einige Wochen nach unserer Heimkehr aus dem Iran treffen wir uns in Herrenberg, einem Städtchen mit hübschen Fachwerkhäusern in der schwäbischen Provinz. Hier befindet sich eine Forschungsabteilung für Naturheilmittel der Firma Abtei, mit der Johannes Mayer eng zusammenarbeitet. Für ihn ist die Spurensuche nach vergessenen Heilmitteln zunächst zu Ende – die Inhaltsanalyse der persischen Heilpflanzen muss er den spezialisierten Chemikern und Pharmazeuten überlassen. Und das Urteil darüber, ob sich die Weiterentwicklung zu marktfähigen Medikamenten lohnt, wird in den Vorstandsetagen der Konzerne gefällt.

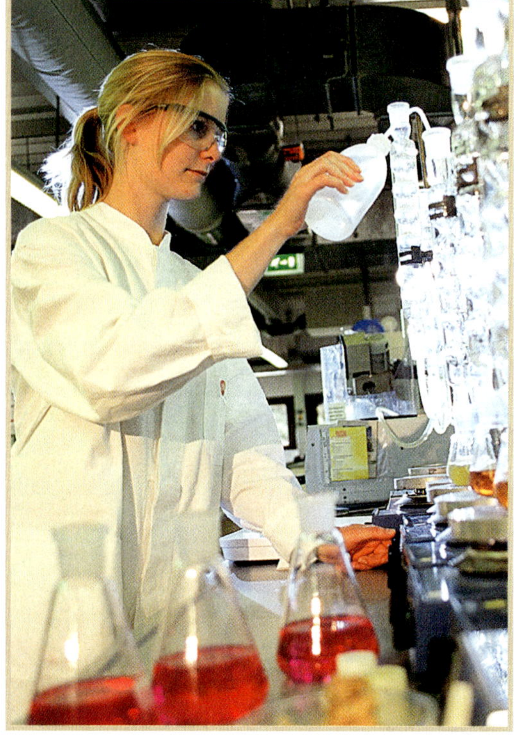

▲ *Am Schnittpunkt von Volksheilkunde und moderner Wissenschaft: pharmakologische Forschung in Herrenberg*

In dem Spezialkoffer, den Mayer dem Pharmazeuten Dr. Stefan Noé übergibt, befinden sich – in getrocknetem Zustand und steril verpackt – die aussichtsreichsten Pflanzenfunde aus den iranischen Hochtälern, unter anderem Proben von Medizinalrhabarber, Stink-Asant und einer persischen Baldrianart, »Katzenkraut«, genannt. Gespannt beobachten wir, dass sich auch der erfahrene Apotheker zunächst nicht seiner teuren Analysegeräte bedient, sondern ganz schlicht seiner Nase vertraut. Und wirklich: »Die Pflanzen sind mir auf den ersten Blick zwar bekannt«, schildert Noé seinen ersten Eindruck, »aber sie riechen nach meinem Gefühl etwas anders als europäische Exemplare, könnten also andere Inhaltsstoffe haben. Zumal sie in der persischen Medizin ja offenbar teilweise anders eingesetzt werden. Und das ist genau das, was wir erforschen wollen: Wir suchen nach vergessenen, verloren gegangenen Indikationen für vermeintlich bekannte Pflanzen.« Erfolge seien bei diesem Vorgehen wahrscheinlicher als bei der Jagd nach neuen, unbekannten Heilkräutern. Johannes Mayers geduldige Literaturrecherchen mögen zwar weniger spektakulär sein als etwa groß angelegte Sammelaktionen im Amazonas-Regenwald, aber sie versprechen womöglich größeren Nutzen.

An diesem Tag in Herrenberg beobachten wir fasziniert die späte Rehabilitation der Volksmedizin durch die Pharmakologie. Die Analyseverfahren von Mehrstoffgemischen sind heute ausgereift und erlauben es, das uralte Erfahrungswissen um die Wirkung von Heilkräutern auf den Prüfstand der Wissenschaft zu stellen. Eines der Verfahren ist die so genannte Dünnschicht-Chromatographie: Die zu untersuchenden Kräuter werden dabei zunächst zermahlen und mit Lösungsmitteln versetzt, um die verschiedenen Inhaltsstoffe exakt voneinander zu trennen. Auf einer belichteten Fotoplatte, dem Chromatogramm, lassen sich Art und Menge dieser Inhaltsstoffe schon nach einer halben Stunde anhand von far-

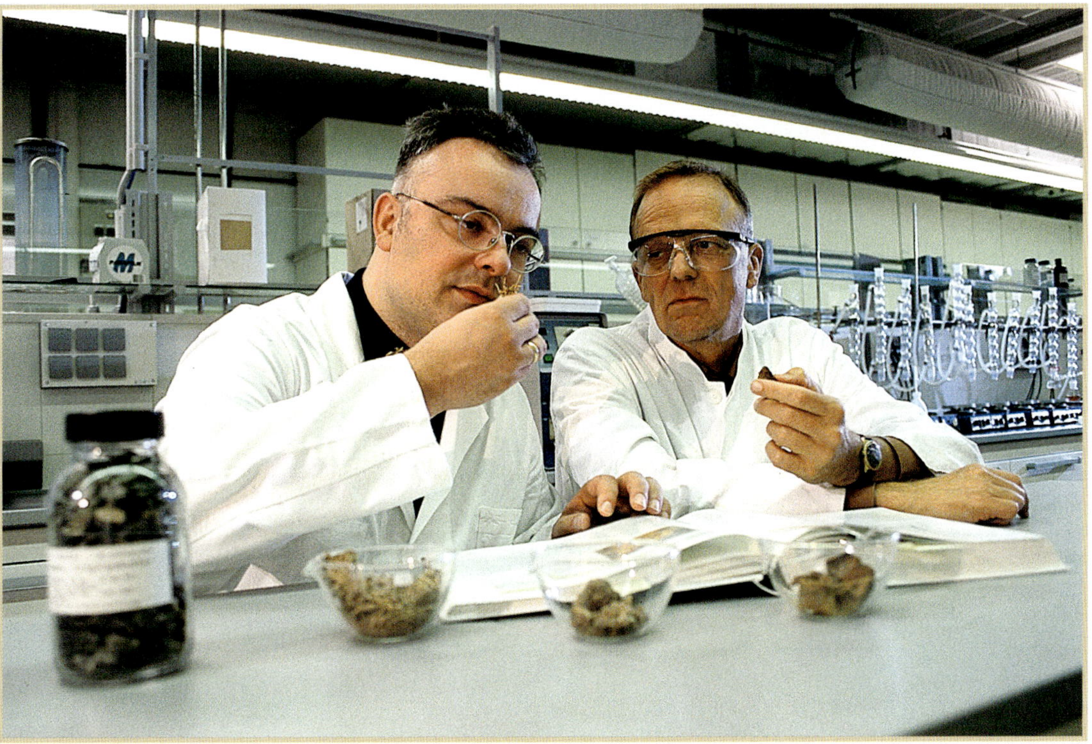

▲ *Die Beurteilung der Pflanzen beginnt für den Pharmazeuten Dr. Noé mit einer einfachen Geruchsprobe*

bigen Säulen ablesen. Ein erfahrener Pharmakologe erkennt bereits an dieser Grafik, ob eine Heilpflanze zum Beispiel eher Einschlafstörungen lindert oder die Verdauung unterstützt. Im Dialog mit einem Medizinhistoriker wie Johannes Mayer wird dann überprüft, ob die vermutete Wirkung sich mit dem Erfahrungswissen aus Literatur und mündlicher Überlieferung deckt. Je deutlicher das Profil einer Pflanze zu Tage tritt, je machtvoller ihre Heilwirkung zu sein scheint, umso größer ist die Wahrscheinlichkeit, dass man sie anschließend ausführlich testet – zunächst an Zellkulturen, dann an Tieren, schließlich am Menschen. Die gesetzlichen Hürden sind bei Arzneien pflanzlicher Herkunft genauso hoch wie bei chemisch hergestellten Medikamenten. Und auch an dem langwierigen und kostspieligen Prozess der Zulassung und Markteinführung führt kein Weg vorbei: Bevor auch nur ein einziges Mittel in den Apotheken zum Verkauf steht, sind hunderte von Pflanzen vergeblich gesammelt und getestet worden.

Ein wenig enttäuscht sind wir als pharmakologische Laien schon, dass uns Stefan Noé nicht aus dem Stand sagen kann: »Daraus machen wir ein neues Medikament!« Doch Mayer beschwichtigt: »Immerhin haben wir schon an diesem ersten Tag die Bestätigung erhalten, dass etwa der Stink-Asant Schwefelverbindungen und ein harzähnliches Gemisch enthält, das vermutlich bei Erkältungskrankheiten hilft. Genau dafür wird die Pflanze ja in Persien eingesetzt, während wir das in Europa noch gar nicht ausprobiert haben.«

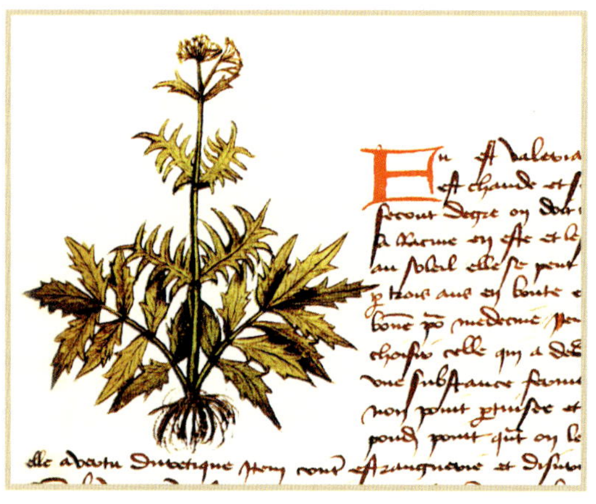

▲ Baldrian – erprobt als Beruhigungsmittel und bei Frauenleiden. Doch kann die persische Variante noch mehr?

Wenig später bringt uns Noé die Ergebnisse seiner mikroskopischen Untersuchung von Medizinalrhabarber und persischem Baldrian. Der persische Rhabarber hat offenbar Potenzial: Seine blutreinigende und abführende Wirkung ist stärker ausgeprägt als bei seiner europäischen Bruderpflanze – nicht umsonst gilt er den befragten Nomaden eher als Heil- denn als Nahrungsmittel. Und auch der mitgebrachte Baldrian macht den Pharmakologen neugierig: »Er wird im Iran zwar auch zur Beruhigung eingesetzt, ähnlich wie bei uns. Doch darüber hinaus wendet man ihn dort ebenfalls bei Frauenleiden an, etwa zur Linderung der Regelschmerzen. Diese Spur werden wir auf jeden Fall weiterverfolgen.« Warum die Arzneimittelhersteller Hinweisen wie diesen mit so viel Eifer nachgehen, ist uns im Laufe der Dreharbeiten klar geworden: Pflanzliche Medizin genießt als das meist »sanftere« Heilmittel nicht nur einen Vertrauensvorschuss bei den Patienten, auch ökonomische Aspekte spielen eine Rolle: Heilkräuter sind Medikamente, die nachwachsen und nicht in komplizierten Verfahren synthetisch hergestellt werden müssen.

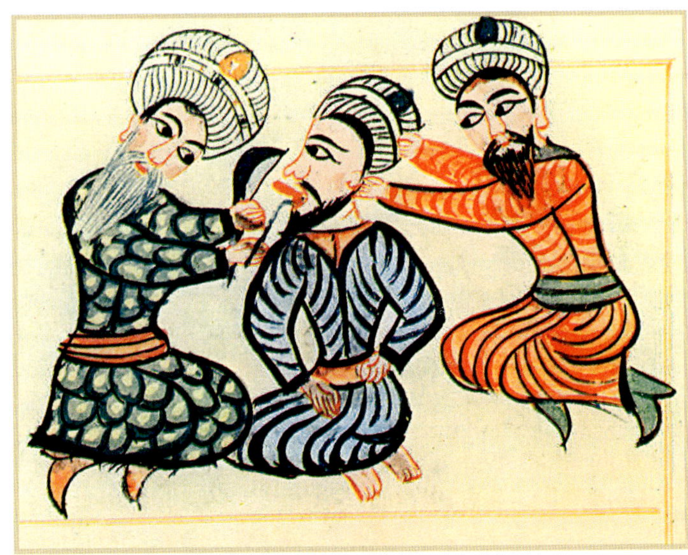

▲ *Bei Narkose, Blutstillung und Wundheilung vertrauten sie auf Pflanzenmedizin: Chirurgen des Mittelalters beim Ausschneiden eines »Fröschchens« unter der Zunge*

Wie viele Geheimnisse noch ihrer Entdeckung harren mögen? In Handschriften, die seit Jahrzehnten kein Wissenschaftler mehr geöffnet hat? »Ich denke, dass die Zahl beinahe unendlich ist«, meint Mayer ohne Zögern: »Generationen von Forschern werden daran arbeiten, ihr Wissen über all diese Dinge, die wir bisher nur erahnen oder durch die Volksheilkunde vorgeführt bekommen, zu erweitern.« Vieles von dem uralten Wissen um die heilende Kraft der Pflanzen, aufgeschrieben von den großen Ärzten der Geschichte, mag vergessen sein. Doch verloren ist es nicht. Wer wie Johannes Mayer gelernt hat, den Code der verwitterten Schriften zu knacken, ihnen ihre Geheimnisse zu entreißen, kann sich wie ein Archäologe fühlen, der eine Schatzkammer mit unermesslichen Reichtümern öffnet. Wir waren Zeugen einer solchen »Ausgrabung«, Zeugen einer spannenden Expedition in die Vergangenheit – auf der Suche nach den Heilmitteln der Zukunft.

THOMAS HIES

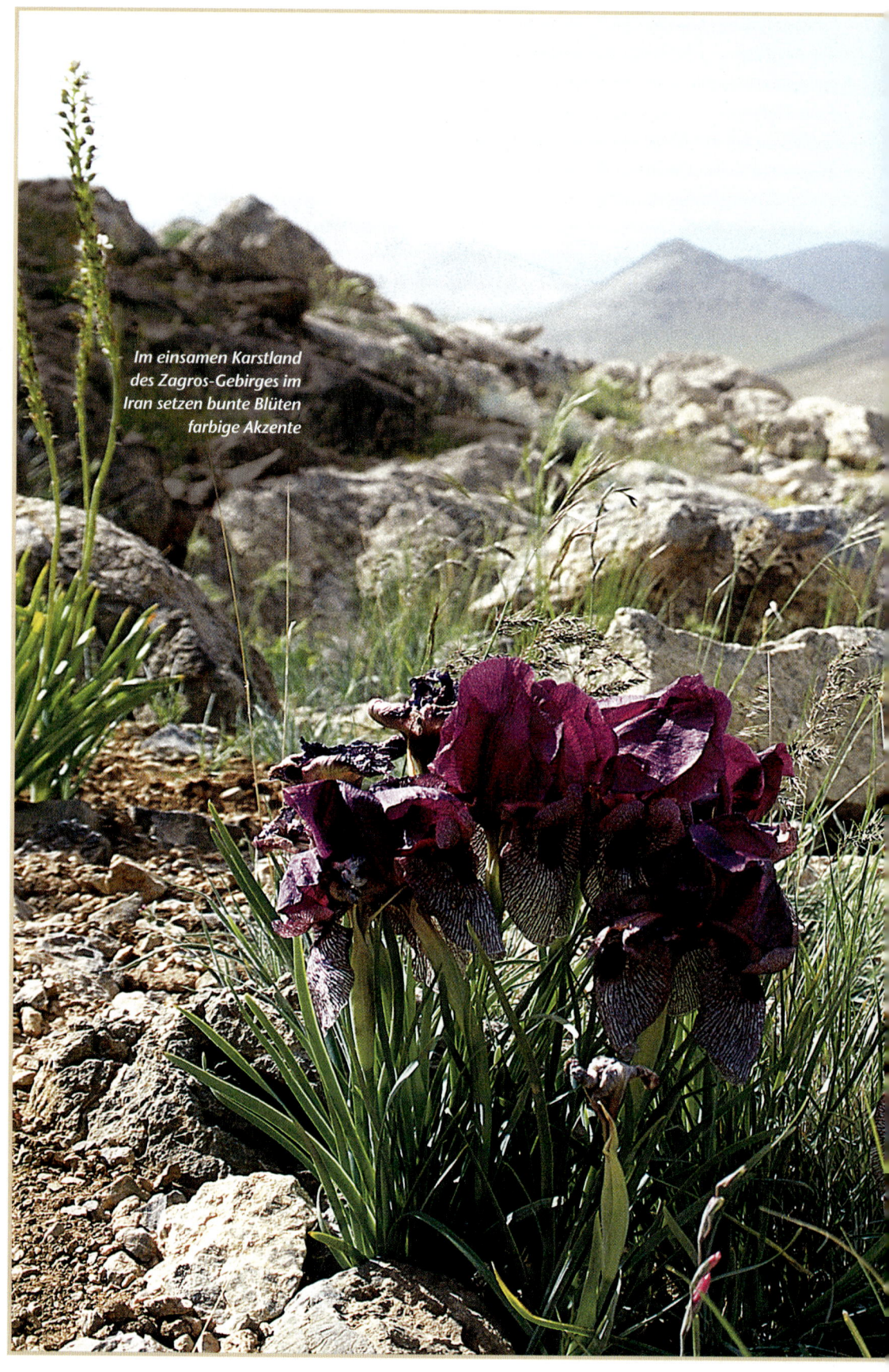

Im einsamen Karstland des Zagros-Gebirges im Iran setzen bunte Blüten farbige Akzente

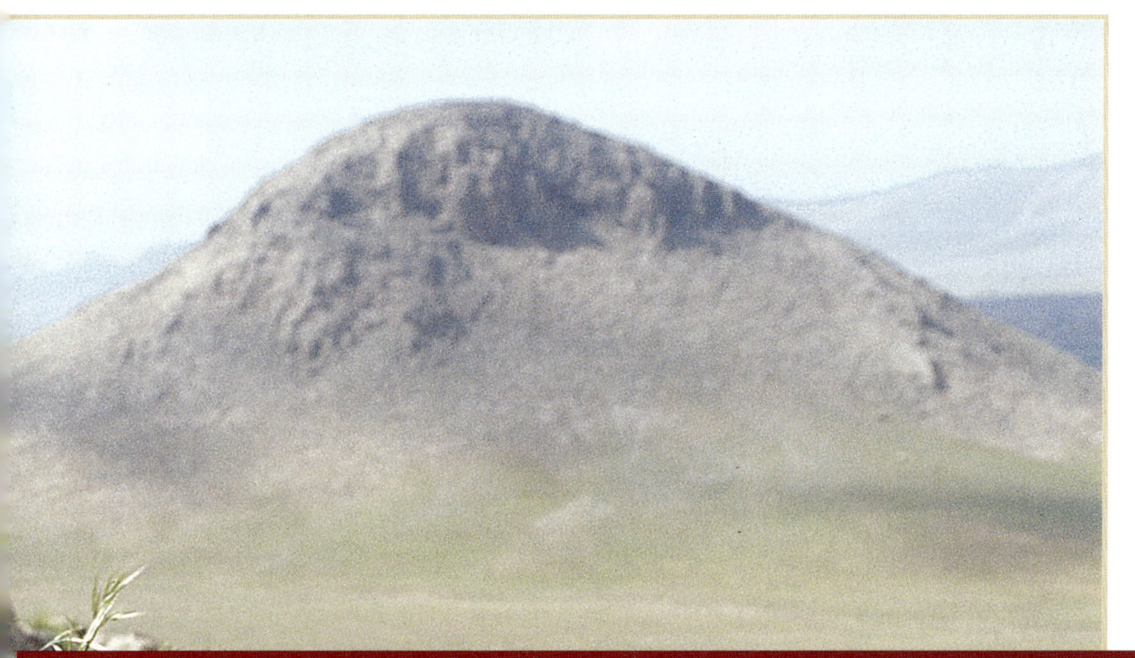

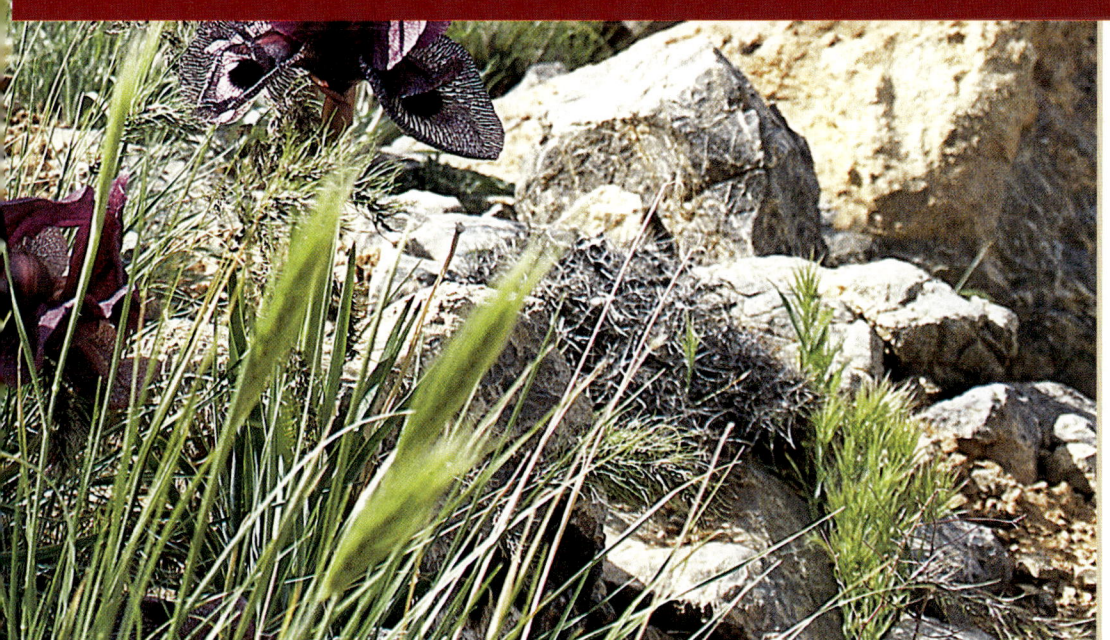

NACHWORT

MAGIER DER EVOLUTION

Alles Leben kommt aus dem Meer. Und dort begann – in grauer Vorzeit – auch ein Kapitel der Evolution, das besser als »Revolution« beschrieben ist: Die Pflanzen, unzufrieden mit ihrer ausschließlich maritimen Existenz, begannen ihr Leben in die eigene Hand zu nehmen und eroberten das Festland.

◇ ◇ ◇ ◇

War man bisher davon ausgegangen, diese grüne Invasion habe vor rund 400 Millionen Jahren – also im Erdzeitalter des Silur – stattgefunden, so bringen aktuelle Forschungsergebnisse aus den USA nun diese Gewissheit ins Wanken. Wissenschaftler der Pennsylvania State University datieren in ihrer neuen Studie das Alter der ersten Landpflanzen in Form von Moosen auf 700 Millionen Jahre, die ersten Landpilze in Gestalt von Flechten gar auf 1,3 Milliarden Jahre. Stimmen diese Zahlen, so müssten wichtige Theorien über die Entwicklung des Lebens auf den Landflächen der Urzeit-Erde neu geschrieben werden!

JE INTENSIVER DIE Schlüsselrolle der Pflanzen in der Erdgeschichte erforscht wird, desto markanter dürften auch ihre frühen »Dienstleistungen« für den Menschen zutage treten. Fast will es scheinen, als hätten sie seine Ankunft auf der Erde vorbereitet: Pflanzen sorgten für Nahrung, Kleidung und Baumaterial, sie lieferten Waffen und Werkzeuge, Gifte und Gegengifte, halfen dem Menschen dabei, im Alltag zu bestehen, seinen Wirkungskreis auf dem Festland zu erweitern und führten ihn schließlich auch dorthin zurück, woher sie selbst einst gekommen waren: auf Entdeckungsreisen über die Ozeane. Der »Homo sapiens« nahm die Welt in Besitz – und die floristische Hilfe dabei erfreut an.

▸ *Die gewaltigen Kapok-Bäume galten den Maya als heilig – sie verkörperten die Weltenachse, die die verschiedenen Ebenen des Universums verband*

Waren es folglich Dankbarkeit, Bewunderung, Respekt, die den Pflanzen über ihren evolutions- und zivilisationsfördernden Stellenwert hinaus schließlich eine Art dritte Karriere garantierten?

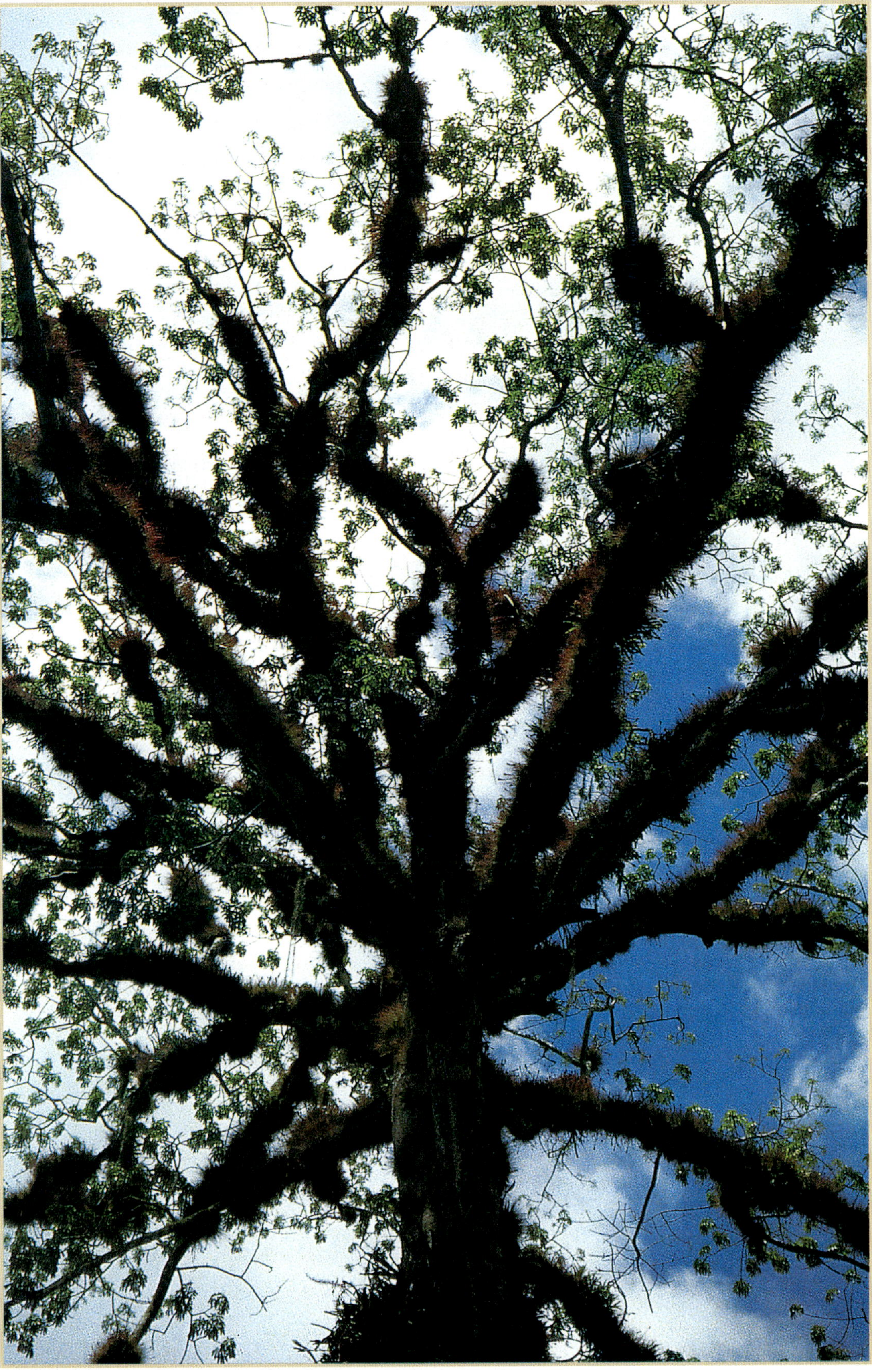

Die sie tief eindringen ließen in die Welt der menschlichen Sprache, der Mythen und Märchen, der Bilder und Symbole, der Religion, der Literatur, der Kunst? Da Dankbarkeit nicht gerade das ist, was die Anthropologen zur Grundausstattung des Menschen rechnen, ist es wohl eher die schlichtweg opportunistische Einsicht in die Unverzichtbarkeit und den tausendfachen Nutzen, den er aus den Pflanzen ziehen kann.

UNBESTRITTEN JEDENFALLS ist, dass es einen eigenen Kosmos, ein ganzes Universum floristischer Bezugspunkte, Sinnbilder und Widerspiegelungen in der Welt des Geistes gibt. Die »Landnahme« in der Kulturgeschichte ist den Pflanzen offensichtlich nicht minder bravourös gelungen wie die Eroberungszüge in der Erd- und Naturgeschichte.

▾ *Das Bilsenkraut hatte bereits einen hohen Stellenwert in der Heilkunde des Mittelalters*

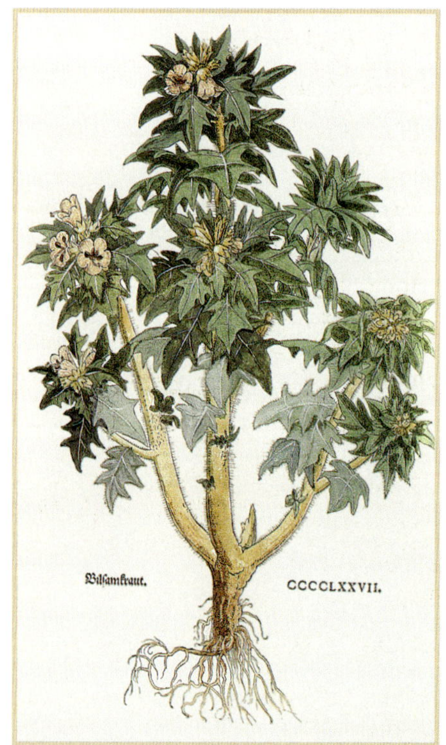

Vom biblischen »Baum der Erkenntnis« bis zum Lindenblatt der »Siegfriedsage«, zur »deutschen Eiche« oder zur »blauen Blume« der Romantik, von Dürers »Rasenstück« bis zu van Goghs »Sonnenblumen«, vom Apfel des Paris bis zu den Märchen »Rapunzel« oder »Schneewittchen«, vom »Wirte wundermild«, den Ludwig Uhland in einem Apfelbaum entdeckt, bis zu Fontanes Birnen-Ballade »Herr von Ribbeck«, vom vierblättrigen Kleeblatt bis zur Weihnachtstanne spannt sich der Bogen pflanzlicher Bezugnahmen, Gleichnisse und Ehrbezeigungen. Und wer wäre nicht schon einmal mit den Hinweisen bedroht worden, er höre das Gras wachsen und werde sicher sehr bald in selbiges beißen, denn der Apfel falle bekanntlich nicht weit vom Stamm?

Eine Art Keimzelle und geistige Wurzel solcher Pflanzen-Metaphorik ist auf besondere Weise in das kulturelle Gedächtnis eingegangen und hat ihrerseits wieder eine Fülle von Verzweigungen und Ablegern hervorgebracht. Es ist der neunzigste Psalm mit seinem berühmten Schlussbild vom Gras, »das da frühe blühet und bald welk wird und des Abends abgehauen wird und verdorret«. Wie ein

Leitmotiv zieht sich diese botanische Allegorie des Menschenlebens und der menschlichen Vergänglichkeit durch die Kulturgeschichte.

Wer sich einmal dem Aufspüren solcher pflanzlichen Ehrenadressen in Literatur und Kunst, im Denken wie im Glauben hingegeben hat, findet aus dem Staunen über einen wahren Irrgarten floristischer Anknüpfungspunkte und auch aus diesem Garten selber schwerlich wieder heraus. Tut er das doch, so muss es ihm zweifelhaft erscheinen, dass der Mensch, mag er auch in seiner egozentrischen Komponente unübertroffen sein, allein durch den lebenspraktischen Nutzen des Pflanzenreiches zu solchen geistigen Höhenflügen beeinflusst worden ist. Und wirklich: Die Gemeinschaft von Menschen und Pflanzen hätte nicht so aufblühen, so reichhaltig und vielschichtig werden können, wenn es nicht noch eine ganz andere Dimension im wechselseitigen Beziehungsgeflecht gäbe: eine Art Zwischenreich zwischen der materiellen und der ideellen Welt, ein Reich des Sinnlichen, Verführerischen, Magischen und Geheimnisvollen. Erst der Eintritt in diese geheimnisvolle Welt macht die fast symbiotische Nähe zwischen Pflanzen und Menschen am Stammbaum des Lebens verständlich.

Die medizinische Bedeutung vieler Pflanzen, frühzeitig erkannt, oft wieder in Vergessenheit geraten, mit Verspätung wiederentdeckt und erst in jüngster Zeit systematisch erforscht, spielt dabei eine herausragende Rolle. Das vorliegende Buch gibt davon Kunde und erlaubt einen umfassenden Blick in die Wunderwelt pflanzlicher Heilmittel. Und doch erschöpft sich – allen medizinischen Segnungen zum Trotz – die Faszination der Flora nicht in ihrer Funktion als Pflanzenapotheke.

Allem Anfang wohnt ein Zauber inne«, sagt Hermann Hesse, und für die Anfänge der Beziehung zwischen Pflanzen und Menschen gilt dies in besonderem Maße. Alles spricht dafür, dass der Mensch sehr bald entdeckte, dass Pflanzen nicht nur Lieferanten für die Stoffe des täglichen Überlebens waren, sondern dass sie ihn auch der Mühen solcher Alltäglichkeit schnell und wirkungsvoll entheben konnten. Sie waren nicht nur nützlich und (zuweilen) schön, sondern verzauberten seine Sinne, umschmeichelten und betörten ihn.

In keiner Geschichtstabelle ist verzeichnet, wann der erste Mensch über die pure Nahrungsaufnahme oder über die Vorformen konkret-praktischer Heilbehandlung hinaus Pflanzen auch zur Bewusstseinserweiterung, zur Erzeugung von Rauschzuständen verwendet hat. Unbestreitbar aber ist, dass sich Kunde und Kenntnis halluzinogener Pflanzen in allen Winkeln der Erde frühzeitig entwickelten und rasch verbreiteten. Die Möglichkeit, mit pflanzlichen Substanzen die Grenzen der eigenen Existenz zu sprengen und Zugang zu magischen Kräften zu gewinnen, ließ den Menschen fortan nicht mehr los.

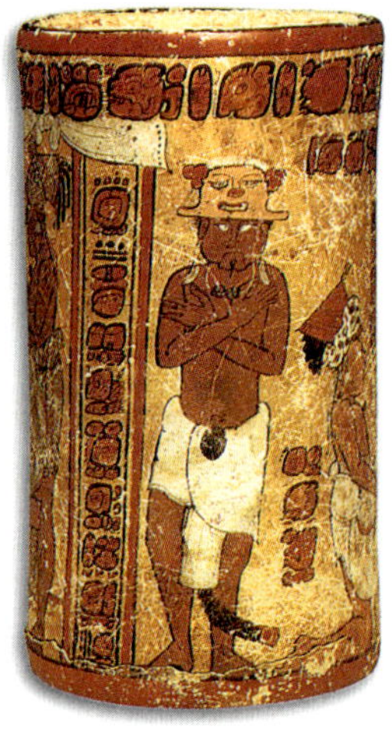

▲ *Darstellung eines Rauchers auf einem alten Ritualgefäß der Maya. Die Indios setzten bewusstseinserweiternde Substanzen bei verschiedenen Kulthandlungen ein*

Ein weiteres Mal also hatten die Pflanzen Karriere gemacht: als stimulierende, beflügelnde, entgrenzende Gewächse, die Visionen und Träume auslösen und den Menschen aus der irdischen Welt heraus zu transzendenten Erfahrungen führen – als Pflanzen der Götter gewissermaßen.

Wer zählt die Völker, nennt die Namen der Kräuter und Wurzeln, der Pilze und Früchte, der Blätter, Säfte und Tees, die weltweit ihrer psychoaktiven Wirkungen wegen geschätzt und gebraucht werden. Es gibt keine Region der Welt, in der nicht mindestens einer dieser Stoffe eine bedeutende Rolle im Leben ihrer Bewohner spielt – von den Hundsgiftgewächsen im afrikanischen Gabun bis zu den Ingwerwurzeln auf Papua-Neuguinea, von den Kakteen- und Ginsterzeremonien der mexikanischen Ureinwohner bis zum spektakulärsten Halluzinogen eurasischer Breiten, dem Fliegenpilz, und vom Cohoba-Schnupfpulver auf den Westindischen Inseln bis zu den texanischen Meskalbohnen.

Von den 500 000 Arten der irdischen Flora kennt man etwa 1000 Pflanzen, die als Rauschpulver verwendet werden. Seit Urzeiten im Gebrauch, hat ihre wissenschaftliche Erforschung erst in der zweiten Hälfte des 20. Jahrhunderts so richtig begonnen. Und immer wieder gibt es aufsehenerregende Neuentdeckungen: etwa in der Gattung der Psilocybe-Pilze, deren größte und wirksamste Art erst 1979 in Oregon gefunden wurde. Die Psilocybe-Zauberpilze sind weltweit verbreitet, seit alters her geschätzt und mit Rauschzuständen verbunden, zu denen phantastische Farbvisionen und Flugbewegungen gehören.

Blickt man auf den griechisch-römischen Kulturkreis, so stößt man sehr bald auf ein magisches, sagenumwobenes Kraut, das nicht nur zur berühmtesten Zauberpflanze des klassischen Altertums wurde, sondern zugleich als Ur-Mutter aller europäischen Zauber- und Wunderpflanzen gelten kann. Es ist das Moly. Und es kann nicht überraschen, dass das viel gerühmte Kräutlein in einem der berühmtesten Bücher überhaupt zum Leben erweckt wird, nämlich in Homers »Odyssee«.

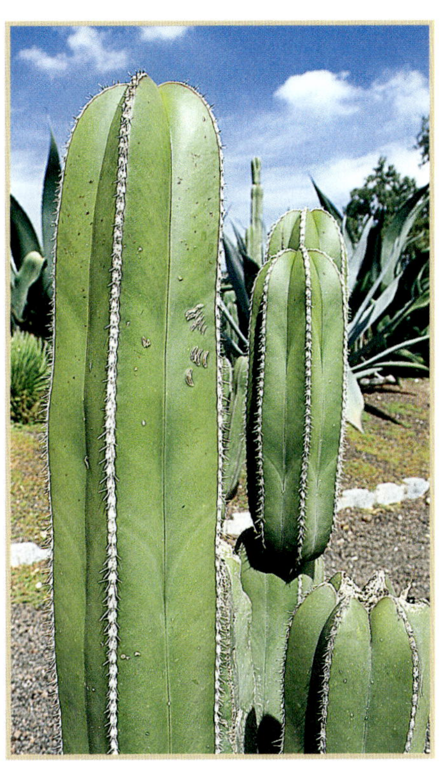

▲ Vielen Kakteenarten Mesoamerikas wird seit Jahrhunderten eine Heilwirkung zugeschrieben. In der Volksmedizin ist dieser Glaube noch lebendig

Als Odysseus auszieht, um seine Gefährten zu retten, die von der Zauberin Circe in Schweine verwandelt wurden, begegnet ihm auf dem Weg zum Palast der Circe der Gott Hermes. Er nimmt ihn freundlich an der Hand, warnt ihn vor den becircenden Ränken und gibt ihm ein Mittel, diese unwirksam zu machen:

»Schwarz war die Wurzel zu schaun,
und milchweiß blühte die Blume.
Moly wird's von den Göttern genannt.
Schwer aber zu graben ist es sterblichen Menschen;
doch alles ja können die Götter.«

Der pflanzliche Gegenzauber des Odysseus trägt Früchte. Was war das für ein Kraut, dieses magische Moly? Mit dem mehr als kargen Steckbrief »Wurzel schwarz, Blüten weiß« kann auch der kenntnisreichste Botaniker nichts anfangen, und schon im Altertum herrschte Verwirrung. So schreibt Theophrast (um 330 v. Chr.), ein Schüler des Aristoteles, in seiner berühmten »Naturgeschichte der Gewächse«: »Das Moly soll dem gleich sein, von dem Homer spricht. Die Wurzel ist rund und zwiebelartig, die Blätter denen der Meerzwiebel ähnlich. Man benutzt es zu giftwidrigen Mitteln und zu Zaubereien. Indessen ist es schwer auszugraben, wie schon Homer sagt.«

Auch der römische Schriftsteller und Vielschreiber Plinius (gestorben 79 n. Chr.) beschäftigt sich in seiner »Naturgeschichte« mit dem geheimnisvollen Kraut. Zunächst wiederholt er, was schon bei Theophrast steht, auch dessen Hinweise auf das griechische Arkadien als Heimat der Wunderpflanze. Dann aber will er erfahren haben, »dass das Kraut Moly auch in Italien wachse«; er habe es »aus Kampanien« erhalten, »wo man es mit vieler Mühe aus felsigem Gestein ausgegraben hatte; die Wurzel war dreißig Fuß lang und nicht einmal ganz, sondern abgerissen«.

Die von Plinius angegebene Länge von dreißig Fuß (etwa zehn Meter) ist natürlich eine maßlose Übertreibung. In den Kräuterbüchern des 17. und 18. Jahrhunderts, die sich ja auf die antiken Ärzte und Botaniker stützen, taucht das Moly ebenfalls auf, es wird sogar abgebildet, obwohl es kein menschliches Auge je gesehen hat. Man nahm an, es handle sich um eine Lauch-Art. Der »Fürst der Botaniker«, der Schwede Carl von Linné, benennt im Jahre 1753 eine Lauch-Art *Allium moly*. Aber diese zuweilen in Gärten gezogene Pflanze hat goldgelbe Blüten, kann also nicht das homerische Moly sein, das ja als milchweiß blühend geschildert wird. Eine andere Art hat Linné als *Allium magicum*, also als »Zauber-Lauch«, bezeichnet. Diese in Südeuropa und im Orient vorkommende Pflanzenart hat weiße Blüten, käme also schon eher als Moly in Betracht.

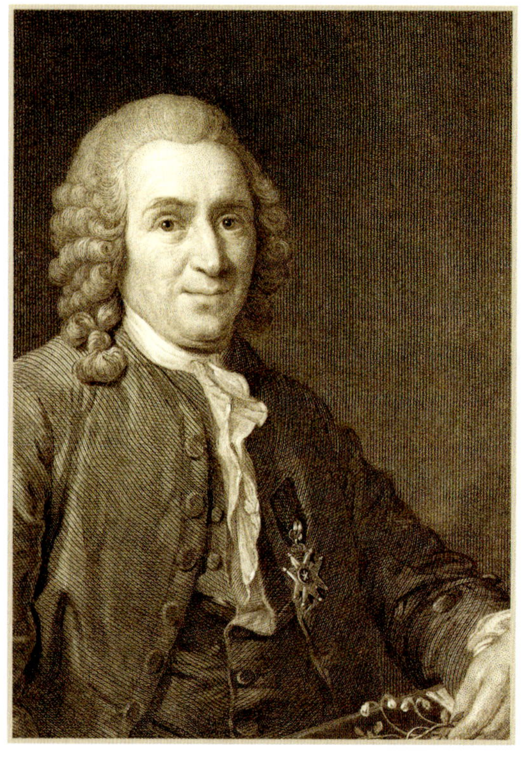

▲ *Der schwedische Naturforscher Carl von Linné schuf mit dem »Linnéschen System« die Grundlagen für eine botanische Fachsprache*

Noch ganz andere Pflanzen haben Botaniker in jüngster Zeit als das geheimnisvolle Moly identifizieren wollen. Aber sehr wahrscheinlich sind alle diese Deutungen hinfällig, und den sich seit Ende des 19. Jahrhunderts häufenden Stimmen ist Recht zu geben, die das Moly als eine mythologische Erfindung werten. Darauf weist ja schon die zitierte Bemerkung Homers hin, dass der Name Moly aus der Sprache der Götter stamme.

So ist das Moly, dessen Spur sich bis in die christliche Mystik hinein weiterverfolgen lässt, gewissermaßen das Atlantis der Pflanzen geworden, das jahrhundertelang, jahrtausendelang gesucht und niemals gefunden wurde.

ANDERES ABER WURDE sehr wohl wiederentdeckt: insbesondere die Nachtschattengewächse Alraune, Bilsenkraut, Stechapfel und Tollkirsche, die die antike Blütezeit des Umgangs mit halluzinogenen Pflanzen beherrscht haben und später – mit anderen Ingredienzen zusammen – zur Standardausrüstung der Hexenküchen gehörten. »Die größten Geheimnisse«, hat Goethe, der ein Leben lang nach der Ur-Pflanze suchte, postuliert, »liegen in Worten, Kräutern und Steinen.« Und Schiller, der nicht ohne den Geruch faulender Äpfel in seiner Schreibtischschublade dichten mochte, hat seine »Zerstreuten Epigramme« mit einem berühmten botanischen Zweizeiler eröffnet:

»Suchst Du das Höchste, das Größte?
Die Pflanze kann es Dich lehren.
Was sie willenlos ist, sei Du es wollend – das ist's!«

Schöner sind Unterschiede und Analogien zwischen Mensch und Pflanze nie in Worte gefasst worden: die Pflanze, dem Reich der Notwendigkeit angehörend, in dem das Lebensprogramm nach den Gesetzen der Natur vorgeschrieben ist, als Vorbild für das Reich der Freiheit, in dem der Mensch, sich selbst bestimmend, seinen Lebensplan verwirklicht.

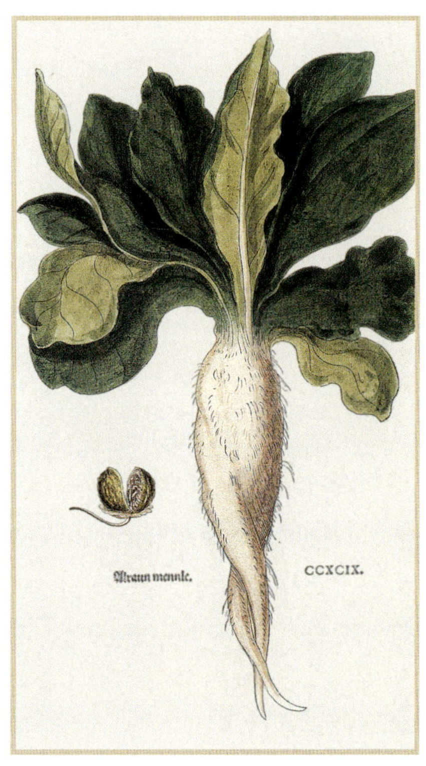

▲ *Der Wurzelstock der Mandragora, Alraune genannt, hat seit Jahrhunderten einen festen Platz in Mythologie, Literatur und Heilkunde*

SO DICHT UND DAUERHAFT von edlen floristischen Vorbildern umstellt, dürfte der Mensch – Eigennutz hin oder her – noch weitere Abschnitte der Evolution überdauern, denn Unkraut vergeht bekanntlich nicht, und gegen die Dummheit, ein anderes menschliches Privileg, ist bekanntlich kein Kraut gewachsen, dagegen kämpfen selbst Götter (-pflanzen) vergeblich. Aber solange der Mensch sich auf seinem Heimatplaneten auch halten mag: Die nach Jahrmillionen und Jahrmilliarden zu messende Überlebensdauer der Pflanzen wird er nie erreichen. Sie waren vor ihm da, und sie werden auch nach ihm da sein. Im Vergleich mit den Zauberkünstlern der Evolution wird er immer ein Zauberlehrling bleiben.

HANS HELMUT HILLRICHS

DIE AUTOREN

◇ ◇ ◇ ◇

GISELA GRAICHEN, geboren in Stendal, studierte Publizistik, Rechts- und Staatswissenschaften und ist diplomierte Volkswirtin. Als Fernsehautorin entwickelte sie für das ZDF die preisgekrönten Filmreihen »Schliemanns Erben«, »Humboldts Erben« und »C 14« über die Forschungsergebnisse der Archäologie. Für die Konzeption der Reihe »C 14« wurde sie mit dem Deutschen Preis für Denkmalschutz ausgezeichnet, 2002 erhielt sie den Bayerischen Fernsehpreis.

HANS HELMUT HILLRICHS, geboren 1945, studierte Germanistik, Kunstgeschichte, Publizistik, Philosophie und Psychologie. Seit seiner Promotion 1977 ist er für das ZDF tätig. Von 1990 bis 1993 war er Leiter der ZDF-Redaktion »Kultur, Bildung und Gesellschaft«, seit 1993 leitet er die ZDF-Hauptredaktion »Kultur und Wissenschaft«. Er ist Autor und Herausgeber zahlreicher Publikationen zu kulturgeschichtlichen Themen und Medienfragen; zusammen mit Gisela Graichen veröffentlichte er unter anderem »C 14 – Vorstoß in die Vergangenheit«, »C 14 – Die Gebeine des Papstes«, »Goldfieber« sowie »Und wenn sie nicht gestorben sind ... Briefe an Märchenfiguren«.

THOMAS HIES, geboren 1967 in Wiesbaden, studierte Publizistik, Rechts- und Politikwissenschaften. 1990 begann er als Hörfunkreporter für den Hessischen Rundfunk zu arbeiten, wechselte dann als Nachrichtenmoderator zum RTL-Regionalprogramm und war anschließend drei Jahre Autor und Redakteur beim ZDF-Auslandsjournal. Nach einer einjährigen Weltreise kehrte er als freiberuflicher Autor und Regisseur zum ZDF zurück und drehte seitdem Dokumentationen und Reportagen in über zwanzig Ländern.

ANDREAS ORTH, geboren 1957, studierte an der Hochschule für Bildende Künste in Hamburg Architektur, Visuelle Kommunikation und freie Kunst. Seit 1979 ist er als Redakteur und Autor bei verschiedenen Agenturen, Tageszeitungen und Magazinen tätig. Seit 1987 arbeitet er hauptsächlich als Fernsehautor und Producer für öffentlich-rechtliche und private Sender. 1997 wurde er mit dem Ernst-Seidel-Preis der Deutschen Industrie- und Handelskammer für Fernsehberichterstattung ausgezeichnet. Nach den Reihen »Humboldts Erben«, »C 14« und »Goldfieber« ist »Heilwissen versunkener Kulturen« sein viertes Projekt in Zusammenarbeit mit Gisela Graichen.

PETER PRESTEL, geboren 1962, studierte an der Hochschule für Fernsehen und Film München, Abteilung Dokumentarfilm. Seit 1986 ist er Autor und Regisseur zahlreicher TV-Dokumentationen für den Bayerischen Rundfunk, den Südwestrundfunk und das ZDF. Für Gisela Graichen ist er ein unverzichtbares Teammitglied; er arbeitete bereits bei den ZDF-Reihen »C 14 – Archäologische Entdeckungen in Deutschland«, »Schliemanns Erben«, »Humboldts Erben« und »Goldfieber« mit ihr zusammen.

LITERATURVERZEICHNIS

Auf der Suche nach Unsterblichkeit

Fuchs, Leonhart: *The new Herbal of 1543.* Complete Coloured Edition, Köln 2001

Die Lebenselixiere der Pharaonen

Alpin, Prosper: *Plantes d'Egypte,* Institut Français d'Archéologie Orientale, Nachdruck, Kairo 1980

Curic, Anton: *Die Medizin der Pharaonen,* Köln 1999

Fakhary, Ahmed: *The Oases of Egypt,* Kairo 1983

Germer, Renate: *Untersuchungen über Heilpflanzen im Alten Ägypten,* Hamburg 1979

Germer, Renate: *Die Heilpflanzen der Ägypter,* Düsseldorf/Zürich 2002

Grapow, Hermann/Westendorf, Wolfhardt/Deines, Hildegard von: *Grundriss der Medizin der Alten Ägypter,* Bde. I–IX, Berlin 1954–1973

Hawass, Zahi: *Das Tal der Goldenen Mumien,* München/Wien 2000

Omlin, Joseph A.: *Der Papyrus 55001,* Turin 1968

Schweinfurth, Georg: »Neue Beiträge zur Flora des alten Ägypten«, in: *Berichte der Deutschen Botanischen Gesellschaft,* Berlin 1883

Schweinfurth, Georg: »Der Blumenschmuck ägyptischer Mumien«, in: *Gartenlaube,* Berlin 1884

Weeks, Kent R./De Luca, Araldo: *Im Tal der Könige. Die große illustrierte Geschichte von Grabkunst und Totenkult der ägyptischen Herrscher,* München 2001

Willeitner, Joachim: *Die ägyptischen Oasen,* Mainz 2003

Quellen und weiterführende Literatur zum Fachbeitrag von Professor Seifert

Bader, Gerd: *Pharmazie,* 49, S. 391–400, 1994

Bernhardt, Mirko et al.: *Pharmazie,* 56, S. 741ff., 2001

Bhattacharya, A. et al.: *Journal of Ethnopharmacology,* 74, p. 1–6, 2001

Chopra, Ramnath et al.: *Glossary of Indian medicinal plants,* 116, 1956

Diener, Harry: *Drogen in Übersichten,* Leipzig 1984

Frohne, Dietrich/Pfänder, Hans Jürgen: *Giftpflanzen. Ein Handbuch für Apotheker, Ärzte, Toxikologen und Biologen,* Stuttgart 1987

Germer, Renate: *Die Heilpflanzen der Ägypter,* Düsseldorf/Zürich 2002

Germer, Renate: *Dissertation,* Universität Hamburg 1979

Hänsel, Rudolf et al. (Hrsg.): *Hagers Handbuch der pharmazeutischen Praxis,* Bd. 6, Berlin/New York 1994

Kaur, Parvinder et al.: *Indian Journal of Clinical Biochemistry,* 16, p. 195–198, 2001

Marston, Andrew et al.: *Phytochemistry,* 27, p. 1325f., 1988

Mutschler, Ernst: *Arzneimittelwirkungen. Lehrbuch der Pharmakologie und Toxikologie,* Stuttgart 1991

Reznicek, Gottfried/Jurenitsch, Johann: *Pharmazie in unserer Zeit,* 20, S. 278–281, 1991

Rizk, Abdel-FattahM. et al.: *Pharmazie,* 27, S. 534f., 1972

Schöpke, Thomas/Hiller, Karl: *Pharmazie,* 45, S. 313–342, 1990

Seifert, Karlheinz et al.: *Phytochemistry,* 30, p. 3395–3400, 1991

Shaker, Kamel Hussein et al.: *Phytochemistry,* 51, p. 1049–1053, 1999

Shaker, Kamel Hussein et al.: *Zeitschrift für Naturforschung,* 55c, S. 520–523, 2000

Steglich, Wolfgang et al. (Hrsg.): *Römpp Lexikon Naturstoffe,* Stuttgart/New York 1997

Die Ärzte der Maharadschas

Ammon, Hermann P.T.: »Ayurveda-Arzneimittel aus indischer Kultur«, in: *Zeitschrift für Phytotherapie,* 22, 2001

Aubert, Hans-Joachim: *Nord-Indien. Richtig Reisen,* Köln 2002

Diverse: »Indische Heilpflanzen«, in: *Perspektive Indien – Monatshefte der indischen Botschaft,* 1999–2002

Lehmann, Arno: »Hallesche Mediziner und Medizinen am Anfang deutsch-indischer Beziehungen«, in: *Wissenschaftliche Zeitschrift der Martin-Luther-Universität Halle-Wittenberg,* 1995

Martinetz, Dieter/Lohs, Karlheinz/Janzen, Jörg: *Weihrauch und Myrrhe,* Stuttgart 1989

Tsultrim, Lobsang/Dakpa, Tenzin: *Fundamentals of Tibetan Medicine,* Men-Tsee-Khang 2001

Zin, Monika/Harrassowitz, Otto: *Devotionale und ornamentale Malereien,* Wiesbaden 2003

Quellen und weiterführende Literatur zum Fachbeitrag von Professor Ammon

Ammon, Hermann P.T.: »Salai Guggal – Boswellia serrata: From a herbal medicine to a non-redox inhibitor of leukotriene biosynthesis«, in: *European Journal of Medical Research,* 24, p. 369f., 1996

Ammon, Hermann P.T.: »Boswelliasäuren als wirksame Prinzipien zur Behandlung chronisch entzündlicher Erkrankungen«, in: *Wiener Medizinische Wochenschrift,* 152, S. 373–378, 2002

Kreck, Christoph/Saller, Reinhard: »Indischer Weihrauch und seine Zubereitung einschließlich H 15 als traditionelle moderne Therapeutika«, in: *Internistische Praxis,* 38, S. 857–872, 1998

Böker, Dieter-Karsten/Winking, Michael: »Die Rolle von Boswelliasäuren in der Therapie maligner Gliome«, in: *Deutsches Ärzteblatt,* 94, S. 1197ff., 1997

Gerhardt, Henning et al.: »Therapy of active Crohn disease with Boswellia serrata extract H 15«, in: *Z Gastroenterol,* 39, p. 11–17, 2001

Gupta, I. et al.: »Effects of Boswellia serrata gum resin in patients with ulcerative colitis«, in: *European Journal of Medical Research,* 2, p. 37–43, 1997

Gupta, I. et al.: »Effects of Boswellia serrata gum resin in patients with bronchial asthma«, in: *European Journal of Medical Research,* 3, p. 511-514, 1998

Safahyi, Hasan et al.: »Boswellic acids«, in: *Journal of Pharmacological Experimental Therapy,* 261, p. 460ff., 1997

Safahyi, Hasan et al.: »Inhibition by Boswellic acids of human leukocyte elastase«, in: *Journal of Pharmacological Experimental Therapy,* 281, p. 460 ff., 1997

Winking, Michael et al.: »Boswellic acids inhibit glioma growth – a new treatment option?«, in: *Journal of Neurooncology,* 46, p. 97–103, 2000

Die Dschungelapotheke der Gottkönige

Badiano, Juan: *De La Cruz Libellus de Medicinalibus Indorum herbis. Manuscrito Azteca de 1552,* Nachdruck, Madrid 1991

Grube, Nikolai (Hrsg.): *Gottkönige im Regenwald,* Köln 2000

Heinrich, Michael: *Ethnopharmazie und Ethnobotanik. Eine Einführung,* Stuttgart 2001

Riese, Berthold: *Die Maya – Geschichte, Kultur, Religion,* München 1995

Quellen und weiterführende Literatur zum Fachbeitrag von Professor Heinrich

Alt, Kurt W./Rauschenberger, Natascha: *Ökohistorische Reflexionen. Mensch und Umwelt zwischen Steinzeit und Silicon Valley,* Freiburg/Br. 2002

Ankli, Anita/Sticher, Otto/Heinrich Michael: »Medical Ethnobotany of the Yucatec Maya: Healers' Consensus as a Quantitative Criterion«, in: *Economic Botany,* 53, 1999

Bernard, Claude: »Physiologische Untersuchungen über einige amerikanische Gifte. Das Curare«, in: *Ausgewählte physiologische Schriften,* S. 84–133, Bern 1966

Bundesminister für Umwelt, Naturschutz und Reaktorsicherheit (Hrsg.): *Konferenz der Vereinten Nationen für Umwelt und Entwicklung im Juni 1992 in Rio de Janeiro – Dokumente,* Bonn 1992

Heinrich, Michael: »Arzneipflanzen Mexikos – Ethnobotanik, Phytochemie, Pharmakologie«, in: *Deutsche Apothekerzeitung,* 136 (21), S. 1739–1754, 1996

Heinrich, Michael: »Indigenous Concepts of Medicinal Plants in Oaxaca, Mexico: Lowland Mixe Plant Classification Based on Organoleptic Characteristics«, in: *Journal of Applied Botany,* 72, p. 75–81, 1998a

Heinrich, Michael et al.: »Medicinal Plants in Mexico: Healers' Consensus and Cultural Importance«, in: *Social Science and Medicine,* 47, p. 1863–1875, 1998

Humboldt, Alexander von: *Die Forschungsreise in den Tropen Amerikas,* Studienausgabe Bd. 2, Teilband 3, Darmstadt 1997

Posey, Darrell A.: »Indigenous knowledge and conservation: missing links and forgotten knowledge«, in: *Topics in Primatology,* Vol. 2., p. 329–343, Tokyo 1992

Avicenna – Der Arzt der Kalifen

Avicenna-Zitate: nach einer Textzusammenstellung von Dr. Konrad Goehl, übersetzt von Johannes Gottfried Mayer

Berendes, Julius: »Des Pedanios Dioskurides«, in: *Anazarbos Arzneimittellehre in fünf Büchern,* übersetzt und mit Erklärungen versehen, Stuttgart 1902 (Nachdruck Graz 1988)

Brandenburg, Dietrich: *Die Ärzte des Propheten. Islam und Medizin,* Berlin 1992

Mayer, Johannes Gottfried/Uehleke, Bernhard/Pater Kilian Saum: *Handbuch der Klosterheilkunde,* München 2002

Jones, Peter Murray: *Heilkunst des Mittelalters in illustrierten Handschriften,* Stuttgart 1999

Mayer, Johannes Gottfried/Goehl, Konrad (Hrsg.): *Kräuterbuch der Klosterheilkunde. Der ›Macer floridus‹ – Medizin des Mittelalters,* Holzminden 2003

Quellen und weiterführende Literatur zum Fachbeitrag von Dr. Mayer

Mayer, Johannes Gottfried: *Klostermedizin – Die Kräutergärten in den ehemaligen Klosteranlagen von Lorsch und Seligenstadt,* Regensburg 2002

Saum, Kilian/Uehleke, Bernhard/Mayer, Johannes Gottfried: *Fasten in der Klosterheilkunde,* München 2004

Mayer, Johannes Gottfried: »Zur Geschichte von Baldrian und Hopfen«, in: *Zeitschrift für Phytotherapie,* 24, S. 70–81, 2003

Mayer, Johannes Gottfried/Goehl, Konrad: »Das Standardwerk der Klostermedizin: der ›Macer floridus‹«, in: *Zeitschrift für Phytotherapie,* 5, S. 264–269, 2001

Mayer, Johannes Gottfried/Czygan, Franz-Christian: »Arnica montana L., oder Bergwohlverleih. Ein kulturhistorischer Essay und über die Schwierigkeiten, einen solchen zu verfassen«, in: *Zeitschrift für Phytotherapie,* 21, S. 30–36, 2000

Mayer, Johannes Gottfried: »Das ›Leipziger Drogenkompendium‹ (Leipzig, Universitätsbibliothek, Cod. 1224) und seine Quellen«, in: Mayer, Johannes Gottfried/Giehl, Konrad (Hrsg.): *Editionen und Studien zur lateinischen und deutschen Fachprosa des Mittelalters,* Festgabe für Gundolf Keil, S. 207–263, Würzburg 2000

PERSONEN- UND ORTSREGISTER

PFLANZEN-VERZEICHNIS

Sofern im Buch verwendet, sind in Klammern die jeweiligen botanischen Namen aufgeführt.

A

B

C

D

E

F

G